訪問看護基本テキスト

総論編

|監修|

公益財団法人
日本訪問看護財団

|編集|

柏木聖代
沼田美幸
清崎由美子
廣岡幹子
佐藤美穂子
安藤眞知子
平原優美
小沼絵理

日本看護協会出版会

発行に寄せて

　1992（平成 4）年の老人訪問看護制度開始から 4 半世紀が経ち，訪問看護は今やわが国の保健・医療・福祉・介護システムに不可欠な中核的サービスとして社会に定着している。
　少子・超高齢社会そして多死時代を迎えるわが国は，地域包括ケアシステムの推進に舵を切り，全世代の生活者が病んでも，障がいがあっても，最期まで住み慣れた地域で暮らせる在宅ケアの時代に突入している。
　訪問看護は医療・介護等の多職種連携，在宅・施設連携などを基盤とする地域包括ケアの推進力として各方面から役割が期待されているが，一方でジェネラリストとして，子どもから高齢者まで全世代型看護を提供でき，急性期から慢性期，そして人生の最終段階まで寄り添える訪問看護師の質向上と人材の確保が急がれている。
　2018（平成 30）年 4 月 1 日現在，全国の訪問看護ステーションは 1 万 418 カ所，訪問看護師は約 5.6 万人に上る（全国訪問看護事業協会調べ）。ステーションゼロの時代から着実な歩みを紡いできたが，社会の要請に応えるには拡充のスピードを加速することが期待されている。
　看護界は地域で活躍する訪問看護師 15 万人を目指して動き出しているが，人材確保には訪問看護の魅力と真価をもっと発揮するとともに，待遇改善など制度的課題にもまだまだ取り組まなければならないと思われる。
　そして，地域包括ケアシステムの成功のためには，ひとえに訪問看護ステーションに働く看護職を増やすだけでなく，医療機関や施設の看護職が主体的に地域とかかわり，時には居宅に赴くなど療養者と家族を支える取り組みをし，互いに連携協働することで地域における「生活と医療・看護介護の確保」が可能になる。
　24 時間 365 日体制の在宅ケア，訪問看護をどう整備するか，取り組みが急がれている。

　さて，日本看護協会による訪問看護師養成の取り組みを振り返ってみると，1984（昭和59）年に初の「訪問看護従事者のための教育プログラム」を開発し，都道府県看護協会と連携して認定講習会等をスタートし，訪問看護師の養成と質の確保・向上に努めてきた。
　1988（昭和 63）年には「訪問看護師養成講習会・訪問看護教育カリキュラム」として改訂し，120 時間の講習会を開催し本格的な人材養成を行ってきた。1993（平成 5）年には保健医療福祉制度の変化に対応し「新・訪問看護教育カリキュラム」（240 時間）に改編，訪問看護ステーション制度創設に対応した教育を全国で展開してきた。
　2004（平成 16）年にはさらに高度医療現場の機能分化による早期退院などの動きや介護保険制度の改革を見据えて，「新たな訪問看護研修カリキュラム　ステップ 1・ステップ

2」へと進化させた。当時，筆者も担当理事として参画した本カリキュラムをもとに『最新 訪問看護研修テキスト』が発行され，ジェネラリストとしての訪問看護師の養成と，質の高い看護サービスの提供を目指して全国の訪問看護師養成や看護基礎教育でも活用され，制度改正や報酬改定の度に手を加えながら 10 年以上にわたり版を重ねてきた。

　今般，地域包括ケアシステムの推進をはじめ国の医療・介護制度改革や，現場の訪問看護ニーズの変化に対応して，内容を充実・強化すべく，日本訪問看護財団，日本看護協会ならびに全国訪問看護事業協会，研修開催者や学識経験者を構成委員とした検討委員会で新たに「訪問看護人材養成基礎カリキュラム」が作成され，それに準拠するテキストとして本書の発行となった。執筆陣は訪問看護をリードする多彩な研究者や現場の実践者で，エビデンスに満ちた知見の集積というべき内容が収載されている。

　訪問看護のニーズは時代とともに変化し，制度改革の中で常に新たなテーマに遭遇する。日常の業務とともに研鑽の重要性は言うまでもなく，「生涯研修・教育」が必要になるが，訪問看護界は幸いにも 30 年にも及ぶ系統的な研修プログラムと実践的なテキストをもっているという優位性を活かして，訪問看護をさらに前進させてほしいと願う。

　多くの訪問看護師と訪問看護ステーションのニーズに応える本書が，全国の訪問看護師養成や看護教育で活用され，日本の訪問看護の発展に寄与することを願いたい。

　そして，わが国の訪問看護が世界の訪問看護を追い越す充実したサービスになることを期待して，序の言葉に代えたい。

2018 年 10 月

元 公益社団法人 日本看護協会 常任理事

山崎摩耶

はじめに

　1997（平成9）年から，看護基礎教育の専門科目として「在宅看護論」が創設されたことにより，すべての看護学生は訪問看護を学んで卒業することになった。

　そのうえで，訪問看護師を増やし，サービスの質を高めるためには，新卒も含めた現任教育として，在宅看護過程の展開，在宅での看護技術，家族支援，多職種協働などを学ぶ訪問看護の基本研修が求められる。

　都道府県看護協会では，1998（平成10）年に発出された厚生労働省看護課通知に基づく訪問看護師養成カリキュラム（180時間）や，2004（平成16）年に日本看護協会が作成した「新たな訪問看護研修カリキュラム　ステップ1・ステップ2」の「ステップ1」（240時間）を用いて訪問看護師養成講習会に取り組んできた。しかし，地域包括ケアシステムなど社会的動向を踏まえて，訪問看護に求められている基本知識と技術が習得できるような教育内容の再構築が必要となった。

　そこで，日本訪問看護財団では，上記「ステップ1」の内容を踏襲しつつ，訪問看護人材養成に向けた新カリキュラム作成のための検討委員会を設置し，現状の訪問看護に合致した学習内容，受講対象者，研修方法，実習期間・場所，実習指導者の要件等について検討を行った。その結果を2017（平成29）年3月に「訪問看護人材養成基礎カリキュラム」として新たに提言し，このカリキュラムに準拠するテキストとして本書を発行することとなった。

　本書は全体構成として，社会的動向や訪問看護のニーズ等を反映し，より優先度の高い科目や項目から学習できるように工夫され，新カリキュラムの「Ⅰ　訪問看護概論」「Ⅱ　在宅ケアシステム論」「Ⅲ　リスクマネジメント論」「Ⅳ　訪問看護対象論」「Ⅴ　訪問看護展開論」を「総論編」，「Ⅵ　訪問看護技術論」を「各論編」として2巻にまとめている。

　「総論編」では，訪問看護の役割や機能，関連する法制度や倫理的課題，訪問看護ステーションの開設・運営の基礎を踏まえたうえで，地域包括ケアシステムや多職種連携，在宅移行支援，またリスクマネジメントの観点から医療安全の概念や個人情報管理，災害対応などについて学習していく。

　一方「各論編」では「訪問看護展開のための知識・技術」「医療処置別の知識・技術」「対象別の知識・技術」を3本柱として，療養生活の支援や最新のエビデンスに基づく医療処置，がん看護，認知症ケア，医療的ケア児へのケア，エンドオブライフケアなど，実践の場で必要とされる知識を充実させた。

訪問看護師はあらゆる疾病や障がいのある人の生活支援に視点を置いて，予防から看取りまで，ケアのマネジメントを行いながら，価値ある看護サービスを提供する。さらに幅広い視野で地域の看護ニーズを把握し，地域ケア力を高めるために多職種とつながり，訪問看護ステーションの利用者のみならず地域住民全体を見守る看護師としての役割も求められ，常に社会的動向等を見ながら学習を継続し，研鑽を積んでいく必要がある。

　本書は，すべての訪問看護師に必要とされる知識や技術を網羅しており，これから訪問看護を始めようとする方やまだ従事して間もない方にとってはまさに必携書である。将来訪問看護師を目指す新卒看護師や看護学生，また他の職種の方にも，訪問看護の共通理解を深めるために一読いただきたい内容であり，看護基礎教育のテキストとしてもぜひおすすめしたい。
　各都道府県看護協会・ナースセンター事業においては，訪問看護に従事する看護師をますます増やし，サービスの質の均てん化を図るため，訪問看護師養成講習会等で広く活用いただけることを期待する。
　最後に，本書の作成にあたり，ご多忙にもかかわらずご執筆いただいた著者の皆様に深謝申し上げる。

2018 年 10 月

監修・編集委員を代表して
公益財団法人 日本訪問看護財団 常務理事
佐藤美穂子

目 次

発行に寄せて ……………………………………… ii
はじめに ……………………………………………… iv

Ⅰ 訪問看護概論

1 保健医療福祉をめぐる社会的動向と訪問看護の変遷 …… 2

1 保健医療福祉をめぐる社会的背景と訪問看護のニーズ ……………………… 2
1 日本の将来人口構造と社会保障 …………… 2
2 地域医療構想と地域包括ケアシステムの構築 …… 3

2 地域の保健医療福祉活動（サービス）における訪問看護の位置づけ ………… 5
1 訪問看護の始まりから制度創設へ ………… 5
2 訪問看護制度の創設 ………………………… 6
3 制度創設後の訪問看護を取り巻く状況から数値目標設定へ …………………………… 7
4 健康保険法と介護保険法に位置づくサービス …… 8

3 訪問看護活動の現状と展望 ……………… 8
1 訪問看護の現状 …………………………… 8
2 訪問看護の展望 …………………………… 9

2 訪問看護の役割・機能・特性 ……………………………………… 11

1 訪問看護の定義 …………………………… 11
1 法令に基づく訪問看護 …………………… 11
2 訪問看護関連団体が示す訪問看護 ……… 12
3 訪問看護と在宅看護 ……………………… 13
4 これからの訪問看護 ……………………… 14

2 訪問看護の特性 …………………………… 14
1 年齢と疾患問わず利用できるサービス …… 14
2 利用者との関係構築から始まる ………… 15
3 多機関を巻き込んだ多職種連携 ………… 16

3 訪問看護実践の基本的考え方 …………… 16
1 自由に生活している人や家族を対象とすることを念頭においた実践 …………… 16
2 個人と家族を対象とした実践 …………… 17
3 対象者のセルフケアを促す実践 ………… 17
4 「心身の変化・治療・生活」を統合して対象者にとって最善を目指す実践 ……… 18
5 対象者の尊厳を守る実践 ………………… 18
6 多機関，多職種とのチームアプローチを基盤とした実践 …………………………… 19

4 訪問看護の機能 …………………………… 20
1 対象者への個別看護 ……………………… 20
2 入院・退院をめぐる病院との連携 ……… 20

3 地域における医療・介護資源の現実の中で，自らの役割を変換しケアをつなぎ合わせる …… 21
4 自宅で療養すること，自宅で最期まで過ごすことの啓蒙 ……………………… 21
5 在宅療養者へのケアの質を上げるために必要な役割拡大と制度への提言 ……… 22

3 訪問看護をめぐる諸制度 ……………………………………… 23

1 法制度から見た訪問看護の位置づけ ……… 25
1 介護保険法に基づく訪問看護制度 ……… 25
2 健康保険法等に基づく訪問看護制度 …… 30
3 介護保険と医療保険の給付の調整 ……… 31
4 公費負担医療制度による訪問看護の給付 …… 31
5 各自治体独自のサービス給付 …………… 34
6 医療計画および介護保険事業計画における訪問看護の位置づけ …………………… 36

2 実施機関から見た訪問看護の位置づけ …… 37
1 訪問看護ステーションからの訪問看護 …… 37
2 保険医療機関からの訪問看護 …………… 38
3 地域密着型サービスの訪問看護 ………… 39

3 各種法制度と訪問看護ステーションのかかわり ………………………………… 41
1 社会福祉 …………………………………… 41
2 保健 ………………………………………… 42
3 社会保険制度 ……………………………… 43

4 訪問看護に関連する法律 ………………… 44
1 訪問看護業務に関連する資格法 ………… 44
2 訪問看護業務の運営や経済に関連する法律 …… 44

4 訪問看護ステーションの開設・運営の基礎 …………… 46

1 訪問看護ステーションの開設の概要 ……… 46
1 訪問看護ステーションの開設の流れ …… 46
2 人員基準，施設基準等 …………………… 51

2 報酬および請求のしくみ ………………… 53
1 介護保険・医療保険制度に基づいた報酬の設定 ………………………………… 53
2 請求から支払いまでのしくみ …………… 64

3 看護サービスの提供 ……………………… 65
1 訪問看護の理念に基づく専門的看護の安全かつ適切な提供 ……………………… 65
2 療養者ニーズへの対応と生活の質の向上 …… 68

5 訪問看護の質の評価 …………………………………………………… 69

1 医療の質の評価 …………………………… 69
2 医療の質の評価の 3 つの概念枠組み ……… 69

1 構造（Structure）………………… 69	2 自立支援・予防的看護を念頭においた

1 構造（Structure）………………… 69
2 過程（Process）…………………… 70
3 結果（Outcome）………………… 70
3 訪問看護の質の評価…………………… 70
1 訪問看護の質の評価指標 ………… 71
2 療養者（利用者）満足度 ………… 71
3 職務満足度 ………………………… 72
4 自己評価および第三者評価 ……… 73
4 訪問看護の質の向上…………………… 74
1 PDCA サイクルと SDCA サイクルによる
継続的改善 ………………………… 74
2 訪問看護の力量形成 ……………… 76

6 訪問看護で起こり得る倫理的課題と対応………… 79
1 倫理綱領とは ………………………… 79
2 意思決定支援（インフォームドコンセント，合意形成）……… 79
3 倫理的課題と対応 …………………… 80
1 療養者・家族との意見の相違 …… 80
2 終末期，認知症，精神障がい，小児など
倫理的課題が起こりやすい事例 ……… 81
3 多職種連携における課題等 ……… 82

Ⅱ 在宅ケアシステム論

1 地域包括ケアシステム
……………………………………… 86
1 「地域包括ケアシステム」が誕生した背景 ……… 86
2 地域包括ケアシステムの定義および構造と機能（構成要素）……… 86
1 「地域包括ケアシステム」の法律上の定義 ……… 86
2 地域包括ケアシステムのイメージ ……… 87
3 地域包括ケアシステムの構成要素
（植木鉢モデル）…………………… 87
3 地域包括ケアシステムの構築 ……… 88
1 在宅医療・介護連携推進事業 …… 88
2 市町村の地域包括ケアシステム構築の
プロセス …………………………… 88
3 地域包括ケアシステムに関連する都道府県と
市町村の位置づけ ………………… 89
4 医療と介護の継続 ………………… 90
5 退院後の高齢者の住まい ………… 90
6 地域包括支援センター …………… 90
4 地域包括ケアシステムにおける訪問看護の役割 … 90
1 関係機関・施設等の看護職を含めた
保健医療福祉専門職との連携 …… 90

2 自立支援・予防的看護を念頭においた
相談体制の確立 …………………… 91
3 地域の在宅ケア推進のための
ネットワークづくり ……………… 91
4 地域に不足しているサービスや
新たなサービスの提案 …………… 91
5 効果的，効率的なサービス提供システムづくり ‥ 91

2 関係機関・関係職種の機能および役割と多職種連携 ……… 93
1 保健医療福祉機関および相談窓口 … 93
1 医療機関 …………………………… 93
2 介護保険施設 ……………………… 96
3 公的なサービス体制をとっている
高齢者の住まい …………………… 97
4 地域包括支援センター …………… 97
5 保健機関，行政機関 ……………… 98
6 福祉関係施設・機関等 …………… 99
7 地域の中の自主組織 ……………… 99
2 在宅における関係職種の役割 ……… 99
1 専門職 ……………………………… 99
2 地域における人材 ……………… 101
3 チームアプローチの必要性 ……… 102
1 チームアプローチとは ………… 102
2 チームアプローチの意義 ……… 103
3 チームアプローチにおける訪問看護師の役割 … 104
4 医師（主治医）との連携 ……… 105
5 ケアマネジャー（介護支援専門員）との連携 … 105
6 他施設看護師との連携の必要性と
効果的な方法 …………………… 105
7 その他関係職種・機関との連携・協働の
あり方 …………………………… 106
4 多職種連携における ICT の活用 ……… 107

3 ケアマネジメント
……………………………………… 108
1 ケアマネジメントが必要とされる背景 ………… 108
2 ケアマネジメントの定義・目的 ……… 108
3 ケアマネジメントの段階的分類 …… 108
1 個別の療養者・家族への援助を
中心とした段階 ………………… 108
2 地域ケア提供システム形成・発展の
ための段階 ……………………… 109
4 ケアマネジメントの機能（ケアマネジャーの役割）……… 109
1 サービスの連結（ケア提供システムによる
サービスと療養者の結びつけ）………… 110
2 療養者の権利擁護 ……………… 110

vii

3 サービス内容の監視・モニタリング ………… 110
4 ネットワークづくり
（療養者支援のネットワーク）………… 111
5 地域ケアの組織化 ………………………… 111
5 ケアマネジメントのニーズ領域 …………… 111
6 ケアマネジメントの展開方法 ……………… 112
1 ケアマネジメントの展開過程 …………… 112
2 家族を単位とするケアマネジメントに
必要な視点 ………………………………… 112
3 ケアマネジメントにおけるチームケア ……… 113
4 社会資源の開発と在宅ケアシステムづくり
における必要な視点 ……………………… 113
7 ケアマネジメントの実施機関 ……………… 113
8 ケアマネジメントの記録・情報管理 ……… 113
1 ケアマネジメントの記録のポイント ……… 113
2 記録の活用方法 …………………………… 114
3 情報の管理 ………………………………… 114
9 看護職が行うケアマネジメントの特徴 …… 114
1 看護の専門性により看護職が提供できる
ケアマネジメントの特徴 ………………… 114

4 在宅移行支援
……………………………………………… 116
1 医療機関からの退院支援 …………………… 116
1 退院支援と退院調整の定義 ……………… 116
2 退院支援の機能 …………………………… 116
3 退院支援のプロセス ……………………… 118
4 退院支援看護師の役割 …………………… 120
5 退院支援看護師の連携先としての
訪問看護師の役割 ………………………… 121
2 施設からの在宅移行支援 …………………… 122

III リスクマネジメント論

1 リスクマネジメント
……………………………………………… 124
1 リスクマネジメントの概念 ………………… 124
1 リスクマネジメントと医療安全
（patient safety）………………………… 124
2 医療事故の考え方 ………………………… 125
2 訪問看護における事故発生の特徴 ………… 128
1 場の特性 …………………………………… 128
2 訪問看護師単独の判断・実施 …………… 128
3 チームアプローチ ………………………… 129
4 訪問看護の特性による起こりやすい事故や
トラブルの具体例 ………………………… 131
3 事故発生時の対応 …………………………… 131

4 医療事故防止 ………………………………… 131
1 危険予知トレーニング（KYT）………… 131
2 マニュアル作成 …………………………… 132
5 個人情報管理 ………………………………… 132
1 医療情報システムの安全管理対策 ……… 133
6 訪問看護師の労働災害予防 ………………… 133
1 針刺し事故等の感染予防 ………………… 133
2 腰痛対策 …………………………………… 133
3 交通事故対策 ……………………………… 134
4 メンタルヘルスケア対策 ………………… 135
5 夜間訪問時の安全対策 …………………… 136
6 利用者から受けるハラスメント等への対応 …… 136
7 職場内でのハラスメント防止 …………… 137

2 感染管理
……………………………………………… 139
1 感染予防および対策の基本
―スタンダードプリコーション ………… 139
1 概念 ………………………………………… 139
2 手指衛生 …………………………………… 139
3 個人防護具―手袋，マスク，
エプロン（ガウン），ゴーグルの使用 …… 140
2 感染対策マニュアル ………………………… 140
3 在宅感染管理の特徴 ………………………… 140
1 ケアの主体者 ……………………………… 140
2 起こりやすいトラブル …………………… 141
3 在宅での物品の管理 ……………………… 143
4 在宅療養者・家族への感染予防支援 ……… 143
1 手洗い，うがい …………………………… 143
2 清潔操作が必要とされる場面 …………… 144
3 身体の清潔の保持 ………………………… 144
4 清潔な環境整備 …………………………… 144
5 感染症流行の情報提供 …………………… 145
5 感染対策に関する関係職種との連携 ……… 145
1 多職種との連携（チームでの感染管理）
―主治医，ケアマネジャー，その他関係職種 …… 145
2 保健所等，行政機関への報告 …………… 145
3 感染症法の理解 …………………………… 145
6 在宅で注意すべき感染症と感染予防策および
発生時の対応 ………………………………… 147
1 インフルエンザ …………………………… 147
2 結核 ………………………………………… 148
3 感染性胃腸炎（ノロウイルス）………… 149
4 疥癬 ………………………………………… 150
5 梅毒 ………………………………………… 151
6 薬剤耐性菌 ………………………………… 151
7 人工呼吸器関連肺炎（VAP）…………… 152

3 災害対応
.... 154

1 災害対応の基本 154
1 災害の定義 154
2 災害の種類 154
3 災害サイクル 155
4 災害時の医療活動 156
5 災害看護の基本 159

2 訪問看護における災害対策 163
1 災害時の訪問看護のポイント 163
2 訪問看護ステーションの防災対策 169

IV 訪問看護対象論

1 訪問看護の対象
.... 176

1 法的な対象者の定義 176
1 介護保険制度による訪問看護の対象者 176
2 医療保険による訪問看護の対象者 176

2 特徴的な対象者の考え方（療養者および家族）.. 177

2 在宅療養者の特性
.... 178

1 地域・在宅（住まい）で暮らす
生活者であるという視点 178
1 家庭での役割 178
2 学校・職場での役割 179
3 地域での役割 179

2 訪問看護利用者の実態 180
1 主な傷病からみた訪問看護利用者 180
2 年齢別にみた訪問看護利用者 180
3 制度からみた訪問看護利用者 181
4 自立度・認知症からみた訪問看護利用者 182

3 訪問看護が必要な在宅療養者の特徴 183
1 医療的ケア 183
2 寝たきりや全身状態の低下による
病状悪化・合併症 185
3 在宅リハビリテーション 189
4 エンドオブライフケア 189

4 サービス利用者としての在宅療養者の特性 ... 190
1 「利用者」と「患者」 190
2 主体は療養者 190
3 サービス選択の自由・自己決定権 190

3 在宅療養を支える家族の特性
.... 192

1 家族の定義 192

2 わが国の家族の特徴 192
1 家族のあり様の変遷 192
2 現在のわが国の家族の特徴 193

3 家族形態の変化などによる在宅療養者の
家族に生じやすい課題 194
1 介護を担うマンパワーの不足 194
2 育児や介護にかかわる世代間伝承機会の減少 ... 195
3 家族外のソーシャルサポート活用に
対する抵抗 195

4 家族の機能・役割・特徴 195
1 看護の視点からみた重要な家族機能 196
2 家族機能遂行上の役割 196
3 家族の発達課題を通した家族内役割の習得 ... 196
4 地域社会における家族の役割 196
5 現代の家族が抱える問題 197

5 家族関係の特徴 198
1 家族システムの特性 198
2 家族成員間の情緒的関係 198
3 家族内の勢力関係 198
4 親族との関係 198

6 家族と地域社会の関係 198
1 近隣との関係 199
2 職場や学校などとの関係 199

7 家族への支援のあり方 199
1 看護者の姿勢 199
2 家族全体の状況の把握 200
3 家族の強み，対処力，家族のニーズの把握 ... 200
4 在宅療養を支える家族への支援の目標 200
5 具体的な支援の内容 200

4 在宅療養者および家族を取り巻く地域
.... 202

1 地域の定義・特性 202
2 地域の機能・役割（在宅療養に影響を
与える環境）..................................... 203
3 地域の社会資源の種類とその活用 206
1 介護にかかわる社会資源 206
2 障害福祉にかかわる社会資源 207
3 成人・高齢者を対象とした健康増進事業 208
4 情報の活用と発信 208

V 訪問看護展開論

1 訪問看護過程
.... 210

1 情報収集 210
1 情報収集のポイント 210

ix

2 情報の入手先との情報共有 ……………… 211
3 情報収集の際の倫理的配慮 ……………… 214
2 アセスメント ………………………………… 214
1 4つの側面から情報をとらえる ………… 214
2 アセスメントのポイント ………………… 216
3 訪問看護計画立案 …………………………… 217
1 目標設定と共有 …………………………… 217
2 療養者と家族のセルフケア能力の活用 … 218
3 目標と同時に評価指標を設定する ……… 218
4 具体的な看護計画の立案と実施方法の確認 …… 219
5 評価日の設定 ……………………………… 219
4 実 施 ……………………………………… 220
1 療養者・家族の希望に沿った負担のない実施 … 220
2 療養者と家族・介護者のセルフケア能力の
再確認 ……………………………………… 220
3 療養環境の調整 …………………………… 220
4 安定した介護力の維持 …………………… 220
5 評 価 ……………………………………… 221
1 目標の達成状況 …………………………… 221
2 看護目標の達成状況と療養者および
家族・介護者などの満足度 ……………… 221
3 療養者のセルフケア能力や生活意欲の
維持・向上 ………………………………… 221
4 家族・介護者の介護意欲の維持・向上と
介護状況の安定 …………………………… 222
5 経済的・効率的・効果的な看護サービスの
提供 ………………………………………… 222
6 希望に沿い続ける質の高い看護サービスの
提供 ………………………………………… 223

2 訪問看護の実際
………………………………………………… 224
1 訪問看護の開始 …………………………… 224
1 医療機関，福祉関係機関，居宅介護支援事業所，
その他関係機関等からの依頼 …………… 224
2 本人，家族からの直接依頼 ……………… 225
3 近隣の人々，民生委員からの依頼 ……… 225
2 サービスの説明と同意（契約） …………… 225
3 訪問前の準備 ……………………………… 231
1 訪問看護に必要な情報の収集，訪問看護指示書，
ケアプラン，前回訪問時の記録確認 …… 231
2 訪問看護の契約の確認 …………………… 232
3 利用者・家族への事前連絡と交通手段の確認 … 232
4 訪問計画 …………………………………… 232
5 必要物品の準備 …………………………… 232
4 訪問時の一般的注意事項 ………………… 233
1 訪問の仕方 ………………………………… 233

2 アセスメントと判断，看護計画，実施，
評価の際の説明・対応 …………………… 234
3 限られた時間内での効率的かつ余裕をもった
看護サービスの実施 ……………………… 235
4 次回の訪問までの予測的看護 …………… 235
5 緊急時，夜間・休日対応への対策 ……… 236
5 訪問後の整理 ……………………………… 236
1 管理者等への報告，ケースカンファレンスの
開き方および必要性など ………………… 236
2 主治医への連絡・報告，看護職間および
関係機関や医療機関等の連絡・調整 …… 237
3 次回訪問予定，緊急時訪問，訪問看護の
終了（完結）の方法 ……………………… 237
4 衛生材料・医療器具の整備，医療廃棄物の
処理の方法 ………………………………… 239

3 訪問看護の記録
………………………………………………… 240
1 訪問看護実施に関する記録 ……………… 240
1 記録の目的 ………………………………… 240
2 記録の種類 ………………………………… 240
3 記録の方法 ………………………………… 243
4 記録の管理 ………………………………… 243
2 その他の記録の整備 ……………………… 244
1 管理記録 …………………………………… 244
2 市町村等との連絡調整に関する記録 …… 244
3 運営規定など ……………………………… 244
4 会計経理に関する記録 …………………… 244
5 設備および備品などに関する記録 ……… 245

資 料

資料1 看護者の倫理綱領 ……………………… 248
資料2 ICN 看護師の倫理綱領 ………………… 251
資料3 介護保険法（抄） ……………………… 252
資料4 健康保険法（抄） ……………………… 257
資料5 高齢者の医療の確保に関する法律（抄） …… 259
資料6 指定居宅サービス等の事業の人員，
設備及び運営に関する基準（抄） ……… 260
資料7 指定居宅サービス等及び指定介護予防
サービス等に関する基準について（抄） …… 263
資料8 医療保険・介護保険に係る訪問看護等の
報酬 ………………………………………… 268

索引 ……………………………………………… 271

I

訪問看護概論

ねらい

保健医療福祉の動向と訪問看護の
位置づけ・役割が理解できる。

目　標

1. 保健医療福祉の動向と訪問看護の変遷が理解できる。
2. 訪問看護の役割・機能，施設看護とは異なった特性が
   理解できる。
3. 法制度による訪問看護の位置づけ
   および各種制度と訪問看護の関係が理解できる。
4. 訪問看護の報酬および請求の仕組みが理解できる。
5. 訪問看護ステーションの開設・運営の概要が理解できる。
6. 訪問看護の質の評価が理解できる。
7. 訪問看護における倫理的課題が理解できる。

1 保健医療福祉をめぐる社会的動向と訪問看護の変遷

1 保健医療福祉をめぐる社会的背景と訪問看護のニーズ

1 日本の将来人口構造と社会保障

2015（平成 27）年現在，わが国の総人口は 1 億 2709 万人となっているが，以後長期の人口減少過程に入り，38 年後の 2053 年には 1 億人を割って 9924 万人と推計されている。65 歳以上人口は，2015 年現在の 3387 万人から増加の一途をたどり，2042 年に 3935 万人でピークを迎える。その後は一貫した減少に転じ，2065 年には 3381 万人となる。老年人口割合を見ると，2015 年現在の 26.6％で 4 人に 1 人を上回る状態から，2036 年に 33.3％で 3 人に 1 人となり，2065 年には 38.4％，すなわち 2.6 人に 1 人となる[1]。

日本の少子高齢化はそのスピードが速く，世界に類を見ない。高齢者の増加に伴い医療や介護の需要が拡大し，給付費が増えることは必至で国の一般会計歳出も社会保障費が伸び続け，2015 年現在では全体の約 33％を占めている[2]。一方，労働人口の減少は社会保障費の財源である保険料収入に大きな影響を及ぼすので，人口構造の変化は，社会保障の持続可能性を揺るがすことになる。

そこで政府は，2008（平成 20）年に「社会保障国民会議」を設置し，わが国の社会保障のあるべき姿とその財源問題を含む今後の改革の方向について議論が行われ，「制度の持続可能性」と同時に，社会経済構造の変化に対応し，「必要なサービスを保障し，国民の安心と安全を確保するための『社会保障の機能強化』」に重点をおいた改革を進めていくことの必要性が示された。特に医療・介護の提供体制は，不十分・非効率であるとの指摘がなされ，今後は，医療の機能分化を進めるとともに急性期医療を中心に人的・物的資源を集中投入し，できるだけ入院期間を減らして早期の家庭復帰・社会復帰を実現し，同時に在宅医療・在宅介護を大幅に充実させ，地域での包括的なケアシステムを構築することにより，利用者・患者の QOL の向上を目指すことが謳われている[3]。

その後，政権交代もあったが，政府では「社会保障と税の一体改革」に至る検討（表 I -1-1）が行われ，消費税の増税および増税分を社会保障へ投入することや，医療と介護については，「病院完結型」から地域全体で治し支える「地域完結型」への転換，受け皿となる地域の病床や在宅医療・介護の充実とネットワーク化など，地域ごとに，医療，介護，予防に加え，本人の意向と生活実態に合わせた切れ目ない継続的な生活支援サービスや住まいの提供（地域包括ケアシステムの構築），国民の健康増進，疾病の予防および早期発見等を積極的に促進する必要を改革の柱に据えて，社会保障制度改革に関する法

表 I-1-1　社会保障制度改革の流れ

平成 13〜18 年 社会保障構造改革	• 将来に向けた給付の伸びを抑制し，維持可能な制度を確立するための改革を実施 • 年金改革 (平成 16 年) • 医療制度改革 (平成 14・18)：医療制度改革大綱 (平成 17 年) • 介護保険制度改革 (平成 17 年)
平成 20 年 社会保障国民会議	• 持続可能性から社会保障の機能強化へ • 社会保障の機能強化と効率化を図るための改革の提言 • これを受けて「持続可能な社会保障構築とその安定財源確保に向けた「中期プログラム」が提示
平成 21 年 安心社会実現会議	• 切れ目のない社会保障 (年金，医療・介護，次世代育成，雇用，教育)
平成 22 年　政府・与党 社会保障改革検討本部 平成 23 年　社会保障改革 に関する集中検討会議	• 社会保障改革に関する有識者検討会報 • 税と社会保障一体改革成案
平成 24〜25 年 社会保障制度改革 国民会議	• 社会保障・税一体改革大綱 (平成 24 年 2 月) • 社会保障制度改革推進法 (平成 24 年 8 月) • 社会保障制度改革プログラム法 (平成 25 年 12 月) • 地域における医療および介護の総合的な確保を図るための関係法律の整備に関する法律 (平成 26 年 6 月)

律を成立させている。

2　地域医療構想と地域包括ケアシステムの構築

　2014 (平成 26) 年に成立した「地域における医療及び介護の総合的な確保を推進するための関係法律の整備等に関する法律」では医療法，介護保険法，保健師助産師看護師法等，19 本の法律が束ねられており，とりわけ医療法と介護保険法の改正がこれからの医療と介護の提供体制の整備に大きく影響する。

　医療法には病床の機能分化と連携，在宅医療の推進を促進するために，一般病床と療養病床をもつ医療機関に病棟ごとの病床機能の報告を求める病床機能報告制度と医療計画に位置づけられた地域医療構想の策定が明記された。地域医療構想は都道府県が今後の人口構造の変化を見極めつつ，構想区域ごと (二次医療圏ごと) に 4 つの医療機能 (高度急性期，急性期，回復期，慢性期) の需要とそれぞれの必要病床数の推計，および毎年の医療機関からの報告と比較しながら必要病床数に近づけていく施策を実施することが求められている。

　医療機能の需要を推計する際には在宅医療の需要も併せて実施することになっており，内閣官房での推計では図 I-1-1 のように全体では既存病床数のほうが多くなっている。そして在宅医療の需要は追加的に約 30 万人と推計されており，ほとんどの都道府県の今後の施策には，在宅医療の充実や人材確保を目標とする事業が挙げられている。

　介護保険法では地域支援事業の拡充が謳われ，地域ケア会議の義務化，認知症対策として認知症初期集中支援チームの設置，在宅医療と介護の連携推進事業等が市町村の実施する事業に追加された。さらに特別養護老人ホームへの入所者を原則要介護 3 以上にし，一定の所得のある利用者には 2 割負担への引き上げなどが行われた。2017 (平成 29)

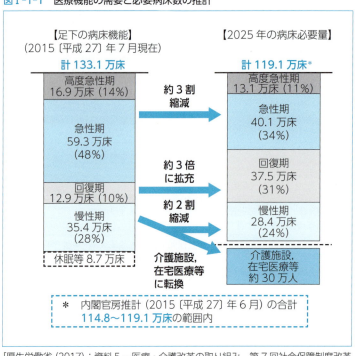

図Ⅰ-1-1　医療機能の需要と必要病床数の推計

[厚生労働省（2017）：資料5―医療・介護改革の取り組み，第7回社会保障制度改革推進会議]

年に成立した「地域包括ケアシステムの強化のための介護保険法等の一部を改正する法律」では，新たな介護保険施設となる「介護医療院」の創設，共生型居宅サービスの創設，居宅サービス等指定に関する保険者機能の強化，地域包括支援センターの機能強化等が行われていく（表Ⅰ-1-2）。

　これまで記述してきたように今後は病床の再編等，医療・介護の提供体制の変革で自宅や施設で療養をする人たちが増加していくことが目に見えており，訪問看護のニーズも相当に増加していくであろう。またそのニーズは高齢者のみならず，精神疾患のある人や小児，障がい児・者にもあり[*1]，訪問看護だけのサービスでは長期的療養の支援は困難であり，いくつものサービスを複合的・統合的に提供できる体制が求められる。2017（平成29）年の介護保険法等の一部改正で，児童福祉法や障害者の日常生活及び社会生活を総合的に支援するための法律によって指定を受けた事業所が介護保険サービスの提供ができるようになった。これからの在宅療養支援において医療，介護，予防，福祉がより統合されたサービス提供が求められる時代を迎えるだろう。

＊1：2015年の医療保険での訪問看護の利用者の内訳では，精神および行動障害の患者は33％を占める。また0～10歳児の利用者も年々増加傾向となっている（2015年11月11日　厚生労働省中央社会保険医療協議会総会資料）。

表 I-1-2　2017（平成 29）年介護保険法一部改正の主な改正点と内容

主な改正点	内　容
認知症施策推進	オレンジプランの推進と実施を明記
介護医療院創設	介護療養型医療施設の転換先として創設
利用者負担の見直し	現役並み所得のある人は利用負担 3 割
居宅サービス指定に関する保険者機能強化	市町村は，都道府県知事の行う居宅サービスおよび介護予防サービスの指定について，市町村介護保険事業計画との調整を図る見地からの意見を申し出ることができる。都道府県知事は，その意見を勘案して，指定を行うにあたって，当該事業の適正な運営を確保するために必要と認める条件を付することができるものとすること
共生型居宅サービス事業所	児童福祉法，障害者の日常生活及び社会生活を総合的に支援するための法律の指定を受けている事業所から申請があった場合，都道府県または市町村の条例で別途定める基準を満たしているときは，当該基準に照らして指定を行うことができる
地域密着型介護事業の指定の拒否	地域密着型通所介護等の地域密着型サービスに係る指定の申請があった場合，地域密着型サービスの種類ごとの量が市町村介護保険事業計画において定める見込量にすでに達している等の場合は，指定をしないことができる
自立支援等施策の立案とインセンティブの付与	自立支援等施策を市町村介護保険事業計画に追記。国は，市町村による自立支援等施策の取り組みを支援するため，予算範囲において交付金を付与する
地域包括支援センターの機能強化	地域包括支援センターの評価と必要な対策を講じる
総報酬割導入	「介護納付金」について，被用者保険等保険者の標準報酬総額に応じたものにする

［「地域包括ケアシステムの強化のための介護保険法等の一部を改正する法律」の公布について（通知）（医政発 0602 第 4 号，社援発 0602 第 10 号，老発 0602 第 3 号，平成 29 年 6 月 2 日）より筆者作成］

2　地域の保健医療福祉活動（サービス）における訪問看護の位置づけ

1　訪問看護の始まりから制度創設へ

　看護師が看護を必要とする人の療養の場に出向いて看護を提供することは明治時代から存在しており，1888（明治 21）年に看護婦[*2]教育所で正規の教育を受けた看護婦（trained nurse）が医師や病人のいる家庭からの要請に応じて「派出」された派出看護[4]が社会における訪問看護の始まりであった[5]。その後，看護婦の派出を斡旋する組織「派出看護婦会」を中心に派出される看護婦の数は，大正末まではその数が病院や診療所に所属する看護婦の数よりもはるかに多く看護婦界の主流を占めていた[4]。

　この時代，看護婦の資格基準も教育所の指定基準もなく，派出看護婦会が急増する中で，一部には営利目的で速成講習会を開き，未熟な看護婦を派出していた例もあったことから[*3]，1900（明治 33）年に東京府が「看護婦規則」を発令し[6]，「看護婦試験に及第

＊2：看護師の名称を改正した 2002 年以前は看護婦を使用している。

＊3：看護婦令発令に至る東京府地方衛生会への諮問に「各営業者間に私設せる所謂看護婦会又は看護婦養成所と称する場所に於ては一般に速成を主とし極めて不完全なる養成を為し其大部分は殆ど看護婦の仮名を借るものたるに過ぎず」という理由書が出されている。

した者のみが免状を得て看護婦の業を営むことができる」とした[7]。東京府を皮切りに看護婦規則が次々に都道府県で発令され，その活動が1915（大正4）年の内務省令「看護婦規則」の発令につながっていく。そうした中，派出看護婦会には教育を受けていない見習いの派出看護婦もおり，1918年に設立された「派出婦会」の台頭などもあって派出看護婦の志望者が激減，そして戦後のGHQの看護改革により制度上，派出看護婦会が存続できなくなった[8]。さらに看護職をはじめとした医療関係者が地域に出向き，医療にアクセスできず何らかの支障をきたしている人々を発見し，サービス提供につなげる事業もすでに1920年頃から行われており，このような事業に係る看護婦を済生会では「巡回看護婦」，日本赤十字社では「社会看護婦」と呼称し，いずれも病気と貧困に苦しむ人がいる家庭を訪問し，病人の発見や出産の手助け，衛生指導，学校等における健康管理，健康に関する調査などを行っている[8]。

このように，その活動は個別の患者への看護から健康増進・疾病予防を主眼におく公衆衛生活動へと広がっており，訪問看護は近代看護の礎であったといえる。

その後，医療保険事業等の公衆衛生での訪問看護は保健所や市町村で行われていく。そして1948（昭和23）年医療法の制定により医療機関の整備がなされていったことから，病院に就業する看護職が増加していった。

再度，療養先に出向いて看護を提供する訪問看護が医療や介護の制度上に浮上してくるのは1982（昭和57）年の老人保健法の制定である。老後における健康の保持と適切な医療の確保のため疾病の予防，治療，機能訓練などの保健事業の実施について定められた法律[*4]で，この保健事業の一つに保健師等が寝たきり高齢者宅へ訪問し行う保健指導や家庭看護指導があった。また，老人医療費支給制度を廃止し，高齢者にも一部負担を求め，のちに1986（昭和61）年の法改正で老人保健施設の創設が盛り込まれ，負担の公平，健康への自覚や適正な受診を促すという趣旨の法律であった[9]。

保健事業に組み込まれていた寝たきり高齢者への訪問指導は，開始後5年を経過したところでいくつかの課題が出されている。訪問回数が少ないことや自治体によって取り組み状況が違い，格差があることから，寝たきり高齢者のニーズに合ったサービスであるのかということや，医療や福祉との連携が不十分であることが指摘されていた[10]。

2　訪問看護制度の創設

医療機関からの訪問看護は，戦後まもなく聖路加国際病院で行われ[5]，1965（昭和40）年からは京都，東京でも行われており，その活動は少しずつ全国へと広がっていた。しかし経費は病院負担であったため，厚生省は老人保健法の老人診療報酬において，初めて訪問看護に係る報酬を新設した。「退院患者継続看護・指導料」は医療機関の訪問看護を評価したものであり，その理念は，入院医療から地域や家庭での医療の転換である。しかし，この医療機関からの訪問看護もその医療機関を受診しているのが要件であり，保

＊4：2006（平成18）年には「高齢者の医療の確保に関する法律」に改められ，2008（平成20）年に後期高齢者医療制度が発足した。

健事業の訪問指導も医療機関からの訪問看護・指導も必要な人に十分届く状況にはなっていなかった[10,11]。

　そこで訪問看護が増えるよう，「病院や診療所が訪問看護を専門に行う看護婦に患者の訪問看護を委託し，病院や診療所の主治医との連携の下で継続的な訪問看護サービスが提供できるような」新しい訪問看護サービスが提案され，また，新たに資格が定められた社会福祉士や介護福祉士と連携をとることにより，総合的な在宅ケアサービスの充実を図る必要があるとして，厚生省では，1988（昭和 63）年度から，訪問看護サービス，在宅福祉サービス，保健サービス相互の連携のとれた訪問看護等在宅ケア総合推進モデル事業を開始した[12,13]。

　このモデル事業が 3 年間行われ，1991（平成 3）年に老人訪問看護療養費の創設と老人保健施設療養費等に係る公費負担割合の引き上げを法律案要綱として，「老人保健法等の一部を改正する法律案」が第 120 回通常国会に提出，同年秋の 121 回臨時国会でようやく成立し，「老人訪問看護ステーション」が創設された。

3　制度創設後の訪問看護を取り巻く状況から数値目標設定へ

　日本はさらに高齢者人口が増大し，平均寿命が 80 年を超えていく時代になり，その備えとして 1986（昭和 61）年「長寿社会対策大綱」が，1989（平成元）年には「高齢者保健福祉推進十カ年戦略」（ゴールドプラン）が策定された。その理念は『厚生白書（昭和 60 年版）』において「家庭をベースとして日常生活を不安なく送るためには，保健・医療・福祉サービスを適切な負担で必要に応じ利用できる仕組みが整備される必要がある。すなわち，開業医によるプライマリ・ケア，訪問看護，ホームヘルプ等の居宅サービス，デイ・ケア，ショートステイなどの通所・短期入所サービス等が家庭という場を中心に有機的に提供され，症状やケアの必要の程度に応じてより専門的なサービスに橋渡しされる仕組みの確立が望まれる」とされ，在宅サービスの整備数目標値が示された。しかし，日本の高齢化の進展はそのスピードが速く，また市町村に義務づけられた老人保健福祉計画の策定による施設整備数がゴールドプランよりも上回ることがわかり，ゴールドプランは早々に見直しを余儀なくされ，1994（平成 6）年，新ゴールドプランの策定に至った。その際にようやく訪問看護ステーションの目標数が全国に 5,000 カ所と設定され，さらに 2000（平成 12）年の介護保険導入の際に策定されたゴールドプラン 21 では，9,900 カ所と上方修正されている。

　一方で 2006（平成 18）年の医療法改正において，質の高い医療サービスが適切に受けられる体制を構築するため，医療に関する情報提供の推進，医療計画制度の見直し等を通じた医療機能の分化・連携の推進，地域や診療科による医師不足問題への対応等を行うことが盛り込まれた。特に医療計画では，4 疾病 5 事業〔現在 5 疾病 5 事業：がん，脳卒中，急性心筋梗塞，糖尿病，精神疾患と救急医療，災害時における医療，へき地の医療，周産期医療，小児医療（小児救急医療を含む）〕，そして 2012（平成 24）年には在宅医療の整備も位置づけられ，在宅医療の体制構築に係る指針が出されている。訪問看護ステーション数の計画的な整備目標が掲げられて，さらに 2018（平成 30）年からは機能強

1　保健医療福祉をめぐる社会的動向と訪問看護の変遷

化型訪問看護ステーション数も指針に入れられている。

4　健康保険法と介護保険法に位置づくサービス

　1994（平成6）年には健康保険法の改正により，高齢者以外のがん患者や神経難病等，訪問看護の対象者の拡大が行われ，老人訪問看護ステーションから訪問看護ステーションへとその名称も変更になった。そして2000（平成12）年の介護保険法においても訪問看護は，居宅サービスの一端を担ってる〔それぞれの法律における定義はⅠ-2 (p.11-12)参照〕。

　介護保険の給付は医療保険の給付に優先され，要介護被保険者等については，末期の悪性腫瘍ほか厚生労働大臣が定める疾病等，精神科訪問看護，急性増悪等により主治医の指示があった場合などに限り，医療保険の給付により訪問看護が行われる〔Ⅰ-3 (p.31)参照〕。つまり訪問看護サービスは医療保険にも介護保険にもあるサービスであり，利用者の状況によって使い分けていくことになる。

3　訪問看護活動の現状と展望

1　訪問看護の現状

　訪問看護ステーション数は1992（平成4）年の制度開始後，5,000カ所に到達した2000年頃までは順調に伸びてきたが，その後2010（平成22）年頃まで横ばい状態の期間が長い。伸び悩みの要因は，人材の不足や報酬の低さ，地域の特性に適応していないサービス提供体制等が挙げられていた[14]。しかし，近年は在宅医療の充実が医療政策，介護政策の中心的課題となり，診療報酬や介護報酬上の評価もさまざまな加算がついたことで，2012（平成24）年より毎年700～800カ所の訪問看護ステーションが増えている。2017（平成29）年の届け出数は1万カ所を超え[*5]，設置主体は株式会社が44％を占め，制度創設の状況と様相が違ってきている。併せて年間400～500カ所が休廃止をしている実態もあり，ようやくゴールドプラン21の目標数を達成したものの，事業の継続性や質の担保が課題になっている。

　訪問看護ステーションの規模は5人未満のところが約5割を占めており，人員規模によって，24時間連絡・対応や緊急時訪問，特別管理，夜間・早朝訪問の加算等の取得状況に相違が出ている。また経営状況にも影響し，職員数の多いところは1人当たりの訪問回数が多く，収支差率がプラスになっている[*6]。

　また就業者数も5万人に迫ってきたものの，就業看護職員の約3％とその割合はきわめて少なく[15]，今後の需要の増大に対応するためには訪問看護師の需給見通しの策定が必要になる。これまでいくつかの研究機関等が訪問看護師の必要数を推計している[*7]もの

＊5：全国訪問看護事業協会調べ。
＊6：厚生労働省2017（平成29）年3月22日　医療と介護の連携に関する意見交換会参考資料。

の，地域包括ケアシステムや地域医療構想の策定など訪問看護師の需給に大きく影響する施策が組まれているので，それらを見越しての需給推計が待たれる。

2　訪問看護の展望

ⓐ 訪問看護ステーションの大規模化

これまでは訪問看護ステーション数の増加を第一義とした施策が中心であった。今やその数は1万カ所を超え，ここ数年の増加のスピードには勢いがある。看護職員2.5人で開設できることや事業所整備においても施設に比較すると初期投資の額が小さく，また今後の需要に鑑みれば，訪問看護ステーションは今後も増えていくだろうと推察できる。

しかし，5人未満の小規模事業所ばかりが増え，運営管理のノウハウももたぬままに参入と閉鎖を繰り返したのでは「訪問看護の価値」が揺らいでしまう。さらに今後は，複数疾患を併せ持つ人，退院直後で状態不安定な人，小児，精神疾患や障がいがある人等，健康問題が複雑・多様でそこに生活者としてのさまざまなニーズが潜在して療養する人に対して，柔軟に対応できる訪問看護師の力量が問われてくる。そしてどのような人にも必ず終末期があり死を迎える。地域の中でさまざまなニーズをもつ生活者の療養を長期的に最後まで支援していくためには，訪問看護師のケア提供能力を高めていくことが求められる。

そのためには，訪問看護師の人数を増やし，教育体制を整えること，研修等も受講できる体制を整えること，訪問看護ステーションの事業が地域に根づき，安定的に運営できることが必要になる。すなわち訪問看護ステーションの大規模化である。この理念を政策として実現を見たのが「機能強化型訪問看護ステーション」である。重度者や終末期ケアを提供し，スムースな介護との連携を日常的に行い，人材育成と地域住民への相談機能をもったステーションは地域の訪問看護サービスのハブとして機能することができる。また，ほかのサービス事業者とも連携を密にとることで地域のケア力を上げていくことに貢献できる。

ⓑ 訪問看護の多機能化

複雑なニーズをもつ人々の長期的な在宅療養支援は訪問看護だけでできるわけではない。特に今後は医療ニーズのある人，退院直後で状態が不安定な人，中・重度の要介護者が介護保険でのサービスを受けて暮らしていくことになる。2012（平成24）年に創設をみた看護小規模多機能型居宅介護，定期巡回・随時対応型訪問介護看護など訪問看護と複数のサービスの統合が始まっており，訪問看護が多機能化していく時代になった。さらに訪問看護は利用者宅のみならずグループホームや特別養護老人ホーム等，自宅と同じような環境をもつところで療養している人々にも看取りの支援や健康管理等を目的と

───────────────────

＊7：中島民恵子，他（2011）：訪問看護利用者数および訪問看護師必要数の推計，厚生の指標，Vol.58，No.11，p.30-37.

して訪問先を拡充してきた。さらに市町村とともに地域住民への健康管理や介護予防事業にも参画できるとさらなる地域貢献となり，地域住民にとっても訪問看護がもっと身近になると思われる。

| 引用文献 |

1）国立社会保障・人口問題研究所（2017）：日本の将来人口推計．http://www.ipss.go.jp/pp-zenkoku/j/zenkoku2017/pp_zenkoku2017.asp
2）財務省（2017）：我が国財政について．http://www.mof.go.jp/budget/fiscal_condition/related_data/201704_01.pdf
3）社会保障国民会議（2008）：社会保障国民会議最終報告．http://www.kantei.go.jp/
4）松田誠（2007）：慈恵病院派出看護婦考，p.109, 120，東京慈恵会医科大学．
5）山田雅子（2016）：訪問看護—これまでと，これから，聖路加看護学会誌，Vol.20, No.1, p.3-9.
6）平尾真智子（2001）：大正四（一九一五）年制定の「看護婦規則」の制定過程と意義に関する研究，日本医史学雑誌，Vol.47, No.4, p.757-796.
7）看護史研究会（1983）：派出看護婦の歴史，p.57，勁草書房．
8）山下麻衣（2016）：看護婦の歴史—寄り添う専門性の誕生．p.86-90, 115, 124，吉川弘文館．
9）厚生労働省（2011）：厚生労働白書（平成23年版）—社会保障の検証と展望，p.57-59，厚生統計協会．
10）野村陽子（2015）：看護制度と政策，第4章訪問看護制度の政策過程，p.224，法政大学出版局．
11）大熊由紀子（2010）：物語 介護保険 上—いのちの尊厳のための70のドラマ，第14話，p.97-99，岩波書店．
12）厚生省（1988）：厚生白書（昭和62年版）—社会保障を担う人々 社会サービスはこう展開する，p.129-130，厚生統計協会．
13）厚生省（1987）：国民医療総合対策本部中間報告，厚生の指標，Vol.34, No.8, p.44-50.
14）齋藤訓子，他（2009）：訪問看護事業所数の減少要因の分析及び対応策の在り方に関する調査研究，厚生労働省平成20年度老人保健健康増進等事業．
15）日本看護協会出版会編（2018）：平成29年看護関係統計資料集，p.3，日本看護協会出版会．

| 参考文献 |

- 厚生労働省（2017）：資料5—医療・介護改革の取り組み，第7回社会保障制度改革推進会議．

2 訪問看護の役割・機能・特性

訪問看護概論

1 訪問看護の定義

1 法令に基づく訪問看護

　訪問看護とは，看護師が療養者宅などを訪問して，そこで看護を提供することである。
　日本の訪問看護は，主として国のフォーマルな保険のしくみの中で，訪問看護ステーションから提供されるものと，病院・診療所が直接提供するものの2種に大別される。介護保険による訪問看護ステーションとみなし指定訪問看護事業所（病院・診療所）からの訪問看護は訪問看護費（介護報酬）として，健康保険による訪問看護ステーションからの訪問看護は訪問看護療養費（診療報酬）として，また病院・診療所からの訪問看護は訪問看護・指導料（診療報酬）として位置づけられている。
　はじめに訪問看護に関連する条文を挙げる。まず介護保険法における訪問看護は，第8条に「居宅サービス」の一つとして定義されている（表Ⅰ-2-1）。同条第4項にあるよう

表Ⅰ-2-1　介護保険法における訪問看護

> 第8条　この法律において「居宅サービス」とは，訪問介護，訪問入浴介護，訪問看護，訪問リハビリテーション，居宅療養管理指導，通所介護，通所リハビリテーション，短期入所生活介護，短期入所療養介護，特定施設入居者生活介護，福祉用具貸与及び特定福祉用具販売をいい，「居宅サービス事業」とは，居宅サービスを行う事業をいう。
> 　4　この法律において「訪問看護」とは，居宅要介護者（主治の医師がその治療の必要の程度につき厚生労働省令で定める基準に適合していると認めたものに限る。）について，その者の居宅において看護師その他厚生労働省令で定める者により行われる療養上の世話又は必要な診療の補助をいう。

表Ⅰ-2-2　介護保険法における介護予防訪問看護

> 第8条の2　この法律において「介護予防サービス」とは，介護予防訪問入浴介護，介護予防訪問看護，介護予防訪問リハビリテーション，介護予防居宅療養管理指導，介護予防通所リハビリテーション，介護予防短期入所生活介護，介護予防短期入所療養介護，介護予防特定施設入居者生活介護，介護予防福祉用具貸与及び特定介護予防福祉用具販売をいい，「介護予防サービス事業」とは，介護予防サービスを行う事業をいう。
> 　3　この法律において「介護予防訪問看護」とは，居宅要支援者（主治の医師がその治療の必要の程度につき厚生労働省令で定める基準に適合していると認めたものに限る。）について，その者の居宅において，その介護予防を目的として，看護師その他厚生労働省令で定める者により，厚生労働省令で定める期間にわたり行われる療養上の世話又は必要な診療の補助をいう。

表 I-2-3　健康保険法における訪問看護

> 第 88 条（抄）　疾病又は負傷により，居宅において継続して療養を受ける状態にある者（主治の医師がその治療の必要の程度につき厚生労働省令で定める基準に適合していると認めたものに限る。）に対し，その者の居宅において看護師その他厚生労働省令で定める者が行う療養上の世話又は必要な診療の補助を行う事業をいう。

表 I-2-4　医療機関における在宅患者訪問看護・指導料

> 保険医療機関が，在宅で療養を行っている患者（中略）であって通院が困難なものに対して，診療に基づく訪問看護計画により，保健師，助産師又は看護師若しくは准看護師を訪問させて看護又は療養上必要な指導を行った場合に，当該患者 1 人について日単位で算定する。

[医科診療報酬点数表　第 2 章 特掲診療料　第 2 部 在宅医療　第 1 節 在宅患者診療・指導料]

に，訪問看護の対象となる居宅で生活している要介護者，つまり要介護認定 1〜5 とされた 40 歳以上の者に対するサービスのことを指している。一方，要支援 1 および 2 の者に対しては，「介護予防訪問看護サービス」として同法第 53 条に規定されている。

次に，介護保険法に基づく訪問看護が利用できるのは，65 歳以上の高齢者と 40 歳以上 65 歳未満の 16 特定疾病のある人であり，それ以外の若年者等は，必要な場合には健康保険法に基づく訪問看護を利用することになる。また介護認定を受けている高齢者等であっても，がん末期の状態や人工呼吸器を装着している療養者等，医療ニーズがある場合，精神科疾患のある訪問看護の対象者，特別訪問看護指示書の交付された期間は，介護保険では居宅サービスの利用上限額が定まっており，頻回な訪問看護に対応しにくいため，健康保険法による訪問看護を利用することと整理されている。

また，病院や診療所といった医療機関に所属している看護師が療養者宅を訪問して看護を提供することも訪問看護である。それには介護保険制度上，医療機関がみなし指定訪問看護事業所として行う方法（訪問看護費のしくみの中で行う方法）（表 I-2-3）と，診療報酬の在宅患者訪問看護・指導料等に基づいて訪問する方法がある（表 I-2-4）。もともと訪問看護ステーションは，医療機関等から独立した事業所であるため，医療機関所属の看護師が訪問看護を行うよりも高い報酬が設定されていることもあり，経営上のメリットから訪問看護ステーションの指定を受けるケースが多いが，それをせずに診療報酬に則った訪問看護を実施する場合，医師の訪問看護指示は診療録への記載でよく，文書不要であるなど，連携上のメリットがある。

2　訪問看護関連団体が示す訪問看護

訪問看護ステーションは 1991（平成 3）年の訪問看護制度が創設された後，長年かけてその活動が推進されてきた。それは看護職能団体である公益社団法人日本看護協会のみならず，訪問看護師の活動を支援する公益財団法人日本訪問看護財団と事業所の活動を支援する一般社団法人全国訪問看護事業協会が立ち上がり，看護職が力を合わせ行政と協力しながら，訪問看護制度の充実を図り，日本中で訪問看護サービスが活用されるこ

表Ⅰ-2-5　訪問看護関連団体による訪問看護の定義

日本看護協会
　対象が在宅で主体性をもって健康の自己管理と必要な資源を活用し，生活の質を高めることができるようになることをめざし，訪問看護従事者によって，健康を阻害する因子を日常生活のなかから見出し，健康の保持・増進・回復を図り，あるいは疾病や障害による影響を最小限度にとどめる。また安らかな終末を過ごすことができるように支援する。そのために具体的な看護を提供したり指導をして，健康や療養生活上の種々の相談に応じ，必要な資源の導入・調整をする。

日本訪問看護財団
　訪問看護とは，看護師などが居宅を訪問して，主治医の指示や連携により行う看護（療養上の世話又は必要な診療の補助）です。病気や障がいがあっても，医療機器を使用しながらでも，居宅で最期まで暮らせるように多職種と協働しながら療養生活を支援します。

全国訪問看護事業協会
　訪問看護とは訪問看護ステーションから，病気や障害を持った人が住み慣れた地域やご家庭で，その人らしく療養生活を送れるように，看護師等が生活の場へ訪問し，看護ケアを提供し，自立への援助を促し，療養生活を支援するサービスです。

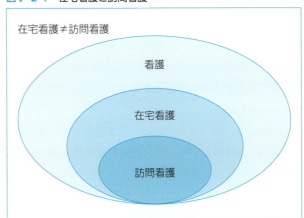

図Ⅰ-2-1　在宅看護と訪問看護

とを目指してきた。これら3つの団体は，訪問看護関連団体（3団体）とされ，それぞれが訪問看護を表Ⅰ-2-5のように定義している。

3　訪問看護と在宅看護

　定義とも関連するところで，ここでは訪問看護と在宅看護の使い分けについて説明しておく。この2つの用語は同義語との解釈もあるが，以下のように使い分けることも十分可能と考えられる。つまり，在宅看護は，どのような状況にある人でも自宅などの環境で過ごす権利をもち，それを可能にするために看護職が働きかけるすべての実践を指すと考えるならば，訪問看護はその中の1つの方法論であるという考え方である。この看護の概念を図示すれば図Ⅰ-2-1のようになる。
　病気，障がい，加齢に伴い，生活しにくさを感じているすべての人は在宅看護を必要としているととらえることができ，その方法としては，訪問看護のみならず，外来，病棟，退院支援，高齢者施設や障がい者施設内での看護など，あらゆる場において在宅看

2 訪問看護の役割・機能・特性

護実践が必要になると説明することができる。

4 これからの訪問看護

　法令に基づく訪問看護では医療保険と介護保険の2つの制度を活用して訪問看護が行われることを説明した。これらは支援の4区分である，自助，互助，共助，公助の枠組みからすると，どちらも保険制度に基づく支援であるため，共助に分類される。保険のしくみは2～3年ごとに更新され，訪問看護は社会のニーズに沿った内容で形を変えてきた。最近では，訪問看護を行う事業所は訪問看護ステーションのみならず看護小規模多機能型居宅介護や定期巡回・随時対応型訪問介護看護の創設により，多様な介護保険事業所で看護師が介護職と協働しながら訪問看護を行うようになってきている。また医療と介護の中だけでなく，障害者総合支援法に基づく自立支援医療としての訪問看護，医療観察法（心神喪失等の状態で重大な他害行為を行った者の医療及び観察等に関する法律）による医療観察訪問看護など，多様な制度に訪問看護が位置づけられるようになった。

　また，国全体が目指している地域包括ケアシステムに向けて，共助のみならず，自助（セルフケア）と互助（コミュニティ単位における助け合い）の強化を図ることが求められている。訪問看護が共助の枠組みを超えて，住民の自助力や互助力を高めるための活動が注目されてきている。

　一方，高齢化率の高い集合住宅の一室を拠点とした暮らしの保健室や，ホームホスピスなど，訪問看護関係者が自主的に訪問看護の延長線上にある新しいサービスを提案し実践している例がそれにあたる。

　このように地域住民のニーズに応じて訪問看護ステーションの多機能化が推進されて久しいが，これからも訪問看護から派生した多様な看護実践が生み出され，発展し，定着していく過程を繰り返していくだろう。すでに訪問看護だけでなく，多様な在宅看護実践によって地域住民を支えていく時代となっていることを意識することが重要である。

2　訪問看護の特性

　訪問看護の特性を利用者像からとらえると，次の2つの側面から整理することができる。一つは，訪問看護制度を土台として，対象を高齢者，若年者，障がい者，難病や精神疾患等の療養者に大別する側面である。もう一つは，看護実践の場が療養者宅を中心とする生活の場であることから生ずる側面である。

1 年齢と疾患問わず利用できるサービス

　1つ目の側面については，年齢および疾患によって，介護保険・医療保険いずれの適用なのか，あるいは公費負担医療制度なのかが決められている。例えば介護保険について

は第2号被保険者で加齢に伴う16種の特定疾病の場合，40歳以上65歳未満であっても利用でき，第1号被保険者であっても厚生労働大臣が定める疾病等（20種）(p.177 参照)に該当すれば，医療保険による訪問看護を利用することになる。

訪問看護制度の詳細は別項（p.23-45）を参照してほしいが，訪問看護の対象者としては年齢，疾病を問わず，訪問看護を必要としている人は保険給付または公費による訪問看護を利用することができることになっている。したがって訪問看護師は0歳児から100歳超の高齢者まで，疾患や障がいの内容を問わず対応できる力を身につける必要がある。それはすべての知識をもったうえで1人で判断して行うのではなく，訪問看護師には，多職種，多機関と協力しあいながら，当事者から多くを学び，実践しながら力をつけていこうとする態度が求められる理由でもある。

2 利用者との関係構築から始まる

2つ目の側面である，看護実践の場からみた訪問看護の特性について触れる。訪問看護ステーション自体は看護実践の場ではなく，そこを拠点として利用者の生活の場に赴き看護を実践することが訪問看護の大きな特徴である。病院と比較して述べるなら，病院の看護師は，自分たちのホームである病院において看護実践を行うが，訪問看護の場合は，患者にとってのまさにホーム（家）において看護実践を行うことを大きな特徴として意識することが重要である。つまり，医療者にとってのホームである病院では，患者は医療者の都合で多くのことを我慢する立場にあるが，患者のホームである自宅では我慢しないのが普通である。このことについて，前者を医療者のために「管理された患者（controled patients）」，後者を「自由な生活者（free living people）」と呼ぶこともできる。

こうした場の違いから訪問看護の特性を考えるならば，訪問した看護師の実践が，利用者の自由な生活を脅かすようなかかわりである場合は，利用者から訪問看護を拒否されることもまれではあるが起きている。例えば，心不全で入退院を繰り返している高齢者に対し，病棟では疾病管理の必要性がアセスメントされ，多くの場合，毎日の体重測定，塩分摂取制限についての患者指導がなされる。このとき患者はその指導を拒否することはしないだろう。しかし退院後，自宅でそれを実施するかどうかについて患者本人の自由であるという状況になる。退院後のこうした患者にかかわる訪問看護師がまず行うのは，その患者の人となりを知ること，自分がその患者のために何をすることができる者なのかを伝えることだろう。体重測定や塩分制限の指導はその後である。

本来であれば病棟や外来においても，まずはその患者の人となりを知り，そして看護を始めることが望ましいとは思うが，現状では，医療者が効率よく医療提供できることが優先されているのが事実である。患者は，病院という環境だから我慢できるものの，自宅であれば我慢しないのが普通である。そのことを知ったうえで，看護実践を行うことが訪問看護の特徴の一つであるとしておきたい。

3　多機関を巻き込んだ多職種連携

　また，看護の場の特性からもう一つの訪問看護の特徴を挙げておく。訪問看護ステーションは独立した事業所であり，保健師，看護師，准看護師，理学療法士，作業療法士，言語聴覚士，事務職員を雇用することができるが，医師やケアマネジャー，介護職，歯科医師，栄養士，薬剤師等，多様にいるほかの職種は，それぞれ別の事業所に勤務していることになる。病院では一つの施設内に多様な職種が就労しているが，訪問看護ステーションでは所属の異なる他職種と協働し，チームケアを実践することが特性の一つといえよう。したがって，訪問看護を行うにあたっては，マナーをわきまえたコミュニケーションを基本とし，情報共有のルールやチームメンバーの役割などは，利用者それぞれのチームごとに検討することが必要となる。

3　訪問看護実践の基本的考え方

　ここでは，訪問看護実践に共通する考え方をいくつか解説する。

1　自由に生活している人や家族を対象とすることを念頭においた実践

　訪問看護は，自宅等の環境で自由に生活している人を対象としている。例えば褥瘡のある人はそれをつくらないことが生活の目的ではなく，寝たきりの状態であっても自由に生活したいという根本的なニーズをもっていることに注目して看護のゴールを見つける必要がある。また，痛みを訴えるがん末期の療養者にとって，痛みを軽減すること自体が目標ではないわけで，自分の人生をどう生き切るかが重要となる。療養者のどのような思いを痛みが遮っているのかを考えることで，「痛みの訴えが軽減する」ことが看護目標なのではなく，「痛みの訴えが軽減し，○○ができる」ことが真の看護目標になる。

　看護師はとかく，褥瘡ができない，痛みが軽減する，肺炎を予防するといった看護目標を掲げがちであり，その目標に向かって運動，食事，排泄，服薬の管理等について，生活に新たな制限を設けるという介入をしがちである。しかし自由に生活している人を対象としているという特性やその人のセルフケア能力の程度によっては，このような看護を受け入れないことをよく心得ておく必要がある。

　対象となる人とその家族の生活をまず受け入れる態度は，欠かせない訪問看護技術である。そこからその人の困っていることを一緒に洗い出し，なぜ困っているのかを一緒に紐解きながら，訪問看護計画を立案していくことが訪問看護実践の基本である。

　しかしながら，こうした姿勢が基本であるとしても，介護保険の場合はケアプランにあらかじめ訪問看護内容が組み込まれている場合もある。対象となる人とその家族の真のニーズを汲みとり，彼らが望むことに対して，優先的にかかわっていく姿勢をもってケアマネジャー等の他職種と連携をとることが看護の専門性を発揮した実践につながるのだと考える。

2　個人と家族を対象とした実践

　訪問看護は利用者個人との契約で成立するサービスである。しかし，その個人の生活に影響を及ぼしている家族の存在も看護実践上，対象者として扱うことになる。それは単に家族介護者をケア提供の担い手として扱うということではなく，利用者個人の課題が家族介護者との相互作用の中で引き起こされている場合には，利用者本人とかかわっている家族それぞれに働きかけ，「家族」を単位とした看護を計画することになる。

　例えば，認知症の夫を高齢の妻が介護している家を考えてみよう。訪問看護利用者である夫は思いを言葉にして伝えることができないことや排泄の失敗があり，苦しい状況にあることも想像できるだろう。一方で，夫の世話はしたいもののうまくできずしばしば口論が絶えない妻の状況や，妻の足腰が弱っており，夫のからだを支えられない状況も想像できるかもしれない。こうしたよくある例では，訪問看護ステーションと契約したのは夫かもしれないが，夫の QOL を上げるためには，妻が健やかに日常を夫とともに送ることができる状況を作り出すことが必要となる。このように考えると，利用者個人だけではなく家族を単位とした看護実践の重要性を容易に理解することができるだろう。

　上記のような事例は多く，「家族介護者の介護負担（この場合，妻の介護負担）」はケアプランの中で頻繁に取り上げられる課題であり，確かに家族介護者は精神的・身体的負担を抱えているといえるかもしれない。しかし，それに対してショートステイの利用や特別養護老人ホームへの入所といった方法で，「家族介護者の負担を軽減すること」を看護目標にするのではなく，この 2 人のように，利用者と家族が互いに苦しまないで生活できるすべを新たに獲得していくプロセスを支援する，というのが訪問看護の考え方である。

　人は介護という経験を通して成長する。家族介護者がその状況に適応することで，契約者である利用者本人の状況も落ち着くこともある。それは，人と人の間には相互作用が生ずるからである。訪問看護はこのような両者の関係性の中で，何が起こっているのかをとらえ，かかわっていく力が求められる。

　家族とは，とても多様な概念である。上記は主として同居している血縁者をイメージしてまとめたが，血縁者でない同居者，血縁者でも遠方にいる家族など，利用者本人をめぐるさまざまな人間模様を意識して看護実践することも重要である。

3　対象者のセルフケアを促す実践

　看護は対象者の自立を促す。自由に生活していた人が，病気や障がいや加齢により生活に不自由を感じていたとしたら，どのようにすればよいのかを考える。そのためには，まず利用者や家族ができていること，またできるのにしていないことに注目したアセスメントをする視点が重要である。

　看護過程の考え方は，「○○できない」とか「○○の失調」といった表現を用いて，その人の問題点を列挙して看護計画を立案する。こうした考え方は，一部の急性期医療においては有効であるかもしれないが，自宅等で暮らす人々にはそうでないことが常であ

る。つまり，本人が高齢であったり認知症であったりすれば，できないことをできるようにすることが難しいことも多く，むしろできることに着目してその能力を伸ばそうというかかわりが訪問看護実践に必要な考え方の一つとなる。このように，人のマイナスの部分ではなくプラスの部分に着目して，それを伸ばしていこうとする考え方は，ICF〔International Classification of Functioning, Disability and Health（国際生活機能分類），1980年にWHO（世界保健機関）で制定〕や障がい者の支援技法として提唱されているストレングスモデルの考え方に通ずる。

4 「心身の変化・治療・生活」を統合して対象者にとって最善を目指す実践

　訪問看護では，ガイドラインどおりに進まないことがしばしばである。例えば，褥瘡予防・管理ガイドラインでは完全に寝たきりの高齢者に，2時間おきの体位変換を行うこととされているが，果たして本当に最善のことなのだろうか？

　また別の例では，神経因性膀胱で溢流性尿失禁である療養者の場合，間欠的導尿が推奨されるが，本人が認知症であるために導尿に対して抵抗する状況であれば，毎日それを実行することは本人と介護者の大きな負担となり，現実的にはおむつを使用した排尿ケアに収まることがある。あるいは，在宅酸素療法では24時間酸素吸入を続けることによって生存期間が長くなるというエビデンスがあったとしても，何かにつけカニューレを外しており，間欠的にしか酸素を吸入していない人に対し，「24時間継続して酸素を吸うことができる」ことを看護目標にしたところで，それは本人にとっての最善の策ではない可能性もある。

　訪問看護師は，これらの例にあるように，利用者本人の考え，家族の状況や希望，医師の指示の中で，誰の考えを尊重すればよいのかわからなくなる状況にしばしば遭遇する。これを倫理的ジレンマと称するが，ジレンマを解消するために調整機能を発揮するのが訪問看護の役割として大きい。看護職は，病気と治療と生活について総合的にかかわることのできる唯一の専門職である。介護職，医師との間に立ち，そして時として患者・療養者と家族の間における対立した意見の間に挟まれながら，それぞれの意向を解釈し，そして何が最もよい方策なのか方針を見つけ出していくというかかわり方である。そのときに軸としてもっていなければならない視点は，訪問看護の利用者本人にとっての最善とは何か，ということである。

　本人がどのように生きていきたいのか，その点に迫ることができれば，家族や多職種の納得を得ることにつながる場合が少なくない。認知症であっても子どもであっても，本人の意思，本人の尊厳を守るということを念頭におき，倫理調整を行うことが求められる。

5 対象者の尊厳を守る実践

　前項においても本人の尊厳を守るという言葉を用いたが，訪問看護師の最も重要な役

割は権利擁護者としての機能を発揮することである。

　訪問看護は，子ども，認知症，障がいのある人など，対象者が自分の意思を第三者に伝えることが難しい場合も少なくない。もともと訪問看護は，利用する本人と契約書を取り交わすところからフォーマルサービスとしてのかかわりが始まる制度として設計されている。しかしその時点から，本人の意思に基づいているのか看護師自身が自問自答しながら，本人にとっての訪問看護であるという位置づけを常に意識してかかわることが重要である。本人がサインできないときは代諾者を立てることもできる。また話を理解できているかどうかわからないときには同居家族に同意のサインを求めるが，それが本当に本人の意を汲んだサインなのかどうかについて慎重に検討し，熟考する必要がある。

　看護師を含むケア提供者は，利用者本人よりも，周囲の家族等に説明をしてしまう傾向がある。たとえ利用者本人が認知症であったとしても，その人が理解できる言葉を選んで，伝える努力をしなければならない。それは，聴力低下のある高齢者に対して，声を大きくして話しかけるのと全く同じことである。病院の中の看護においては，子どもが手術に臨むときなどにプレパレーションを行い丁寧な術前準備をするようになってきている。子どもが手術することを理解できるよう，絵本や動画，時には模型や人形を使って語りかけるのである。それは高齢者であっても認知能力の低下があっても同じことであり，その人個人の権利・尊厳を守ることの，まずはじめの態度となる。

6　多機関，多職種とのチームアプローチを基盤とした実践

　訪問看護サービスだけで自立した生活を継続できる療養者は少ない。制度に基づく訪問看護を行う場合，少なくとも医師との連携，介護保険の場合はケアマネジャーとの連携は必須である。

　多職種でかかわる意義は，多様な価値観の中で生活している療養者を支えるにあたり，一部の職種に偏った視点でのアセスメントではなく，多様な専門性をもつ職種が見解を出し合うことで，その人にとっての最善のケアに近づけるという考えに基づいている。そのために訪問看護師は，自分の専門性から他の職種に対して意見を述べるべき立場にある。もちろんそれは言いたいことを自由に言うということではなく，チームとして他の職種の意見をよく理解して，尊重する態度を基本にもつことが前提となる。

　多職種の中での看護の専門性とは何か。在宅ケアの場面では多職種がそれぞれ利用者と契約して訪問することになるからこそ，看護の専門性とは何かを常に考えている必要がある。訪問看護師は「病気や障がいがあること」「治療を必要としていること」，そして「そこで生活していること」の3つの重要なテーマを有する人に対して，何を大切にして生活している人であるのかを注意深く検討し，総合的に判断して，他職種と意見交換し，ケアの方向性やチーム内での自らの立ち位置や役割を利用者ごとに決めていくことになる。

　具体例として，嚥下に障がいがある利用者が，食べたい思いがあっても主治医からは飲食を禁止されている場合を考えてみよう。訪問看護師であるあなたは，利用者の希望と医師の指示の狭間に立ち，嚥下アセスメントをすることから始めるだろう。その結果，

経口摂取の可能性をみるならば，嚥下リハビリテーション開始について主治医と相談し，前に進めていく立場にある。自分でアセスメントできなければ，それを得意とする言語聴覚士等に相談しなければならない。訪問可能な言語聴覚士が地域に存在しなければ，自らが勉強し，嚥下リハビリテーションの計画を練り，技術を習得することも必要となるかもしれない。病院では飲食禁止とされた患者が自宅に退院した後に経口摂取が可能となったという事例は，訪問看護を行っているとしばしば耳にするエピソードである。訪問看護師が嚥下リハビリテーションの経験がないという理由で，利用者の食べることに関するQOLを下げることがないよう，役割意識をもってかかわることが重要である。

多機関の多職種と連携することは，チームメンバーが互いにリスクを受け取りながら自分の力量を上げていくことと，チーム全体の力量を上げることに寄与することにこそ価値がある。

チームケアを考える際に，もう一つ意識しておくことがある。それは，前述のとおり病院での看護とは異なり，関係職種がそれぞれ別法人の別事業所に所属することが多く，法人の壁を越えた連携が求められるという特徴を，訪問看護師は意識する必要があるということである。別法人の間で利用者やその家族の個人データを共有する際には，「医療・介護関係事業者における個人情報の適切な取扱いのためのガイダンス」に基づき，個人データの第三者への提供として取り扱わなければならないとされている。また，ケアマネジャーや病院などと利用者情報を共有することで利用者の利益があること，そして利用者本人の同意を得ながら，適切な方法で情報共有することの徹底が求められている。

4 訪問看護の機能

訪問看護の役割は単に保険のしくみに沿って看護を提供することだけではない。地域包括ケアシステムの進展に伴い，病気や障がい等があっても，自宅等で生活することを選択する人々が増え，それを支える人々が増えることが求められる。訪問看護は，地域で人が人をケアする力をはぐくむことを促していく多様な役割を担い，そのためには以下のような機能が必要とされる。

1 対象者への個別看護

訪問看護の利用者・家族に対して，自立を目指して個別的な看護を実践する機能である。

2 入院・退院をめぐる病院との連携

訪問看護の開始は，患者が病院から退院するときが1つのタイミングになる場合が多い。退院支援とは，入院中の患者に対して，自分の健康状態を把握したうえで，初期治療の時期を経た後にどこでどのようにして治療と生活のバランスをとりながら過ごしていきたいのかについて，患者本人とともに考え，時には倫理調整も行いながら，その人

を中心とした家族も含めて最善の選択ができるように支援し，その選択に基づく多様な
サービス調整を行うことである。

2006（平成18）年度の診療報酬改定からこの退院支援にまつわる病院の機能が報酬上
に評価されてきているが，そこには，訪問看護師のかかわりが欠かせない条件として組
み込まれている。病院勤務の看護師は患者の生活をイメージする力が弱まっているとい
うことをよく聞く。極端な事例では，独居の認知症高齢者であれば，自宅での生活は無
理だと思い込んでいる病院の医師や看護師がいるのは事実である。訪問看護師はこうし
た医療事情に対し，患者が適切な選択をすることができるよう，退院支援のプロセスに
かかわることになる。

そのかかわりは，患者自身に自分の生活を選択できるように具体的なイメージを伝え
るばかりでなく，受け持ち看護師に患者の生活の視点を伝えたり，病院主治医に安心感
を与えたり，また病院内の医療者に対して働きかけたりするなど，その病院の退院支援
力の向上に参画していく役割をも含んでいる。

3 地域における医療・介護資源の現実の中で，自らの役割を変換しケアをつなぎ合わせる

前述の，「多機関，多職種とのチームアプローチを基盤とした実践」でも触れたが，在
宅における医療・福祉のための社会資源は万全ではない。むしろ不足しているのが常態
化している。訪問診療を行う医師・歯科医師や理学療法士・作業療法士・言語聴覚士等，
挙げればきりがないが，そうした人材が揃っていないことで在宅療養者のQOLが低下す
ることを肯定することはできない。そこに看護師がいるならば，その裁量を最大限に発
揮して，利用者と家族に寄り添うことができる。看護師にとって，「これまでやったこと
がないこと」は「法的にできないこと」とは違う。利用者のQOLの向上に寄与するため
に，看護師には利用者のニーズに対して新たな技術を身につけ続けていくという態度を
もって機能することが求められている。

4 自宅で療養すること，自宅で最期まで過ごすことの啓蒙

地域包括ケアシステムの中では住民自らの自助（セルフケア）を基本にすることが掲げ
られている。しかし第二次世界大戦後の日本は，経済成長と並行して病院数が激増し，病
気になったら入院して世話をしてもらう，死に際も医師や看護師といった専門職に看取
ってもらうといった文化が根づいてしまったかのような数字が報告されている。実際，地
域住民に意見を求めると，病気については病院で何とかしてもらいたいと漠然と期待を
寄せている声も聞かれる。このような住民の病気や医療に対する思いを変換し，自らが
考え対処する力をもてるよう，これからの地域包括ケアシステムの構築に向けてかかわ
り続けることが，地域で働く看護職には求められている。

訪問看護師は，自宅で療養すること，そして最期まで自宅で過ごすことの意味の深さ
や方法をよく理解し，それを一般の人々が理解できるように伝える役割をもっており，さ

2 訪問看護の役割・機能・特性

まざまな語り合う機会を作り出す力をもっている。

5 在宅療養者へのケアの質を上げるために 必要な役割拡大と制度への提言

　今まで，医療の実践の場は病院が中心であった。しかしこれからは，治す医療は病院で，支える医療は地域で展開されていく時代となる。高齢者など，複数の治癒が見込めない疾患とともに生活している人々をどのように支えていくのかという課題に対しては，基盤整備の必要性はいわれているものの，行政担当者にとっても前例にない事柄ばかりで，何を整備すれば地域包括ケアシステムになるのかという問いに対する回答をもっているわけではない。地域の人々をケアする最前線にいる訪問看護師が，関係団体を通して意見を集約し，国，都道府県，市町村に影響を与える発信をし続けることが重要である。

　1991（平成 3）年に訪問看護制度が創設され，訪問看護は黎明期から充実期に移ってきている。これまでも実践家たちの努力で制度改善がなされてきた。制度が整ってしまえば崇高な目的が忘れられてしまう，つまり，報酬化された途端に，報酬を「とる」ための看護を考えてしまいがちであるが，人々にとっての訪問看護の価値を見極める力を常に発揮し，現状を変えていくという意識で，世の中に働きかけ続ける機能が求められる。

| 参考文献 |

- 秋山正子（2010）：在宅ケアの不思議な力，医学書院.
- 市原美穂（2011）：「かあさんの家」の作り方——一人暮らしから，とも暮らしへ，木星舎.
- 萱間真美（2016）：リカバリー・退院支援・地域連携のためのストレングスモデル実践活用術，医学書院.

3 訪問看護をめぐる諸制度

1982（昭和 57）年に老人保健法が制定され，1983（昭和 58）年老人保健事業の訪問指導事業として制度化され，医療機関からの訪問看護に対して診療報酬が新設された。その後，1991（平成 3）年老人保健法等の一部改正により，老人訪問看護制度が創設され，1992（平成 4）年 4 月 1 日より「老人訪問看護ステーション」から在宅の寝たきりの高齢者を看護師が訪問し，看護サービスを提供できることとなり，訪問看護療養費が新設された。

1994（平成 6）年，健康保険法等の改正により，対象は在宅の難病患者，障がい者，療養者に拡大し，訪問看護ステーションからの訪問看護の報酬として同じく訪問看護療養費が支給されることになった。

2000（平成 12）年 4 月からは介護保険制度の実施に伴い，訪問看護は居宅サービスの一つとして位置づけられた。訪問看護ステーションから要介護者等に対して看護サービスが提供されることとなった。

訪問看護ステーションは主に介護保険によって指定を受けるが，介護報酬，診療報酬，さらに各種公的扶助などから給付を受けるサービスとなっており，それぞれに対象や給付の区分もされている（図 I -3-1）。

なお，2008（平成 20）年 4 月 1 日から老人保健法による老人医療制度は，高齢者の医療の確保に関する法律による後期高齢者医療制度へと移行した。これに伴い老人訪問看護制度もそこに引き継がれた。

また，2012（平成 24）年 4 月から介護保険の地域密着型サービスとして，定期巡回・随時対応型訪問看護介護，看護小規模多機能型居宅介護（複合型サービス）が創設され，そこでも訪問看護サービスが提供されることとなった。

訪問看護を含め，医療，介護の需要は高齢化の進展に伴いさらに増加が見込まれる。社会保障制度を将来も維持していくために，医療・介護提供体制の構築や新たな税制支援制度の確立，地域包括ケアシステムの構築などを行い，地域における医療と介護の総合的な確保の推進に向け，2014（平成 26）年「地域における医療及び介護の総合的な確保を推進するための関係法律の整備等に関する法律（医療・介護総合確保推進法）」が公布された。

効率的かつ質の高い医療提供体制を構築するために都道府県の事業計画に記載された医療・介護の事業（病床の機能分化・連携，在宅医療・介護の推進など）への消費税増収分を活用した新たな基金の設置や，地域の包括的な支援・サービス提供体制の構築などが盛り込まれている。

看護職に関連するものとしては，保健師助産師看護師法の改正により創設された「特

図I-3-1 訪問看護制度のしくみ

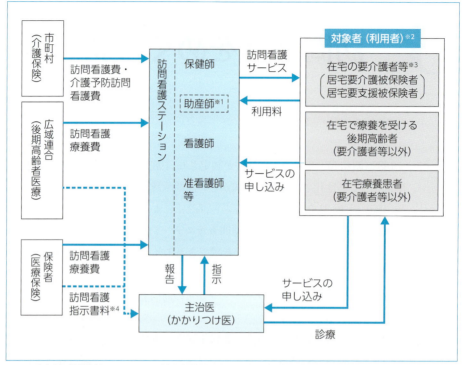

※1：助産師が従業者となれるのは健康保険法による指定を受けた訪問看護ステーションのみ。
※2：入院患者の外泊中に，退院に向けた訪問看護を行う場合は，要介護者等であるか否かにかかわらず，医療保険での給付となる。
※3：要介護者であっても，①がん末期や難病患者等（厚生労働大臣が定める疾病等）の場合，②急性増悪等により，主治医が一時的に頻回の訪問看護を行う必要を認め，特別訪問看護指示書の交付があった場合，③精神疾患を有する者を対象とした精神科訪問看護基本療養費が算定される訪問看護を行う場合は，医療保険の給付対象となる。
※4：訪問看護指示料は，利用者が要介護者等であっても原則として医療保険で支払われる。
[社会保険研究所（2018）：訪問看護業務の手引（介護保険・医療保険）平成30年4月版，p.15より一部改変]

定行為に係る看護師の研修制度（診療の補助のうちの特定行為を明確化し，それを手順書により行う）」などが大きい。

　本章では訪問看護の法制度としくみ，根拠法等について見ていく。訪問看護ステーションの管理者のみならず訪問看護師が，法的根拠をよく理解して日々の看護を提供することは重要である。またコンプライアンス（法令遵守）はケアの質の確保の入り口でもあるので，利用者やほかのサービス提供者，関係者等に説明責任が果たせるよう，まず制度の理解を深めたい。

1 法制度から見た訪問看護の位置づけ

1 介護保険法に基づく訪問看護制度

ⓐ 制度の趣旨

　介護保険法第1条では，要介護者が尊厳を保持し，その有する能力に応じ自立した日常生活を営むことができるよう，必要な保険給付を行うと定められている。また，同法第2条第2項では，保険給付は要介護状態等の軽減または悪化の防止に資するよう行われなければならないと定められている。また，保険給付は被保険者の選択に基づき行われるもの（同法第2条第3項）であるが，要支援者・要介護者（以下，要介護者等）の自立支援という理念に沿ってサービスが提供されなければならない。

　介護保険法に基づく指定居宅サービスとなる訪問看護は，通院困難な要介護・要支援の認定を受けた高齢者の療養生活を支援するものである。介護サービスが必要となった場合，本人が市町村に申請し，市町村が要介護認定を行う。認定後，居宅介護支援事業所のケアマネジャーが利用者ニーズをアセスメントして諸サービスをケアマネジメントし，居宅サービス計画（ケアプラン）を作成する（図Ⅰ-3-2）。

　ほかのサービスと連携して利用者の心身の機能の維持・改善を目指した自立支援や家族支援を目的に，訪問看護が提供される。なお，介護保険では要介護度ごとの支給限度基準額（給付の範囲）がある（表Ⅰ-3-1）。

給付サービスの種類

　要介護者対象のサービスは介護サービス計画の下，居宅サービス，地域密着型サービス，施設サービスがあり，要支援者対象のサービスには，介護予防サービス，地域密着型介護予防サービスがある。

ケアマネジメント

　利用者と家族のニーズに沿って適切にサービスが活用できるように，ケアマネジャーを位置づけている。

　ケアマネジャーは，相談の受付，利用者の状態把握，アセスメント，ケアプランの作成・交付，サービス担当者会議の開催，モニタリングなどを行う。

保険給付と利用者負担

　介護保険では，サービスごとに利用料金が決められている。

　利用者の負担額は，原則介護サービス費用の1〜3割である。要介護度ごとに定められている1カ月に利用できるサービスの上限額（支給限度基準額）を超えた部分の利用料は全額自己負担になる。

　世帯での1カ月の介護サービスにかかる利用者負担額の合計が所得区分に応じた上限額を超えた場合は，利用者負担軽減のため，超えた金額について高額介護サービス費が支給される。

介護保険制度の変遷

　2000（平成12）年に制定された介護保険制度は，施行から5年を目途に持続可能性な

3 訪問看護をめぐる諸制度

図Ⅰ-3-2 介護サービスの利用の手続き

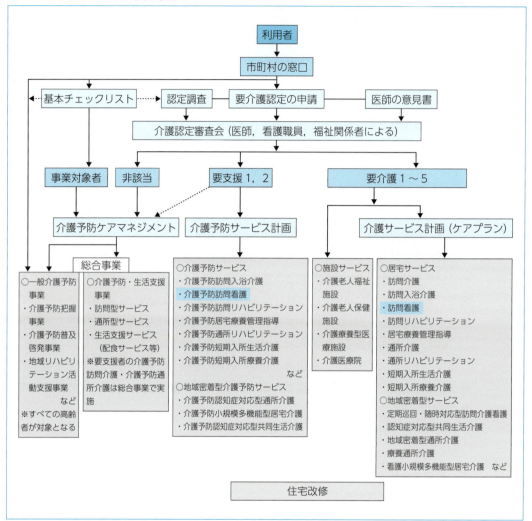

[日本訪問看護財団作成（2018年4月）]

表Ⅰ-3-1 区分支給限度基準額について

要介護度	居宅サービス支給限度基準額（月額）
要支援　1	5,003 単位
要支援　2	10,473 単位
要介護　1	16,692 単位
要介護　2	19,616 単位
要介護　3	26,931 単位
要介護　4	30,806 単位
要介護　5	36,065 単位

※ 1単位は10円。ただし，サービスや地域によって，1単位が10円〜11.40円と地域差が設定されているので，市町村に確認が必要である。

どの視点から，見直しが検討され，実際に2005（平成17）年には大きい改革が行われた。

「予防重視型システムへの転換」として，要支援者への給付を「予防給付」として新設し，要支援者のケアマネジメントを，「地域包括支援センター（介護予防支援事業所）」で実施，また市町村が，介護予防事業や包括的支援事業などの「地域支援事業」を実施するようになった。訪問看護では「介護予防訪問看護事業所」が要支援者の介護予防訪問看護を実施することになった。

また，今後増加が見込まれる認知症高齢者や中・重度の要介護高齢者等ができる限り住み慣れた地域で生活が継続できるように支援することを目的として「地域密着型サービス」が創設された。このサービスでは市町村が事業者の指定や監督を行い，事業者が所在する市町村に居住する人が対象者となる。訪問看護に関係するサービスとして看護小規模多機能型居宅介護，定期巡回・随時対応型訪問介護看護がある。

2011（平成23）年の改正（2012〔平成24〕年等施行）では，高齢者が地域で自立した生活を営むことができるようにするために地域包括ケアシステムが提起された。

2014（平成26）年の改正（2015〔平成27〕年等施行）では，医療・介護一体改革に向けた制度改革をもとに，「医療から介護へ」「施設から在宅へ」の方向を踏まえた改革に沿って，在宅医療・介護連携の推進を打ち出している。

2018（平成30）年介護報酬改定においては，団塊の世代が75歳以上となる2025年に向けて，国民一人ひとりが状態に応じた適切なサービスを受けられるよう，質が高く効率的な介護の提供体制の整備を推進するため，さまざまな見直しが実施された。

「Ⅰ 地域包括ケアシステムの推進」「Ⅱ 自立支援・重度化防止に資する質の高い介護サービスの実現」「Ⅲ 多用な人材の確保と生産性の向上」「Ⅳ 介護サービスの適正化・重点化を通じた制度の安定性・持続可能性の確保」の4つの基本的な考え方を軸に介護保険サービスの提供体制整備がなされた。

訪問看護においては「Ⅰ 地域包括ケアシステムの推進」として，ターミナルケアや看取りがますます重視された。

ⓑ 制度の概要

｜ 訪問看護の対象者

対象者についてはⅣ-1（p.176-177）を参照。

｜ 訪問看護の事業者とその指定

事業者とその指定についてはⅠ-4（p.46-51）を参照。

｜ 訪問看護の従事者

訪問看護の従事者とは，訪問看護ステーションに所属する，保健師，看護師，准看護師，理学療法士，作業療法士，言語聴覚士（健康保険法による指定を受けた訪問看護ステーションにおいては助産師を含む）である。

｜ 訪問看護の内容

訪問看護の内容は主治医の指示に基づき，以下のサービスを実施する。

①療養上の世話：病状の観察，食事（栄養）の管理・援助，排泄の管理・援助，清潔の管理・援助（清拭等），体位変換，本人・家族への療養指導，ターミナルケア

3 訪問看護をめぐる諸制度

図Ⅰ-3-3 訪問看護の流れ

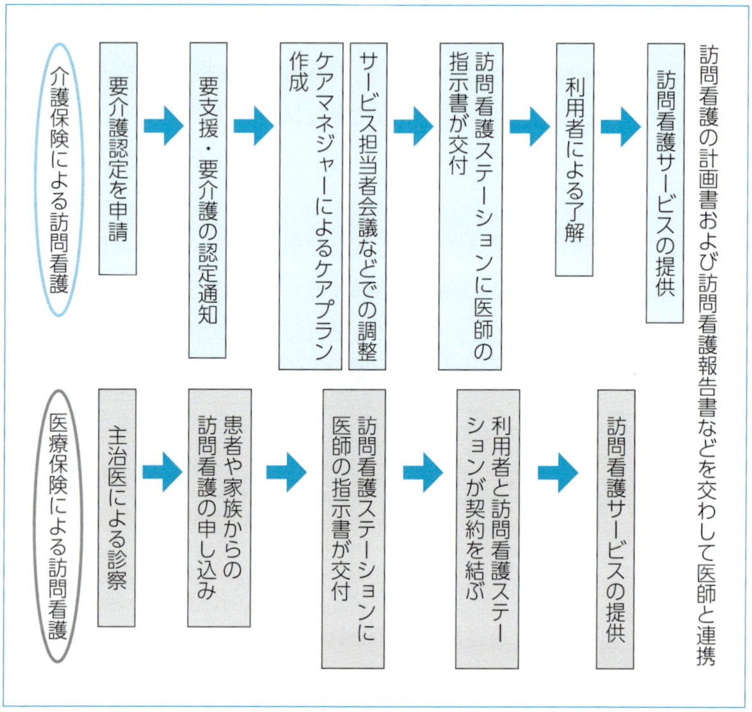

②診療の補助：病状の観察，褥瘡の処置，カテーテル管理など，点滴注射等の医療処置
③リハビリテーションに関すること
④家族支援に関すること：家族への療養上の指導，相談，健康管理など
⑤かかりつけ医等との連絡と調整

訪問看護の流れ

　利用者本人，家族，ケアマネジャー，関係の介護事業所等による話し合いを経て，ケアマネジャーがケアプランを作成後，訪問看護が開始される（図Ⅰ-3-3）。利用者の状況によっては，要介護認定を待たずに，「暫定ケアプラン」として，医師からの訪問看護指示書の交付を受け訪問看護を開始することができる。また，医療機関から退院直後等の病状の変化が大きいと予測される場合などは，医療保険（特別訪問看護指示書の発行）による訪問看護が可能である。

訪問看護の費用・介護報酬および利用料

　介護報酬および利用料についてはⅠ-4（p.53-65）を参照。

Column

地域包括ケアシステムの強化のための介護保険法等の一部を改正する法律（地域包括ケアシステム強化法案）

　2017（平成29）年6月に公布され，2018（平成30）年4月より施行されている本法案は，地域包括ケアシステムの推進を目的に介護保険法をはじめとして，老人福祉法，医療法，児童福祉法，高齢者虐待防止法等31本の法改正を束ねたものである。

　この法律は，「高齢者の自立支援と要介護状態の重度化防止，地域共生社会の実現を図るとともに，制度の持続可能性を確保することに配慮し，サービスを必要とする方に必要なサービスが提供されるようにする」ことを目的とし，主な改正項目は，一定所得以上の高齢者への3割負担の導入，介護療養病床の受け皿である「介護医療院」の創設，被用者保険の介護納付金への総報酬割の導入，共生型サービスの創設，高齢者の自立支援・重度化予防に向けた保険者機能の強化とインセンティブの付与，などである。

〈ポイント〉

Ⅰ 地域包括ケアシステムの深化・推進

1　自立支援・重度化防止に向けた保険者機能の強化等の取組の推進（介護保険法）

全市町村が保険者機能を発揮し，自立支援・重度化防止に向けて取り組むしくみの制度化
- 国から提供されたデータを分析のうえ，介護保険事業（支援）計画を策定。計画に介護予防・重度化防止等の取り組み内容と目標を記載
- 都道府県による市町村に対する支援事業の創設
- 財政的インセンティブの付与の規定の整備
　（その他）地域包括支援センターの機能強化（市町村による評価の義務づけ等）／居宅サービス事業者の指定などに対する保険者の関与強化（小規模多機能等を普及させる観点からの指定拒否のしくみ等の導入）／認知症施策の推進〔新オレンジプランの基本的な考え方（普及・啓発等の関連施策の総合的な推進）を制度上明確化〕

2　医療・介護の連携の推進等（介護保険法，医療法）

① 「日常的な医学管理」や「看取り・ターミナル」等の機能と，「生活施設」としての機能とを兼ね備えた，新たな介護保険施設を創設
　※ 現行の介護療養病床の経過措置期間については，6年間延長することとする。病院または診療所から新施設に転換した場合には，転換前の病院または診療所の名称を引き続き使用できることとする。

② 医療・介護の連携等に関し，都道府県による市町村に対する必要な情報の提供その他の支援の規定を整備

3　地域共生社会の実現に向けた取り組みの推進等（社会福祉法，介護保険法，障害者総合支援法，児童福祉法）

- 市町村による地域住民と行政等との協働による包括的支援体制づくり，福祉分野の共通事項を記載した地域福祉計画の策定の努力義務化
- 高齢者と障がい児・者が同一事業所でサービスを受けやすくするため，介護保険と障害福祉制度に新たに共生型サービスを位置づける
　（その他）有料老人ホームの入居者保護のための施策の強化（事業停止命令の創設，前払金の保全措置の義務の対象拡大等）／障害者支援施設等を退所して介護保険施設等に入所した場合の保険者の見直し（障害者支援施設等に入所する前の市町村を保険者とする）

Ⅱ 介護保険制度の持続可能性の確保

4　2割負担者のうち特に所得の高い層の負担割合を3割とする（介護保険法）

5　介護納付金への総報酬割の導入（介護保険法）
- 各医療保険者が納付する介護納付金（40～64歳の保険料）について，被用者保険間では「総報酬割」（報酬額に比例した負担）とする

※：2018年4月1日施行〔Ⅱ5は2017年8月分の介護納付金から適用，Ⅱ4は平成30年8月1日施行〕
　　〔厚生労働省ホームページ　http://www.mhlw.go.jp/topics/bukyoku/soumu/houritu/dl/193-06.pdf〕

2 健康保険法等に基づく訪問看護制度

ⓐ 制度の趣旨

1994 (平成6) 年の健康保険法の改正で，医療保険制度を通じ，国民の多様なニーズに応じながら，良質かつ適切な医療を効率的かつ安定的に提供することを目的に，在宅医療の推進を図るため，改正の柱に療養の給付として居宅における療養上の管理および看護を法文上明確に位置づけた。各種の医療保険に訪問看護療養費の規定が設けられ，医療保険によって訪問看護ステーションからの訪問看護に療養費が支払われるようになった。これにより，高齢者のみではなく，すべての年齢の在宅療養者に医療保険で訪問看護が可能になった。

2006 (平成18) 年6月，健康保険法等の一部を改正する法律により老人保健法が改正され，2008 (平成20) 年4月から新たに後期高齢者医療制度が創設された。高齢化に伴う医療費の増大が見込まれる中で，高齢世代と若年世代の負担の明確化等を図る目的がある。

ⓑ 制度の概要

訪問看護サービスの対象者

対象者についてはⅣ-1 (p.176-177) を参照。

訪問看護事業者とその指定

事業者とその指定についてはⅠ-4 (p.46-51) を参照。

訪問看護サービス従事者

訪問看護ステーションから訪問看護を行うのは保健師，助産師，看護師，准看護師，理学療法士，作業療法士，言語聴覚士である。

訪問看護サービスの内容

主たる内容は介護保険によるサービスと同様であるが，症状の変化や医療ニーズに対応するサービスがより多く含まれている。

急性増悪，退院直後等を理由に主治医から週4日以上の頻回な訪問看護が一時的に必要な場合は，主治医から「特別訪問看護指示書」の交付を受けて行う。その場合は，月1回14日を限度とする。これらは別表8で，週4日以上算定可。

また，精神疾患を有する者または家族に対して訪問看護を提供した場合は，精神科訪問看護基本療養費を算定する。算定にあたっては，精神疾患を有する者の看護の経験があることが要件とされている。

訪問看護サービスの流れ

一般的な訪問看護サービスの流れは，図Ⅰ-3-3 のようになる。訪問看護の開始にあたっては，医療ニーズが高い利用者の増加により迅速な対応が要求される。医療機関からの退院によるサービス開始も増えているため，医療機関との連携調整により利用者，家族の不安の解消に努めることが必要である。

訪問看護サービスの費用・診療報酬および利用料

診療報酬および利用料についてはⅠ-4（p.53-65）を参照。

3 介護保険と医療保険の給付の調整

健康保険法および老人保健法においては，同一疾病または傷害については，介護保険法の規定により給付を受けることができる場合は，医療保険では給付しないこととされている。原則，要介護者等には介護保険から訪問看護が提供され，要介護者等以外の利用者は医療保険が適用される。ただし，要介護者等であってもがん末期や神経難病等，精神科疾患，急性増悪時の訪問看護については医療保険から給付となる（図Ⅰ-3-4）。

4 公費負担医療制度による訪問看護の給付

医療保障制度には，社会保険における医療保険のほかに，公的扶助，社会福祉，公衆衛生等における公費負担医療制度がある。この制度は，個々の法律に基づき，特定の人々を対象として国または地方公共団体が医療給付を行うものである。制度ごとに国，都道府県，市町村，保健所等が窓口となる。

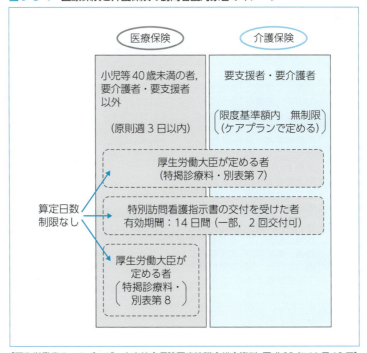

図Ⅰ-3-4　医療保険と介護保険の訪問看護対象者のイメージ

［厚生労働省ホームページ：中央社会保険医療協議会総会資料 平成29年11月10日］

ⓐ 公費負担医療制度の種類

公費と保険の関係

　公費は，制度ごとに定めた障がいや特定の疾病，状態，治療法に対応している。公費受給者は，公費の対象とならない疾病等は，健康保険で診療を受ける。ただし，生活保護はすべての医療が対象となる。

　公費医療には，医療保険を使わずすべて公費が負担する「公費優先」と，医療保険が使われ，一部負担金などの一部または全額を公費が負担する「保険優先」がある。

　いずれも療養者や扶養義務者の収入により負担が生じる。

ⓑ 公費負担医療の給付対象と給付内容

　訪問看護に適用される代表的な公費負担医療制度を紹介する。なお，あわせて I -4 （p.60-63）を参照されたい。

公費優先の公費負担医療制度

　戦傷病者特別援護法および原子爆弾被爆者に対する援護に関する法律による給付等については表 I -3-2 のとおりである。

保険優先の公費医療 （表 I -3-3）

　障害者総合支援法による自立支援医療　　身体障がい者，知的障がい者，精神障がい者が個人としての尊厳にふさわしい日常生活・社会生活を営むことができるように，必要な給付，支援を行い，障がい者等の福祉の増進を図ることを目的としている。障害者

表 I -3-2　公費優先の公費負担医療制度

	実施主体	給付の種類と給付内容	給付の対象者	給付の対象	訪問看護事業所の指定	訪問看護料	訪問看護療養費等の請求
戦傷病者特別援護法	国	①療養の給付：公務上の傷病について，療養を必要とする場合に療養の給付 ②更生医療：日常生活能力・職業能力の回復，向上を図るなど更生のため医療の給付	指定訪問看護事業者用医療券の交付を受けた者	第二次世界大戦により受けた傷病に対する給付となる（他の疾患が主傷病の場合は該当しない）	指定訪問看護事業所であれば，申請不要	全額が公費負担。その他利用料は給付の対象外	指定訪問看護について療養券を発給した都道府県宛の訪問看護療養費請求書を作成し，訪問看護療養費明細書を添えて，審査支払機関に提出する
原子爆弾被爆者に対する援護に関する法律	国	原子爆弾の傷害作用に起因して負傷，または疾病にかかり，現に医療を要する状態にある被爆者に対し，必要な医療の給付を行う	都道府県知事から被爆者健康手帳の交付を受けた人	全額公費負担	認定疾病医療としての原子爆弾被爆者の訪問看護を行う場合には，都道府県を経由して厚生労働大臣の指定を受ける。一般疾病医療として原子爆弾被爆者医療を行う場合には，都道府県知事の指定を受ける	全額が公費負担。その他利用料は給付の対象外	公費負担医療として支払い機関に請求する

表 I-3-3　保険優先の公費負担医療制度

根拠法等	給付名		概　要	訪問看護の対象
障害者総合支援法	自立支援医療	育成医療	身体に障がいのある児童に対し，生活の能力を得るために必要な医療満 18 歳未満	○
		更生医療	身体障がい者で，その障がいを除去・軽減する手術等の治療によって確実に効果が期待できる医療	○
		精神通院医療	精神保健及び精神障害者福祉に関する法律第 5 条に規定する統合失調症，精神作用物質による急性中毒，その他の精神疾患（てんかんを含む）を有する者で，通院による精神医療を継続的に要する病状にある者に対し，その通院医療	○
	療養介護医療基準該当療養介護医療		病院において医療的ケアを必要とする常に介護を必要とする障がい者が，主に昼間に行われる機能訓練，療養上の管理，看護，医学的管理のもとにおける介護および日常生活上の世話のうち，医療にかかわるもの	
精神保健福祉法	措置入院		精神障害により自傷他害のおそれがある場合	
身体障害者福祉法	入所等の措置		障害者支援施設等への入所措置にかかる医療。指定医療機関への入院委託	○
児童福祉法	療育の給付		18 歳未満の児童で，結核の治療のため入院治療	
	措置等に係る医療		障害児支援施設等への入所措置に係る医療。指定医療機関への入院委託	○
	小児慢性特定疾病医療費		児童の健全育成を目的として，疾患の治療方法の確立と普及，患者家庭の医療費の負担軽減	○
母子保健法	養育医療		入院が必要な未熟児に対する医療と移送	
難病法	特定医療費		指定難病疾患の治療方法の確立と普及，患者家庭の医療費の負担軽減	○
特定疾患治療研究事業の特定疾患治療費			スモン，難治性肝炎の劇症肝炎，重症急性膵炎他の治療費	○
先天性血液凝固因子障害等治療研究事業			原則として 20 歳以上の対象疾患などについての医療費	○
肝炎治療特別促進事業の医療			B 型，C 型肝炎インターフェロン治療等	○
原爆被爆者援護法	一般疾病医療費		原爆症以外の被爆者の病気・けが	○
水俣病総合対策費			水俣病患者の病気・けが	○
メチル水銀の健康影響調査事業の治療研究費				○
茨城県神栖市における有機ヒ素化合物による環境汚染及び健康被害に係る緊急措置事業			茨城県神栖市におけるジフェニルアルシン酸による汚染が確認された井戸の水を飲用に供していた住宅に居住し，または居住していた者であって，ジフェニルアルシン酸のばく露が確認された方の医療費	○
生活保護	医療扶助		保護の決定を受けた生活困窮者の医療	○

　総合支援法には，自立支援医療として更生医療，育成医療，精神通院医療の 3 つの給付がある。

　訪問看護療養費は自己負担が 1 割となるように公費負担が行われる。世帯所得に応じた自己負担上限額が設定されている。

　難病法による医療費の助成　　難病や子どもの慢性疾患について，これまでも国が指

定する病気をもつ患者に対して，国と地方公共団体によって医療費の助成が行われてきたが，難病については法律に基づかない予算事業のため，安定的な財源のしくみとなっていなかった。そこで，2015（平成 27）年 1 月から難病や小児慢性特定疾病に関する調査研究の推進や療養環境の整備，患児の自立支援などの推進とともに，医療費助成制度の整備を図るため，「難病の患者に対する医療等に関する法律（難病法）」「児童福祉法の一部を改正する法律」により医療費助成が新たな制度に変わった〔Ⅰ-4 (p.61-62) 参照〕。

新たな医療費助成制度では，安定的な制度とするために，「指定難病」や「小児慢性特定疾病」の患者の医療費助成に要する費用の 1/2 を国が負担する（消費税から充当）ことが法律で定められた。また，医療費助成の対象となる病気が，大幅に拡大された。

対象となる指定難病の患者（2018 年 4 月から 331 疾病）に対して，特定医療費の支給が行われる。「医療受給者証」の有効期間は，原則として申請日から 1 年以内で，都道府県が定める期間である。

訪問看護療養費は，自己負担が 2 割となるように公費負担が行われるが，世帯所得に応じた自己負担上限額が設定されている。

小児慢性特定疾病医療支援　　前述のように「児童福祉法の一部を改正する法律」が2015（平成 27）年 1 月 1 日から施行され，難病と小児慢性特定疾病にかかっている児童等について，健全育成の観点から，患児家庭の医療費の負担軽減を図るため，その医療費の自己負担分の一部を助成することとなった。

小児慢性特定疾病であり，厚生労働大臣が定める疾病の程度である 18 歳未満の児童等を対象に医療費助成を行う。支給認定期間は原則 1 年以内（必要に応じて更新する）である。

訪問看護療養費は，自己負担が 2 割となるように公費負担が行われる。世帯所得に応じた自己負担上限額が設定されている。

生活保護　　生活保護法による訪問看護についてはⅠ-4 (p.60-61) を参照されたい。

Ⓒ 労災保険，公害医療

1994（平成 6）年 10 月から，これらの医療給付制度による訪問看護制度が創設され，訪問看護療養費および利用料が給付の対象となった（表Ⅰ-3-4 および p.63-64 参照）。

5　各自治体独自のサービス給付

保険者は介護だけではなく，医療や介護予防，生活支援，住まいを包括的に提供するために地域包括ケアシステムを構築していくことが求められる。

2011（平成 23）年，地域特性に応じた市町村独自の判断による多様なサービスを提供できる介護予防・日常生活支援総合事業が開始された。その後，単身世帯や支援を必要とする軽度の高齢者等の増加がみられ，2025 年に向け生活支援の必要性の増加が見込まれるため，ボランティア，NPO，民間企業等の多様な主体が生活支援・介護予防サービスを提供することが期待されている。加えて，高齢者の介護予防には，社会参加・社会的役割を持つことが生きがいや介護予防につながるとの考えのもと，さまざまな生活支援・

表 I-3-4　労災・公害医療

	実施主体	給付の種類と給付内容	給付の対象者	訪問看護療養費の請求	訪問看護事業所の指定
労災保険	都道府県，指定都市および中核市	療養補償給付：業務上の療養（補償）給付は，業務労働者が業務上または通勤により負傷しまたは疾病にかかる治療	業務上の事由または通勤による傷病により療養中のもの	健康保険における訪問看護療養費と同様の額。一部負担金はなし	指定訪問看護事業所は，所在地の都道府県労働局長に申請を行う
公害医療	都道府県，指定都市および中核市	療養の給付および療養費	公害により健康被害を生じたとして，認定を受けた者に対して認定疾病により，居宅において継続的に療養上の世話，診療の補助を受ける必要があると主治医が認めた者	一部負担金はなし	健康保険法に基づく指定訪問看護事業所

介護予防サービスが利用できるような地域づくりを目指し，市町村による制度的な位置づけの強化が必要になった。

2015（平成 27）年，介護保険法の一部改正により「介護予防・日常生活支援総合事業」（以下「総合事業」）が新しいサービスとして開始された（図 I-3-5）。2017（平成 29）年 4 月にはすべての市町村が新しい総合事業に移行した。厚生労働省は，この事業の趣旨を「市町村が中心となって，地域の実情に応じて，住民等の多様な主体が参画し，多様なサービスを充実することで，地域で支え合い体制づくりを推進し，要支援者の方に対する効果的かつ効率的な支援等を可能とすることを目指すもの」としている。

地域支援事業の中に創設された総合事業は，「介護予防・生活支援サービス事業（サービス事業）」と「一般介護予防事業」とで構成されている。

総合事業の開始により，「要支援 1・2」の方が利用していた「介護予防訪問介護」と「介護予防通所介護」のサービスは，総合事業に移行する（訪問看護・福祉用具貸与等は，引き続き介護予防給付によるサービスが提供される）。

ⓐ サービスの対象

「介護予防・生活支援サービス事業（サービス事業）」の対象者は，①介護保険の要介護認定で「要支援 1」「要支援 2」に認定された者。②基本チェックリストによりサービス事業対象者と認定された者である。

ⓑ サービスの内容

図 I-3-5 に示すように，実際に提供されるサービスは各市町村によって異なる。

ⓒ 利用料

各市町村が地域の実情に応じて決定することができる。介護予防の推進を目指し「地域リハビリテーション活動支援事業」が新設された。リハビリテーション専門職等が，通所，訪問，地域ケア会議，サービス担当者会議，住民運営の通いの場等の介護予防の取り組みを地域包括支援センターと連携しながら総合的に支援するサービスである。

図 I -3-5　介護予防・日常生活支援総合事業（新しい総合事業）の構成

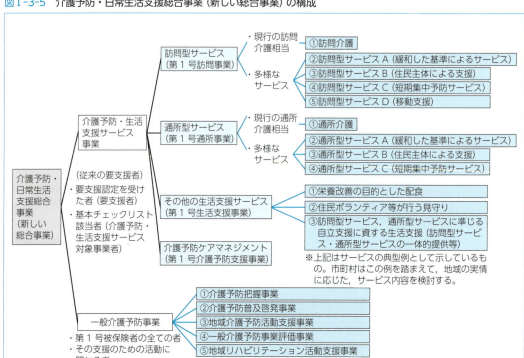

6　医療計画および介護保険事業計画における訪問看護の位置づけ

　医療計画は，医療法に基づき，1985（昭和60）年，医療資源の地域偏在の是正と医療施設の連携の推進を目指すものとして，医療法を改正し医療計画制度が導入された。都道府県が，5疾病5事業，及び在宅医療の医療提供体制，医療連携体制，医療従事者の確保策二次医療機関を単位として計画を策定する。

　第6次医療計画までは，5年に1度，見直されていたが，第7次医療計画（平成29年より）。1期3年の介護保険事業支援計画に足並みを合わせることで，医療計画と介護保険医療と介護の提供体制を一元的に計画する年を設けるため医療計画の見直し時期を6年ごととなった。

　第7次医療計画の策定においては，在宅医療に係る事業として「訪問看護ステーション」の役割が明記されていることは注目すべき事項である。計画の例として「24時間体制を取っている訪問看護ステーション数」「機能強化型訪問看護ステーション数」などが挙げられている。

　介護保険事業計画は，介護保険法第117条により，市町村には介護保険事業計画の策定が義務付けられている。区域（日常生活圏域）の設定，各年度における種類ごとの介護サービス量の見込み（区域毎），各年度における地域支援事業の量の見込み等が記載される。訪問看護ステーション，看護小規模多機能型居宅介護事業所の必要数等も含まれる。

　介護保険事業計画立案においては，将来の人口推計，住民，事業所の意向調査，地域

ケア会議を活用した地域課題の把握，発見した社会資源の活用の視点などが勘案される。

　各地域の訪問看護ステーションの提供体制の整備のためには，市町村単位の訪問看護の団体の代表者が地域ケア会議等に参画し，訪問看護の現状や課題を発言することが重要である。

2　実施機関から見た訪問看護の位置づけ

　訪問看護を実施機関から見た場合，①訪問看護ステーション，②保険医療機関，③地域密着型サービス（定期巡回・随時対応型訪問介護看護および看護小規模多機能型居宅介護）の訪問看護がある。制度上の訪問看護で医療保険制度と介護保険制度，公費負担医療制度に基づき提供している。

　訪問看護ステーションや保険医療機関では，専門の研修を受けた看護師を配置し，他の訪問看護ステーションに対して，緩和ケア，褥瘡ケア，人工肛門および人工膀胱ケアのコンサルテーションを同一日訪問で行うことが評価されている。今後，医療ニーズの高い在宅療養者が住み慣れた住まいで最期まで過ごすために質の高い訪問看護の提供が期待される。

1　訪問看護ステーションからの訪問看護

　2018（平成30）年4月1日現在，稼働している訪問看護ステーション数は1万418カ所となっている（全国訪問看護事業協会調べ）。設置主体は法人格を有し，人員体制や設備などの基準を満たす場合に都道府県知事等から指定された「指定訪問看護事業者」である。

　設置主体は営利法人が最も多く約5割弱を占め，次いで医療法人となっている。常勤換算の従事者数は約5万8000人（そのうち看護職員は4万2000人，理学療法士等1万2000人，その他4000人），1訪問看護ステーション当たりの平均利用者数は約70人となっている（厚生労働省「平成28年介護サービス施設・事業所調査」）。

　医療保険制度では，疾病または負傷により居宅において継続して療養を受ける状態にある者で，小児も含め40歳未満と介護保険制度で訪問看護を行わない者が対象となる。最近，精神科疾患や小児疾患，末期がんの訪問看護が増加している。

　介護保険適用の認知症グループホーム，特定施設入居者生活介護，介護老人福祉施設等の利用者でもがん末期などの場合はターミナルケアも含め医療保険の訪問看護が提供できる。診療報酬の訪問看護療養費により費用の支払いを受ける。

　介護保険制度では居宅要支援者または居宅要介護者が対象となり，脳血管疾患や認知症が多くリハビリテーションのニーズも高い。介護報酬により訪問看護の費用が支払われる。

　生活保護や精神通院医療，難病法に基づく特定医療など，届け出により公費負担医療の指定医療機関として公費負担医療の支払いも受けることができる。

　2025年をめどに地域包括ケアシステムの構築が進む中，医療と介護を合わせてすべて

の年齢層に訪問看護が提供できる強みから，地域住民の健康支援，重症化予防や自立支援，人生の最終段階におけるケアへと期待が大きい。

なお，訪問看護ステーションでは全額自費により，利用者の選定に基づく制度外の訪問看護を行うところもある。

2 保険医療機関からの訪問看護

保険医療機関は医療保険の医科診療報酬点数表により，在宅患者訪問看護・指導料，同一建物居住者訪問看護・指導料，精神科訪問看護指導料，同一建物精神科訪問看護・指導料に係る訪問看護を行う。実施機関（病院，診療所）は4284カ所となっている（図Ⅰ-3-6）。特徴は，入院患者の退院など移行期の支援や在宅医療の一部に位置づけられた訪問看護・指導である。

入院先医療機関では退院前訪問看護・指導料により入院患者の外泊時に訪問を行ったり，退院後1カ月において，退院後訪問指導料による訪問看護も行うことができる。

介護保険制度では，「みなし指定訪問看護事業者」として，居宅要支援者および居宅要介護者への訪問看護を行い介護報酬から支払いを受ける。みなし指定を受けている保険医療機関は1629カ所である。

図Ⅰ-3-6 訪問看護の実施事業所・医療機関数の年次推移

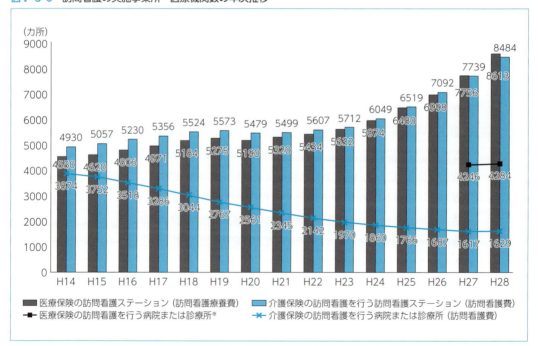

訪問看護ステーションの数は，近年の増加が著しい。訪問看護を行う病院・診療所は，医療保険で実施する病院・診療所が多く，介護保険を算定する病院・診療所は減少傾向である。
※：在宅患者訪問看護・指導料，同一建物居住者訪問看護・指導料および精神科訪問看護・指導料を算定する病院・診療所。
[「医療費の動向調査」の概算医療費データベース（各年5月審査分），NDBデータ（各年5月診療分），「介護給付費実態調査」（各年4月審査分）]

訪問看護ステーションと異なり，保険医療機関の訪問看護では医療保険制度でも介護保険制度においても，設備・人員基準，管理者要件などの指定基準はない。

3 地域密着型サービスの訪問看護

看護小規模多機能型居宅介護および定期巡回・随時対応型訪問介護看護は訪問看護と訪問介護を一体的に行う地域密着型サービスであるが，看護職員を2.5人以上（うち1人以上は常勤看護師）配置している場合は，みなし指定訪問看護事業者として，医療保険制度による訪問看護の提供が可能である。例えば，特別訪問看護指示期間の利用者，がん末期や小児の訪問看護対象者などである。

a 看護小規模多機能型居宅介護（図Ⅰ-3-7）

最期まで在宅で療養したい要介護者や家族が24時間365日，安全・安心な在宅療養を続けるためには，多様なサービスが不可欠である。看護・介護の専門職の目の行き届くところで「通所」や「宿泊」ができ，さらに，療養上の不安や疑問を，看護職に気軽に相談できるサービスが必要である。そこで，従来の「通い」や「訪問」に，在宅療養の継続に必要なサービスを加えた，在宅療養者と家族を支えるしくみとして，2012（平成

図Ⅰ-3-7 看護小規模多機能型居宅介護の概要

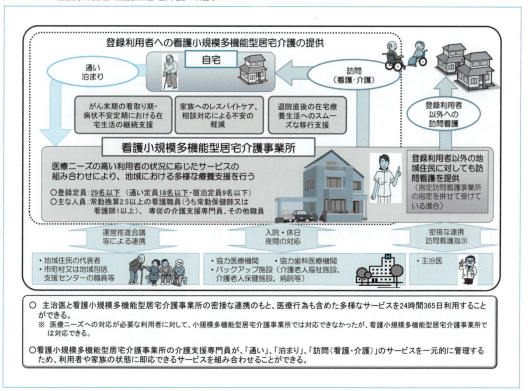

[厚生労働省ホームページ：看護小規模多機能型居宅介護（複合型サービス）について：2017年10月アクセス　http://www.mhlw.go.jp/file/06-Seisakujouhou-12300000-Roukenkyoku/0000091119.pdf]

24）年4月に,「訪問看護」と「小規模多機能型居宅介護」を組み合わせて提供するサービスが「複合型サービス」として創設された。その後,提供するサービス内容のイメージがしにくいとの指摘も踏まえ,2015年度の介護報酬改定において「看護小規模多機能型居宅介護」と名称が変更された。

看護小規模多機能型居宅介護の登録利用者の定員は29名以下である。看護職は介護職と連携し,医療ニーズの高い利用者の状況に応じたサービスの組み合わせにより,地域における多様な療養支援を行う。がん末期の看取り期・病状不安定期における在宅生活の継続支援,家族へのレスパイトケア,相談対応による不安の軽減,退院直後の在宅療養生活へのスムースな移行支援に有効である。

指定訪問看護事業所の指定を併せて受けている場合,登録利用者以外の地域住民に対しても訪問看護の提供が可能である。

ⓑ 定期巡回・随時対応型訪問介護看護（図Ⅰ-3-8）

地域で暮らす中重度の利用者・家族が安心して生活できるよう,訪問介護と訪問看護が一体的にまたは密接に連携しながら,日中・夜間を通じて,定期巡回と随時の対応を行う。

1つの事業所で訪問介護と訪問看護を一体的に提供する「一体型」と,訪問介護を行

図Ⅰ-3-8　24時間対応の定期巡回・随時対応サービスの創設

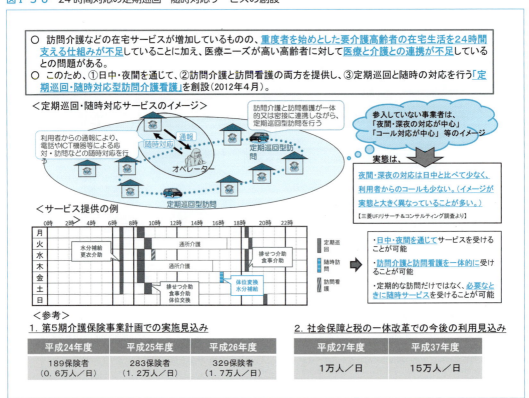

［厚生労働省ホームページ：定期巡回・随時対応サービス：2017年10月アクセス　http://www.mhlw.go.jp/file/06-Seisakujouhou-12300000-Roukenkyoku/0000077236.pdf］

う事業者が地域の訪問看護ステーションと連携してサービスを提供する「連携型」の2つの類型がある。

　提供するサービスは，①定期巡回サービス：介護職等が定期的に利用者の居宅を巡回して，日常生活上の世話を行う，②随時対応サービス：オペレーターが利用者からの電話やICTによる通報を受け，利用者の状況に応じてサービスの手配を行う，③随時訪問サービス：オペレーターからの要請を受けて，随時，訪問介護員等が利用者の居宅を訪問し，日常生活上の世話を行う，④訪問看護サービス：看護師等が利用者の居宅を訪問して，療養上の世話または診療の補助を行う。

　一体型の定期巡回・随時対応型訪問介護看護事業所は，①〜④のサービスを提供する。連携型は，①〜③のサービスを提供し，④のサービスは連携先の訪問看護ステーションが提供する。

3 各種法制度と訪問看護ステーションのかかわり

1 社会福祉

ⓐ 社会福祉法〔1951（昭和26）年3月〕

　第1章第1条（目的）では，「社会福祉を目的とする事業の全分野における共通的基本事項を定め，社会福祉を目的とする他の法律と相まって，福祉サービスの利用者の利益の保護及び地域における社会福祉（以下「地域福祉」という）の推進を図るとともに，社会福祉事業の公明かつ適正な実施の確保及び社会福祉を目的とする事業の健全な発達を図り，もって社会福祉の増進に資することを目的とする」としている。

　このように，社会福祉法は，日本の社会福祉の目的・理念・原則と，各種の社会福祉関連法における福祉サービスに共通する基本的事項を規定した法律である。

　主たる福祉サービス提供機関である福祉事務所や社会福祉法人，社会福祉協議会等を規定しているのもこの法律である。

ⓑ 生活保護法〔1950（昭和25）年5月〕

　第1章総則第1条（この法律の目的）では，「日本国憲法第25条に規定する理念に基き，国が生活に困窮するすべての国民に対し，その困窮の程度に応じ，必要な保護を行い，その最低限度の生活を保障するとともに，その自立を助長することを目的とする」としている。

　さまざまな事情で生活が困難な場合に「最低限度の生活を保障」するのが生活保護制度である。保護の種類は，生活扶助，教育扶助，住宅扶助，医療扶助，介護扶助，出産扶助，生業扶助，葬祭扶助がある。

　訪問看護の利用者に必要な生活扶助と，主として医療扶助・介護扶助について知っておくとよい。

ⓒ 高齢者福祉─老人福祉法〔1963（昭和38）年7月〕

老人福祉法はその理念に高齢者を「多年にわたり社会の発展に寄与してきた者として，かつ豊富な知識と経験を有する者として敬愛されるとともに，生きがいを持てる健全で安らかな生活を保障されるもの」（第2条）としている。また単に生活を他者によって保障されるばかりでなく，「老人の社会参加」（第3条）についても「就業の機会や社会的活動に参加する機会を与えられるもの」としている。

老人福祉法に規定されていた高齢者の保健医療サービスは，1982年度より老人保健法に移行し，2000年度からは介護サービスが介護保険法によることになった。これより，介護サービスは，介護保険の被保険者である利用者と指定事業者との契約による利用となり，老人福祉法における福祉の措置の役割は縮小した。

ⓓ 障害者福祉─障害者総合支援法〔2013（平成25）年4月〕

「障害者総合支援法」は略称であり，正式には「障害者の日常生活及び社会生活を総合的に支援するための法律」である。（文字どおり）本法は，障がい福祉サービスの充実等障がい者の日常生活および社会生活を総合的に支援することを目的としている。

障がい者に関する制度，法律は以下のような変遷をたどっている。障がい者の福祉サービスは2003（平成15）年3月まで，行政がサービスの内容を決める，いわゆる措置制度だった。その後，障がい児・者がその有する能力および適性に応じ，自立した日常生活または社会生活を営むことができる地域社会の実現を目指した「障害者自立支援法」が2005（平成17）年に公布，2006（平成18）年4月1日から施行された。この法律により障がい者の範囲に難病等が追加されるほか，障がい者に対する支援の拡充などの改正が行われた。その後，2012（平成24）年6月27日に公布された「地域社会における共生の実現に向けて新たな障害保健福祉施策を講ずるための関係法律の整備に関する法律」（平成24年法律第51号）により，従来の障害者自立支援法が改正され，障害者総合支援法となった。

障害者総合支援法は，従来の法律・制度と比較し，障がい者の第1条の2に基本理念が示されている。障がいのある人が権利の保障や，障がいの有無によって分け隔てられることのない共生社会のあり方が示されている。

2 保 健

ⓐ 母子保健法〔1965（昭和40）年8月〕

「母性並びに乳児及び幼児の健康の保持及び増進を図るため，母子保健に関する原理を明らかにするとともに，母性並びに乳児及び幼児に対する保健指導，健康診査，医療その他の措置を講じ，もって国民保健の向上に寄与すること」（第一条）を目的とした法律である。

母子保健法では，母子に関する知識の普及，妊産婦と乳幼児を対象とした健康診査と

保健指導，妊娠の届け出と母子手帳の交付，妊産婦および新生児や未熟児の訪問指導，低出生体重児の届け出，養育医療の給付，母子保健センターの設置などについて規定されている。

ⓑ 高齢者の保健事業─高齢者の医療の確保に関する法律〔1982（昭和57）年8月〕

高齢者の医療の確保に関する法律（高齢者医療確保法）の目的は，「国民の高齢期における適切な医療の確保を図るため，医療費の適正化を推進するための計画作成及び保険者による健康診査等の実施に関する措置を講ずるとともに，高齢者の医療について，国民の共同連帯の理念等に基づき，前期高齢者に係る保険者間の費用負担の調整，後期高齢者に対する適切な医療の給付等を行うために必要な制度を設け，もって国民保健の向上及び高齢者の福祉の増進を図ること」（第一条）である。

この法律の前身は1983（昭和58）年に制度が実施された老人保健法である。来るべき高齢化社会を目前に制定され，たび重なる改正の中で老人保健施設や老人訪問看護制度が創設されてきた。後期高齢者医療制度の発足に合わせて，2008（平成20）年度より現在の名称に変更となった。この法律の対象は75歳以上の高齢者と65歳以上の障がい者の医療と保健事業について定めている。

2008年4月1日から，75歳以上の老人医療は，この法律が定める「後期高齢者医療制度」へ，保健事業は「健康増進法」へ移行した。後期高齢者医療制度は，今後，社会の高齢化に伴い医療費のいっそうの増大が見込まれる中，国民皆保険制度を将来にわたり持続可能なものとするため，現役世代と高齢者でともに支え合う医療制度であるとされている。

なお，訪問看護の療養費の支給については，本法第二款　療養の給付及び入院時食事療養費等の支給　第二目　訪問看護療養費の支給に定められている。

ⓒ 地域保健─地域保健法〔1947（昭和22）年9月〕

地域保健対策の推進に関する基本指針，保健所の設置その他地域保健対策の推進に関し基本となる事項を定めた法律である。保健所，市町村保健センターの整備運営に関する基本事項など地域保健にかかわる事項が定められている。

3　社会保険制度

社会保険制度には，前述の訪問看護制度や公費負担医療制度の中で説明した医療保険（健康保険），介護保険，労働者災害補償保険（労災）のほかに，年金保険，雇用保険がある。日本は「国民皆保険・皆年金」である。すべての国民が公的医療保険や年金による保障を受けられるようにする特徴がある。

ⓐ 年金保険

20歳以上のすべての人が共通して加入する国民年金と，会社員が加入する厚生年金等があり，「国民皆年金」という特徴をもっている。老齢，障がい，死亡（保険リスク）に

3　訪問看護をめぐる諸制度

ついて保険給付を行う。

ⓑ 雇用保険

労働者の生活および雇用の安定と就職の促進のために，失業した人や教育訓練を受ける人等に対して，失業等給付を支給する制度である。

4　訪問看護に関連する法律

訪問看護業務を行うにあたり，看護師の資格（身分法）や医師，薬剤師，介護福祉士等の関係職種の身分法を理解しておく必要がある。

また，訪問看護事業所運営に係る諸法律等も含め，主なものを以下に列記した。

1　訪問看護業務に関連する資格法

- 保健師助産師看護師法
- 医師法
- 歯科医師法
- 薬剤師法
- 歯科衛生士法
- 理学療法士及び作業療法士法
- 社会福祉士及び介護福祉士法
- 栄養士法
- 精神保健福祉士法

など

2　訪問看護業務の運営や経済に関連する法律

- 医療法
- 薬事法
- 麻薬及び向精神薬取締法
- 介護保険法
- 健康保険法，国民健康保険法
- 高齢者の医療の確保に関する法律
- 社会保険診療報酬支払基金法
- 生活保護法
- 障害者の日常生活及び社会生活を総合的に支援するための法律
- 母子保健法
- 児童福祉法
- 雇用保険法
- 公害健康被害の補償等に関する法律
- 原子爆弾被爆者に対する援護に関する法律
- 難病の患者に対する医療等に関する法律
- 民法
- 刑法
- 労働基準法
- 地域包括ケアシステムの強化のための介護保険法等の一部を改正する法律

など

参考文献

- 一般社団法人全国訪問看護事業協会：平成29年訪問看護ステーション数調査結果（訪問看護ステーション）．https://www.zenhokan.or.jp/pdf/new/h29-research.pdf
- 厚生労働省ホームページ：地域包括ケアシステムの強化のための介護保険法等の一部を改正する法律案のポイント．http://www.mhlw.go.jp/topics/bukyoku/soumu/houritu/dl/193-06.pdf
- 第142回社会保障審議会介護給付費分科会資料．http://www.mhlw.go.jp/file/05-Shingikai-12601000-Seisakutoukatsukan-Sanjikanshitsu_Shakaihoshoutantou/0000170290.pdf

- 厚生労働省ホームページ：総合事業（介護予防・日常生活支援総合事業）．https://www.mhlw.go.jp/stf/seisakunitsuite/bunya/0000192992.html
- 厚生労働省ホームページ：医療計画及び介護保険事業（支援）計画の整合的な策定について．https://www.mhlw.go.jp/file/05-Shingikai-12401000-Hokenkyoku-Soumuka/0000176776.pdf
- 厚生労働省ホームページ：看護小規模多機能型居宅介護（複合型サービス）について．http://www.mhlw.go.jp/file/06-Seisakujouhou-12300000-Roukenkyoku/0000091119.pdf
- 厚生労働省ホームページ：定期巡回・随時対応サービス．http://www.mhlw.go.jp/file/06-Seisakujouhou-12300000-Roukenkyoku/0000077236.pdf
- 厚生労働省ホームページ：障害者総合支援法が施行されました．http://www.mhlw.go.jp/stf/seisakunitsuite/bunya/hukushi_kaigo/shougaishahukushi/sougoushien/index.html

4 訪問看護ステーションの開設・運営の基礎

1 訪問看護ステーションの開設の概要

1 訪問看護ステーションの開設の流れ

訪問看護ステーションを開設するためには，都道府県知事または指定都市・中核市の市長の指定を受けなければならない。指定申請をするには，法人格を有すること，人員基準を満たしていること，設備・運営基準に従って適切な運営ができることが要件である。開設するまでにはさまざまな事前準備が必要であり，その流れは以下のとおりである。

ⓐ 開設の目的や方針を決める

訪問看護ステーションを始めるためには，まず，開設の目的や方針を明確にする。そのためには，市場調査として，開設しようと考えている地域の特性，既設されている訪問看護ステーションの数，病院や診療所等の医療機関の数，福祉サービスの供給量などを調査する。これらの情報を得ることで，事業所開設後の利用者の見込み数や提供すべき訪問看護サービスの内容と必要度，連携先などが把握できる。それら情報をもとに，訪問看護ステーションを開設する意義，理念，対象者像，提供する訪問看護サービスの内容や方法を十分に検討し，開設の目的や方針を決めて明文化しておく。

ⓑ 法人を設置する

訪問看護ステーションの申請者は法人でなければならない。すでに法人格を有している場合は，定款や寄付行為の変更を行い，訪問看護事業所を法人内に登記する必要がある。また，法人格を有していない場合は，株式会社，NPO法人等の手続きを行い，法人格を取得する。

ⓒ 市町村・都道府県に開設の事前協議を行う

訪問看護事業については市町村介護保険事業計画（3年ごと）の中で需給量を策定されているので，開設する方針が決定したら，訪問看護ステーションの管理者となる看護職員は，法人の幹部とともに市町村の介護保険や高齢者医療の担当者に面談する。訪問看護ステーションの開設意向，開設場所，訪問看護事業の目的・理念，運営方針などを説明し，開設時期等の協議を行い，指定申請手続きなどについて情報を得る。また，指定

都市・中核市以外の地域に開設する場合は都道府県知事の指定を受けることになるため，設置場所の都道府県の担当者にも面談する。

d 開設資金を確保する

必要な資金は，設備資金と運転資金である。設備資金は，事務所の家賃や自動車・自転車等の車両，事務機器等の備品の準備に必要な資金である。運転資金は，人件費（給与や社会保険，福利厚生費等）が主なものである。事業開始後の最初の収入は開設3カ月後となるため，当面3～5カ月分の人件費を確保しておく必要がある。自己資金のほか，低金利融資制度や雇用対策の資金の活用も検討する。

e 事業計画を立て，事業所設置，備品や物品の準備を行い，職員を確保する

指定申請に向けて，事業目的や理念の実現のために事業計画を立てる。計画内容としては，設備整備計画，人員計画，資金計画，サービス計画等の単年度計画とともに，3～5年の中長期経営計画などを立てる。事業計画に沿って，以下の準備を進める。

事業所の設置

事業を行うためには，訪問看護事業所を設置する必要がある。独立した事業所でも病院等の建物の併設でもよいが，事務室は専用区画であることが必要であり，併設事業所等の機能や会計・経理と分離しなければならない。また，訪問する際の移動距離の効率性を考慮して場所を決定する。事業所には，事務室，面談室，倉庫，洗面所，洗濯場，感染予防のための汚物処理室や消毒のためのスペースなどを確保する。自転車や自動車のための駐車場も必要である。また，指定訪問看護事業所である旨の表示や案内（看板等）を設置する。

備品，物品の準備

事業を行うためには，事務機器，事務用品，訪問時に必要な物品，移動手段としての車両，衛生材料や薬品等を準備する。詳しくは表 I-4-1 を参照。

職員の確保

事業を行うためには，管理者とそのほかの職員を配置する必要がある。人員基準（p.51-52 参照）では，看護職員（保健師，看護師または准看護師）を常勤換算で 2.5 人以上配置することになっている。管理者は，事業所の統括責任者として適切な訪問看護事業の運営を行う適任者であることが求められる。その他，理学療法士，作業療法士，言語聴覚士も必要に応じて配置するが，精神科訪問看護については作業療法士のみが訪問可能となっている。また，保険請求を行うための事務職員の雇用も重要である。職員は，指定申請前に雇用する必要があり，さまざまな媒体を活用しての募集や法人内からの異動などの方法で確保する。

f 書類を整備する

訪問看護事業の運営や利用者に対する訪問看護サービス提供等に関する記録，事業の状況を適正に維持するための諸記録や規程を準備する。具体的には以下のとおりである。

表 I-4-1　準備すべき備品・物品の例

① 設備備品および車両

品名	数	備考
看板	1	ビル内に入居する場合
案内板	1	ビル内に入居する場合
電話機	2～3	室内の広さ、利用者数による
カメラ付携帯電話（業務用）	必要数等	緊急時の対応等
訪問車（公用車）	常勤職員数	非常勤職員は借り上げまたはリース
掃除機	1	
FAX機	1	使用頻度に応じた設備が必要
事務用机（ビジネス用テーブル可）	人数分	管理者、職員全員
パソコンデスク	人数分	職員全員
会議用（兼）研修用机	人数分	20人程度の会議、研修等
椅子	人数分	事務用、会議、研修、休憩用
ホワイトボード	2	研修、相談者用、会議室用
ロッカー	人数分	職員
金庫または手提げ金庫	1	経理マネジメントにより異なる
扉付戸棚（中が見えないもの）鍵付	1	書類、カルテ等
図書用戸棚	2	文献、テキスト、看護辞典等
看護用品、衛生材料用戸棚（中が見えるもの）	3	事務用品、衛生用品、看護用品
コート掛け、傘立て	1	来客用、職員用
相談用テーブル	1	相談コーナーに設置
休憩用食卓テーブル	1	広めのテーブル
パソコン	1台が望ましい	1人1台が望ましい
パソコンソフト	各1	訪問看護記録書、介護・診療報酬請求等
プリンター	4	パソコンの台数にふさわしい数
コピー機	1	リースまたは購入
シュレッダー	1	機密のものなど
テレビ	1	職員研修、緊急時の情報手段等
デジタルカメラ	2	創傷等、主治医へ情報提供等
シャワー・バス	1	感染防止等
洗濯機	1	予防着、ユニホーム等の洗濯
乾燥機	1	物干し場がない場合は便利
小型全自動高圧蒸気滅菌器	1	消毒、滅菌
冷凍冷蔵庫	1	冷却用
電子レンジ	1	弁当等の加熱
ポット、お茶用品一式	2	来客、職員用

② 事務用品、消耗品

品名	数	備考
パンフレット	500部程度	訪問看護のPR用
ステーション印	2	名称、郵便番号、住所
名印	職員数	公印は、法人により異なる
所属印（氏名）	1	
職員氏名印	職員数	
帳票類	必要部数	
記録用紙	必要部数	
ファイル		利用者カルテ用、書類綴り等
筆記用具	3	ボールペン、鉛筆、マジック等
穴あけ器	3	
ホッチキス	3	
ハサミ	3	
ノート類		
封筒、切手類	必要枚数	A4、定型等
その他の文房具類	必要量	消耗品の定期的在庫点検をする

③ 訪問看護に必要な物品など

品名	数	備考
予防着、エプロン	職員1人2枚以上	
入浴・シャワー用エプロン	職員1人2枚以上	
住宅地図	1人1部	事務所に1部は必要
筆記用具		ボールペン等
記録用紙		訪問看護記録等
訪問かばん	1人1個	予備が必要
カルテ用かばん	1人1個	予備が必要
プラスチック・ゴム手袋	1人1箱	
手拭用紙タオル・ウェットタオル	1人1ケース	
マスク	1人1箱	感染防止のため
替え用リュックス	1人3足	
速乾性手指消毒薬	1人1本	
消毒綿	適当	
駆血帯	1人1本	
キシロカインゼリー	1人1本	
血圧計	1人1台	
体温計	1人1本	
パルスオキシメーター	1人1個	
血糖測定器	1人1台	
聴診器	1人1本	
耳鏡セット	2セット	必要時
ストップウォッチ	1人1個	
ペンライト	1人1個	
メジャー	1人1本	
ハサミ	1人1本	
鑷子	1人3本	
膿盆	1人1個	
舌圧子	1人1個	
握り鋏	1人10本	
爪切り	1人1個	必要時
吸引器（電動式・足踏み式）	1～2台	停電時は足踏み式が便利
吸引カテーテル	3～5 緊急時	緊急時の予備等
	必要数	

④ 衛生材料・薬品など

品名	数	備考
滅菌ガーゼ、綿球類	2セット	予備必要
滅菌手袋	1箱	感染予防
ビニール袋	10枚	汚物入れなどに使用
テガダーム	1箱	突発的な創傷処置用
褥瘡用フィルム剤	1箱	突発的な創傷処置用
テープ類	2箱	
消毒薬：ヒビテン、イソジン液、消毒用アルコール	各数本	皮膚、手指の消毒
生理食塩水	数本	創傷の洗浄等

［日本訪問看護振興財団監 (2016)：新版 訪問看護ステーション開設・運営・評価マニュアル 第3版, p.40-42, 日本看護協会出版会］

訪問看護サービス提供や事業運営に必要な書類

- 管理記録（事業日誌，職員の勤務状況・給与・研修等に関する記録，月間・年間の事業計画表，事業実施状況表）
- 市町村等との連絡調整に関する記録
- 利用者との契約に関する書類（契約書，重要事項説明書，個人情報使用同意書，利用料金表等）
- 指定訪問看護に関する記録〔訪問看護記録書，訪問看護指示書，訪問看護計画書，訪問看護報告書，情報提供書（医療保険）等〕
- 会計経理に関する記録
- 設備・備品に関する記録
- 運営規程（事業の目的・運営の方針，従業者の職種・員数・職務内容，営業日・営業時間，指定訪問看護の内容および利用料その他の費用の額，通常の事業の実施地域，緊急時等における対応方法，その他訪問看護ステーションの運営に関する重要事項）
- 事業所のパンフレット
- 訪問看護サービス提供のための各種マニュアル

事業運営に必要な規程等

- 組織諸規程（個人情報保護規程，旅費規程，学会・研修会参加規程，慶弔見舞金規程，福利厚生に関する規程，車両管理規程，防災防火管理に関する規程）
- 人事諸規程（就業規則，育児休業規程，介護休業規程，再雇用規程，給与規程，退職金規程，人材評価規程）
- 業務諸規程（感染症に関するマニュアル，交通事故に関するマニュアル，クレーム対応マニュアル）

g 賠償責任保険に加入する

業務の実施に際して，利用者やその家族等の第三者にけがや物損を与えてしまった場合，その法律上の賠償責任を補償するために，損害賠償保険への加入が義務づけられている。保険会社に問い合わせをして，保障内容を吟味し，指定申請前に加入しておく。

h 指定申請をする

訪問看護事業の指定は，介護保険法に基づく都道府県知事または指定都市・中核市市長による居宅介護サービス事業者および介護予防サービス事業者としての指定と，健康保険法に基づく地方厚生（支）局長による訪問看護事業者としての指定がある。介護保険法の指定を受けると健康保険法による指定をみなし規定で受けることができる（改めて指定申請は不要）。介護保険法のみの指定を希望する場合は，「指定訪問看護事業を行わない旨の申出書」を地方厚生（支）局長へ提出する。開設後は6年ごとに更新申請する。

指定申請に必要な書類は表 I -4-2 のとおりである。

表Ⅰ-4-2　訪問看護事業の指定申請に必要な書類

	介護保険法	健康保険法
申請先	都道府県知事または指定都市・中核市市長	地方厚生（支）局長
申請書類	• 指定申請書（第1号様式） • 付表3-1 訪問看護・介護予防訪問看護事業所の指定に係る記載事項 • 付表3-2 訪問看護・介護予防訪問看護事業を事業所所在地以外の場所で一部実施する場合の記載事項	• 認定法人等認定申請書 • 指定訪問看護事業者の指定申請書（第1号様式）
添付資料	• 申請者（開設者）の登記事項証明書または条例等 • 従業者の勤務体制および勤務形態一覧表（参考様式1） • 管理者の免許証の写し • 事業所（施設）の平面図（参考様式3） • 運営規定 • 利用者からの苦情を処理するために講ずる措置の概要（参考様式6） • 誓約書	• 定款，寄付行為等の写し（医療法人・社会福祉法人等の場合） • 条例の写し（地方公共団体の場合） • 申請者が開設する訪問看護ステーション，介護老人保健施設，病院，診療所または特別養護老人ホーム等の社会復帰施設の概要を記載した書類 • 訪問看護ステーションの平面図，設備・備品等の概要を記載した書類 • 利用者の予定数を記載した書類 • 管理者の住所・経歴を記載した書類 • その他の職員の氏名・経歴を記載した書類 • 看護師等の免許証の写し • 運営規定 • 職員の勤務の体制・勤務形態を記載した書類 • 事業計画書 • 関係市町村・民間の保健，医療，福祉サービスとの連携状況を明らかにした書類 • 訪問看護事業に係る資産の状況を明らかにした書類 • 事業者（法人）の事業の概要・収支状況を記載した書類 • 訪問看護ステーションの概要を記載した書類

表Ⅰ-4-3　加算などの体制の届け出について

介護保険法	健康保険法
• 事業所の区分 • 特別地域加算 • 中山間地域等における小規模事業所加算（地域に関する状況・規模に関する状況） • 緊急時訪問看護加算 • 特別管理体制 • ターミナルケア体制 • 看護体制強化加算 • サービス提供体制強化加算	• 精神科訪問看護基本療養費 • 24時間対応体制加算 • 特別管理加算 • 専門の研修を受けた看護師による訪問看護（緩和ケア・褥瘡ケア又は人工肛門ケア及び人工膀胱ケア） • 精神科複数回訪問加算 • 精神科重症患者支援管理連携加算 • 機能強化型訪問看護管理療養費（1・2・3）

🛈 加算などの体制の届け出をする

　事業者は，介護報酬で定める届け出事項（加算体制等），サービス計画策定・支給限度額管理上で必要となる事項（表Ⅰ-4-3左）を都道府県等に届け出る。介護保険法の指定を受けた訪問看護事業者は，健康保険法における訪問看護事業者の指定を同時に受けられるが，表Ⅰ-4-3右の事項を算定しようとする場合は，地方厚生（支）局長に対して届け出を行う。

表Ⅰ-4-4　事業所数に応じた業務管理体制整備の内容

事業所数	20未満	20以上100未満	100以上
法令遵守責任者の選任	○	○	○
法令遵守マニュアルの整備		○	○
法令遵守に係る監査			○

j 業務管理体制の届け出を行う

事業者は，法令遵守の義務の履行を制度的に確保し，指定取消しにつながるような不正行為を防止するとともに，利用者の保護と介護事業運営の適正化を図るため，業務管理体制の整備が義務づけられている。事業所数に応じた内容（表Ⅰ-4-4）を整備し，事業実施地域等に応じて国・都道府県（指定都市）に届け出る。変更があった場合は，改めて届け出が必要である。

k 事業を開始する

指定申請が承認されるまでには1〜2カ月かかる。事業所の開設を決定してから順次，上記 a 〜 j の準備を進めるが，同時に訪問看護ステーションのPRを行って，医療機関や居宅介護支援事業所等とも連携を図り，利用者の依頼をスムースにしておくことで，利用者の確保につなげる。

管理者は，「適切な訪問看護を行うために必要な知識や技術を有する者」とされているため，訪問看護の経験豊富な者が管理者になることがふさわしいが，そうではない場合，事業開始前に，管理者研修を受講したり，他の訪問看護ステーションで実習したりすること等により，訪問看護の知識や技術を身につけておくことが望ましい。また，職員の研修も早期から行い，訪問看護サービスの質を担保しておくことも重要である。

2　人員基準，施設基準等

訪問看護事業は，高齢者および療養者の療養生活を支援し，心身機能の維持回復を目指すため，適切かつ円滑な運営を図ることができるよう，介護保険法，健康保険法において，事業の人員，設備，運営に関する基準が設けられている。

a 人員に関する基準

人員基準では，看護職員（保健師，看護師または准看護師）を常勤換算で2.5人以上配置し，そのうち1人は常勤職員でなければならない。常勤換算とは，週の総労働時間をその事業所の常勤職員の所定労働時間（週32時間を下回る場合は時間）で除して得た非常勤看護職員の人数を常勤看護職員の人数に加えた数値である。看護職員はほかの事業との兼務も可能である。理学療法士，作業療法士，言語聴覚士を必要に応じて配置することが可能であるが，常勤換算には含めない。

また，「専らその職務に従事する常勤の管理者」を配置することとなっており，管理者は保健師または看護師でなければならない。ただし，管理上の支障がない場合は同一事

業所内のほかの職務，または同一敷地内のほかの事業所の職務との兼務が認められる。管理者は，適切な訪問看護を行うために必要な知識や技能を有する者であり，職員の管理や適切な訪問看護の実施に関する管理，衛生管理，訪問看護計画書・報告書の管理等の責務がある。

ⓑ 設備に関する基準

事業運営を行うために必要な広さを有する専用の事務室を設け，訪問看護提供に必要な設備・備品を備える必要がある。ただし，同一敷地内にほかの事業所が併設されている場合は，必要な広さの専有区画を設ければよく，備品等は共用可能である。

ⓒ 運営に関する基準

訪問看護事業は，運営に関する基準に従って運営を行う必要がある（表Ⅰ-4-5）。

表Ⅰ-4-5　訪問看護事業の運営に関する基準

介護保険法	健康保険法
内容及び手続の説明及び同意	内容及び手続きの説明及び同意
提供拒否の禁止	提供拒否の禁止
受給資格等の確認	提供困難時の対応
要介護認定の申請に係る援助	受給資格の確認
心身の状況等の把握	心身の状況等の把握
法定代理受領サービスの提供を受けるための援助	保健医療サービス提供者等との連携
居宅サービス計画に沿ったサービスの提供	身分を証する書類の携行
居宅サービス計画等の変更の援助	利用料
身分を証する書類の携行	指定訪問看護の基本取扱方針
サービスの提供の記録	指定訪問看護の具体的取扱方針
保険給付の請求のための証明書の交付	主治の医師との関係
利用者に関する市町村への通知	訪問看護計画書及び訪問看護報告書の作成
勤務体制の確保等	利用者に関する市町村への通知
衛生管理等	緊急時等の対応
掲示	管理者の責務
秘密保持等	運営規程
広告	勤務体制の確保等
居宅介護支援事業者に対する利益供与の禁止	衛生管理等
苦情処理	掲示
事故発生時の対応	秘密保持等
会計の区分	広告
管理者の責務	苦情処理
サービス提供困難時の対応	事故発生時の対応
居宅介護支援事業者等との連携	会計の区分
利用料等の受領	記録の整備
指定訪問看護の基本取扱い方針	事業報告
指定訪問看護の具体的取扱い方針	
主治の医師との関係	
訪問看護計画書及び訪問看護報告書の作成	
同居家族に対する訪問看護の禁止	
緊急時等の訪問	
運営規定	
記録の整備	

2 報酬および請求のしくみ

1 介護保険・医療保険制度に基づいた報酬の設定

ⓐ 介護保険と医療保険の使い分け

介護報酬と診療報酬

前項1-3で述べたが介護保険による報酬は「介護報酬」といい，介護給付と予防給付があり，訪問看護費・各種加算で構成される。介護報酬は「単位」で表され，1単位の単価は，訪問看護事業所の所在地により区分された級地によって地域区分が8種類に分かれる。3年ごとに見直しされ，改定が行われる。

医療保険による報酬は『診療報酬』といい，訪問看護基本療養費・精神科訪問看護基本療養費・訪問看護管理療養費・各種加算・その他の療養費で構成される。訪問看護ステーションの診療報酬は「円」で表わされ，2年ごとに見直しされ，改定が行われる。

利用者は，訪問看護サービスを受けた場合，訪問看護ステーションに利用料として負担金を支払う。介護保険の場合は，費用の1〜3割を支払う。医療保険の場合は，「基本利用料」と「その他の利用料」の2種類がある。「基本利用料」は，通常の指定訪問看護に対する基本的な利用料で，利用者の加入する医療保険と所得額に応じて1〜3割を支払う。「その他の利用料」は，通常の指定訪問看護以外の訪問看護等に対する利用料で，利用者が希望する特別の訪問看護に対する「差額費用」と，指定訪問看護以外のサービスに対する「実費負担」の2種類がある（表I-4-6）。

ⓑ 介護報酬の概要

訪問看護ステーションにおける介護報酬は，訪問看護費，介護予防訪問看護費，加算（支給限度基準額に含まれるものと含まれないもの）で構成される。サービスを提供するために必要とする標準的な時間ごと，サービスを提供する職種ごとに金額（単位）が決まっている。

訪問看護費　　看護職員（看護師，保健師，准看護師）が行う訪問看護は，ケアプランに基づいた訪問看護計画に位置づけられた看護を行うために必要な標準的な時間によって単位数が定められている。具体的には，①20分未満，②30分未満，③30分以上1時間未満，④1時間以上1時間30分未満の4区分である。また，准看護師が訪問した場合

表I-4-6　その他の利用料

差額費用 （訪問看護ステーションが定める額を支払う）	実費負担 （実費相当額を支払う）
①訪問看護が平均的な時間（1時間30分）を超える訪問看護 　＊長時間（精神科）訪問看護加算を算定する日は除く ②訪問看護ステーションが定める営業日以外の訪問看護 ③訪問看護ステーションが定める営業時間以外の訪問看護 　＊夜間・早朝訪問看護加算，深夜訪問看護加算を算定する 　　日は不可	①訪問看護に係る交通費 ②おむつ代などの日常生活上必要な物品の費用 ③指定訪問看護と連続して行われる死後の処置

は，所定単位数の 90/100 に減算された単位数で算定する。また，前回提供した訪問看護からおおむね 2 時間未満の間隔で訪問看護を行う場合は，所要時間を合算する（20 分未満の訪問や緊急の訪問は除く）ことになっている。

訪問看護ステーションに所属する理学療法士・作業療法士・言語聴覚士が実施する訪問看護は，訪問リハビリテーションではなく，看護業務の一環としてのリハビリテーション中心の訪問看護という位置づけになる。したがって，理学療法士等が訪問看護を提供している利用者については，利用者の状況や実施した看護の情報を看護職員と理学療法士等が共有するとともに，訪問看護計画書および訪問看護報告書について，看護職員（准看護師除く）と理学療法士等が連携し作成する。計画書などの作成にあたっては，指定訪問看護の利用開始時および利用者の状態の変化などに合わせ看護職員による定期的な訪問により，利用者の病状および変化に応じた適切な評価を行うとともに，理学療法士等による訪問看護はその訪問が看護業務の一環としてのリハビリテーションを中心としたものである場合に，看護職員の代わりにさせる訪問であることなどを利用者等に説明し，同意を得ることになっている。1 回当たり 20 分以上を実施し，1 人の利用者につき週 6 回を限度として算定する。また，1 日 2 回を超えて（＝3 回以上）実施する場合は，所定単位数の 90/100 にされた単位数で算定する。

また，訪問看護ステーションと同一敷地内または隣接する敷地内に所在する建物に居住する利用者への訪問は 90/100 または 85/100 に減算された単位数を算定する。

支給限度基準額に含まれる加算　　規定する要件を満たせば，支給限度基準額内で表 I -4-7 の加算を算定できる。

表 I -4-7　支給限度基準額に含まれる加算

加　算	加算の内容
夜間・早朝加算	18～22 時，6～8 時までの訪問
深夜加算	22～6 時までの訪問
複数名訪問看護加算（I）（II）	同時に複数の看護師等が訪問
長時間訪問看護加算	1 回に 90 分を超える訪問
初回加算	新規に訪問看護計画を作成した利用者に訪問
退院時共同指導加算	退院（退所）前に療養上の指導をする
看護・介護職員連携強化加算	介護職等へ痰の吸引等の助言を行う
看護体制強化加算（I）（II）	医療ニーズに対応する訪問体制の強化

表 I -4-8　支給限度基準額に含まれない加算

加　算	加算の内容
緊急時訪問看護加算	利用者や家族からの相談に 24 時間対応する
特別管理加算（I）（II）	医療依存度が高い利用者に特別な管理を行う
サービス提供体制強化加算	職員を充実させ，サービス提供を強化している
ターミナルケア加算	「人生の最終段階における医療の決定プロセスにおけるガイドライン」を踏まえ，十分な連携のもと在宅で看取りを行う
規定された地域への訪問	特別地域訪問看護加算，中山間地域等における小規模事業所加算，中山間地域等に居住する者へのサービス提供加算

支給限度基準額に含まれない加算　規定する要件を満たせば，支給限度基準額外で表 I-4-8 の加算を算定できる。

ⓒ 診療報酬の概要

　訪問看護ステーションにおける診療報酬は，訪問看護基本療養費および精神科訪問看護基本療養費とその加算，訪問看護管理療養費とその加算，訪問看護情報提供療養費，訪問看護ターミナルケア加算で構成される。

訪問看護基本療養費（Ⅰ）　訪問看護基本療養費（Ⅰ）は，1日当たりの報酬額となっており，利用者1人について，原則週3日が限度となっている。ただし，「訪問看護療養費に係る訪問看護ステーションの基準等」（以下，基準告示）第2の1に規定する疾病等の利用者（表 I-4-9）の場合は，日数の制限はなく，4日目からの額が変わる。准看護師が訪問した場合は 90/100 に減算となる。1回の訪問時間は，30分〜1時間30分程度である。

訪問看護基本療養費（Ⅱ）　訪問看護基本療養費（Ⅱ）は，同一日に同じ建物に居住する複数の利用者（同一建物居住者）に指定訪問看護を提供した場合の報酬で，2人の場合と3人以上の場合の2種類がある。2人目までの場合は，訪問看護基本療養費（Ⅰ）と同額を算定し，3人以上の場合は減算となる。日数の制限については，訪問看護基本療養費（Ⅰ）と同じである。

訪問看護基本療養費（Ⅲ）　訪問看護基本療養費（Ⅲ）は，退院後に指定訪問看護を受けようとする入院患者が，自宅療養に備えて一時的に外泊（1泊2日以上）をする際に，訪問看護指示書および訪問看護計画書に基づいて，訪問看護ステーションから訪問看護を実施した場合の報酬である。基準告示第2の1に規定する疾病等の利用者の場合は，

表 I-4-9　基準告示第2の1に規定する疾病等の利用者

特掲診療料の施設基準等・別表第七に掲げる疾病等の者
末期の悪性腫瘍，多発性硬化症，重症筋無力症，スモン，筋萎縮性側索硬化症，脊髄小脳変性症，ハンチントン病，進行性筋ジストロフィ症，パーキンソン病関連疾患〔進行性核上性麻痺，大脳皮質基底核変性症，パーキンソン病（ホーエン・ヤールの重症度分類がステージ3以上であって生活機能障害度がⅡ度またはⅢ度のものに限る）〕，多系統萎縮症（線条体黒質変性症，オリーブ橋小脳萎縮症，シャイ・ドレーガー症候群），プリオン病，亜急性硬化性全脳炎，ライソゾーム病，副腎白質ジストロフィ，脊髄性筋萎縮症，球脊髄性筋萎縮症，慢性炎症性脱髄性多発神経炎，後天性免疫不全症候群，頸髄損傷または人工呼吸器を使用している状態の者

特掲診療料の施設基準等・別表第八に掲げる疾病等の者
一．在宅悪性腫瘍患者指導管理もしくは在宅気管切開患者指導管理を受けている状態にある者または気管カニューレもしくは留置カテーテルを使用している状態にある者
二．在宅自己腹膜灌流指導管理，在宅血液透析指導管理，在宅酸素療法指導管理，在宅中心静脈栄養法指導管理，在宅成分栄養経管栄養法指導管理，在宅自己導尿指導管理，在宅人工呼吸指導管理，在宅持続陽圧呼吸療法指導管理，在宅自己疼痛管理指導管理または在宅肺高血圧症患者指導管理を受けている状態にある者
三．人工肛門または人工膀胱を設置している状態にある者
四．真皮を越える褥瘡の状態にある者
五．在宅患者訪問点滴注射管理指導料を算定している者

入院中2回まで，その他在宅療養に備えた一時的な外泊に当たり訪問看護が必要と認められた者の場合は入院中1回まで算定可能である。

専門性の高い看護師による訪問看護　　緩和ケアまたは褥瘡ケア又は人工肛門ケア及び人工膀胱ケアに係る専門の研修を受けた看護師（表Ⅰ-4-10）が訪問看護ステーションの看護師等または在宅医療を行う病院・診療所の看護師等と共同して同一日に指定訪問看護を実施した場合の報酬で，月1回を限度として算定する。対象者は，悪性腫瘍の鎮痛療養や化学療法を行っている利用者または真皮を越える褥瘡の状態にある又は人工肛門若しくは人工膀胱を造設している者で管理が困難な利用者である。専門の研修を受けた看護師が配置されていることを，地方厚生（支）局長に届け出る必要がある。

訪問看護基本療養費（Ⅰ）（Ⅱ）の加算　　それぞれ規定する要件を満たせば加算を算定できる（表Ⅰ-4-11）。

表Ⅰ-4-10　専門の研修を受けた看護師とは

5年以上，緩和ケアまたは褥瘡ケア又は人工肛門及び人工膀胱ケアの看護に従事した経験を有し，それぞれ6カ月以上の適切な専門の研修を修了した者であること

適切な専門の研修とは
- 緩和ケア
  - 日本看護協会の認定看護師教育課程「緩和ケア」「がん性疼痛看護」「がん化学療法看護」「乳がん看護」「がん放射線療法看護」の研修
  - 日本看護協会が認定している看護系大学の「がん看護」の専門看護師
- 褥瘡ケア，人工肛門及び人工膀胱のケア
  - 日本看護協会の認定看護師教育課程「皮膚・排泄ケア」

表Ⅰ-4-11　訪問看護基本療養費（Ⅰ）（Ⅱ）の加算

加　算	加算の内容
緊急訪問看護加算	利用者の求めに応じて医師の指示で緊急訪問する
難病等複数回訪問加算	1日に2回以上の訪問
長時間訪問看護加算	1回に90分を超える訪問
乳幼児加算	6歳未満の子どもに訪問
複数名訪問看護加算	同時に複数の看護師等が訪問
夜間・早朝訪問看護加算	18〜22時，6〜8時までの訪問
深夜訪問看護加算	22〜6時までの訪問
特別地域訪問看護加算	片道1時間以上の移動が必要な訪問

表Ⅰ-4-12　精神科訪問看護基本療養費における「相当の経験を有する」者

- 精神科を標榜する保険医療機関において，精神病棟または精神科外来に勤務した経験を1年以上有する者
- 精神疾患を有する者に対する訪問看護の経験を1年以上有する者
- 精神保健福祉センターまたは保健所等における精神保健に関する業務の経験を1年以上有する者
- 専門機関などが主催する精神保健に関する研修を修了している者

精神科訪問看護基本療養費　精神科訪問看護基本療養費を算定するためには，精神疾患を有する者に対する相当の経験を有する（表Ⅰ-4-12）保健師，看護師，准看護師，作業療法士が指定訪問看護を行うことが定められており，訪問看護ステーションは地方厚生（支）局長への届け出が必要である。

精神科訪問看護基本療養費（Ⅰ）　精神疾患を有する利用者またはその家族等に対して，主治医（精神科を標榜する保険医療機関の精神科を担当する医師）から交付を受けた精神科訪問看護指示書および精神科訪問看護計画書に基づいて訪問看護を行った場合の報酬である。精神科訪問看護基本療養費（Ⅲ）および訪問看護基本療養費と合わせて週3日（利用者の退院後3月以内の場合は週5日）が限度となっており，1回の指定訪問看護の実施時間によって算定額が分かれる。ただし，基準告示第2の1に規定する疾病等の利用者の場合は日数の制限はなく，主治医が一時的に頻回の訪問看護が必要と認め，精神科特別訪問看護指示書が交付された場合は，月1回14日間に限り毎日報酬算定が可能である。

精神科訪問看護基本療養費（Ⅲ）　同一日に同じ建物に居住する複数の利用者（同一建物居住者）に精神科訪問看護を提供した場合の報酬で，2人の場合と3人以上の場合の2種類がある。2人目までの場合は，精神科訪問看護基本療養費（Ⅰ）と同額を算定し，3人以上の場合は減算となる。時間の区分と日数の制限については，精神科訪問看護基本療養費（Ⅰ）と同様である。

精神科訪問看護基本療養費（Ⅳ）　退院後に指定訪問看護を受けようとする入院患者が，在宅療養に備えて一時的に外泊（1泊2日以上）をする際に，精神科訪問看護指示書および精神科訪問看護計画書に基づいて訪問看護を実施した場合の報酬である。基準告示第2の1に規定する疾病等の利用者の場合は，入院中2回まで，その他在宅療養に備えた一時的な外泊に当たり訪問看護が必要と認められた者の場合は入院中1回まで算定可能である。

精神科訪問看護基本療養費（Ⅰ）（Ⅲ）の加算　それぞれ規定する要件を満たせば加算を算定できる（表Ⅰ-4-13）。

訪問看護管理療養費　安全な提供体制が整備（表Ⅰ-4-14）されており，（精神科）訪問看護計画書および（精神科）訪問看護報告書（以下，計画書等）を主治医に提出するとともに，主治医との連携確保や訪問看護計画の見直し，休日・祝日も含めた計画的な管理を継続して行った場合の報酬である。また，理学療法士等が訪問看護を提供している利用者について，計画書等は，理学療法士等が提供する内容についても一体的に含むも

表Ⅰ-4-13　精神科訪問看護基本療養費（Ⅰ）（Ⅲ）の加算

加　算	加算の内容
精神科緊急訪問看護加算	利用者の求めに応じて医師の指示で緊急訪問する
長時間精神科訪問看護加算	1回に90分を超える訪問
複数名精神科訪問看護加算	同時に複数の看護師等が訪問
精神科複数回訪問加算	1日に2回以上の訪問

＊夜間・早朝訪問看護加算または深夜訪問看護加算，特別地域訪問看護加算は名称も要件も訪問看護基本療養費（Ⅰ）（Ⅱ）と同じ

4 訪問看護ステーションの開設・運営の基礎

のとし，看護職員（准看護師除く）と理学療法士等が連携し作成する。計画書等の作成にあたっては，指定訪問看護の利用開始時および利用者の状態の変化などに合わせ看護職員による定期的な訪問により，利用者の病状および変化に応じた適切な評価を行うこととなっている。

24時間対応，ターミナルケア，重症度の高い患者の受け入れ，介護保険の居宅介護支援事業所の設置等といった，機能の違いにより，機能強化型訪問看護管理療養費1，同2，同3，訪問看護管理療養費（従来型）の4種類に分かれる。また，機能強化型訪問看護管理療養費1，同2，同3については，表Ⅰ-4-15にあるような基準を満たすものとし

表Ⅰ-4-14　訪問看護管理療養費における「安全な提供体制の整備」

- 安全管理に関する基本的な考え方，事故発生時の対応方法などが文書化されている
- 訪問先などで発生した事故，インシデントなどが報告され，その分析を通した改善策が実施される体制が整備されている
- 日常生活の自立度が低い利用者につき，褥瘡に関する危険因子の評価※を行う。また褥瘡に関する危険因子のある利用者およびすでに褥瘡を有する利用者については，適切な褥瘡対策の看護計画を作成し，実施と評価を行う。なお褥瘡アセスメントの記録については「褥瘡対策に関する看護計画書」を踏まえて記録する

※平成30年改定により，危険因子の評価に「皮ふの脆弱性（スキン–テアの保有，既往）」が追加された

表Ⅰ-4-15　機能強化型訪問看護管理療養費1，同2，同3の届け出要件

	要　件	機能強化型1	機能強化型2	機能強化型3
①	常勤看護職員の数	7人以上	5人以上	4人以上
②	24時間対応体制加算の届け出を行っている/休日，祝日なども含めた計画的な訪問看護の実施			
③	重症度の高い利用者の受け入れ	別表第7に該当する利用者数 10人以上/月	別表第7に該当する利用者数 7人以上/月	別表7，別表8に該当する利用者，精神科重症患者または複数の訪問看護ステーションが共同している利用者が10人以上/月
④	ターミナルケアまたは重症児の受け入れ実績注)（いずれかを満たすこと）①ターミナルケア件数　②ターミナルケア件数，かつ，超重症児・準超重症児の利用者数　③超重症児・準超重症児の利用者数	①20件/年 ②15件/年，4人 ③6人	①15件/年 ②10件/年，3人 ③5人	
⑤	居宅介護支援事業所，特定相談支援事業所または障害児相談支援事業所を同一敷地内に設置（計画作成が必要な利用者の1割程度の計画を作成）			
⑥	情報提供・相談・人材育成など	地域住民等に対する情報提供や相談，人材育成のための研修の実施（望ましい）		医療機関や他の訪問看護ステーションを対象とした研修2回以上/年，地域住民・訪問看護ステーションに対する情報提供や相談対応の実績
⑦				⑧の医療機関以外との退院時共同指導の実績および併設医療機関以外の医師を主治医とする利用者が1割以上
⑧				医療機関の看護職員の訪問看護ステーションでの業務実績

注) ターミナルケア件数は過去1年間の実績を，超重症児・準超重症児の利用者数は常時要件を満たしていること。

て地方厚生（支）局長に届け出る必要がある。

訪問看護管理療養費の加算　　規定する要件を満たせば，表 I-4-16 に示す加算を算定できる。

訪問看護情報提供療養費　　利用者の療養生活の場が変わっても，切れ目なく支援が受けられるよう，訪問看護ステーションと各機関の連携を強化するために，利用者または家族の同意を得て，自治体，学校，医療機関等に訪問看護情報提供書により情報を提供した場合に，月 1 回に限り算定する。それぞれの趣旨，算定要件，算定対象は表 I-4-17 のとおりである。

表 I-4-16　訪問看護管理療養費の加算

加　算	加算の内容
24 時間対応体制加算	利用者や家族からの相談に 24 時間常時対応する
特別管理加算（2 種類）	医療依存度が高い利用者に特別な管理を行う
退院時共同指導加算・特別管理指導加算	退院（退所）前に療養上の指導を行う
退院支援指導加算	退院日に療養上の指導を行う
在宅患者連携指導加算	医療機関と情報を共有して指導する
在宅患者緊急時等カンファレンス加算	急変時等に医療機関とカンファレンスを行って共同で指導をする
精神科重症患者支援管理連携加算	医療機関と連携し，週 2 回以上の精神科訪問看護を行う
看護・介護職員連携強化加算	介護職等へ痰の吸引などの助言を行う

表 I-4-17　訪問看護情報提供療養費 1，同 2，同 3 の趣旨，算定要件，算定対象

	訪問看護情報提供療養費 1	訪問看護情報提供療養費 2	訪問看護情報提供療養費 3
趣旨	利用者の状態等に基づき，訪問看護ステーションから自治体へ効果的に情報提供を行った際の評価。	医療的ケアが必要な小児が学校へ通学する際に，訪問看護ステーションから訪問看護についての情報を学校へ提供した場合の評価。	主治医が，患者が入院又は入所する医療機関等に情報提供を行う際，訪問看護ステーションから提供された情報を併せて提供した場合の利用者の評価。
算定要件	市町村等からの求めに応じて，指定訪問看護の状況を示す文書を添えて，当該利用者に係る保険福祉サービスに必要な情報を提供した場合に算定。	小学校又は中学校等に入学や転学時等の当該学校に初めて在籍する利用者について，学校等からの求めに応じて，指定訪問看護の状況を示す文書を添えて必要な情報を提供した場合に算定。	保険医療機関等に入院又は入所する利用者について，当該利用者の診療を行っている保険医療機関が入院又は入所する保険医療機関等に対して診療状況を示す文書を添えて紹介を行うにあたって，訪問看護ステーションが，当該保険医療機関に指定訪問看護に係る情報を提供した場合に算定。また，当該文書の写しを求めに応じて，入院又は入所先の保険医療機関等と共有する。
算定対象	・特掲診療料の施設基準等別表第 7 に掲げる疾病等の者 ・特掲診療料の施設基準等別表第 8 に掲げる者 ・精神障害を有する者又はその家族等	・特掲診療料の施設基準等別表第 7 に掲げる疾病等の 15 歳未満の小児 ・特掲診療料の施設基準等別表第 8 に掲げる 15 歳未満の小児 ・15 歳未満の超重症児又は準超重症児	・入院又は入所する全ての利用者

表Ⅰ-4-18 　訪問看護ターミナルケア療養費1，訪問看護ターミナルケア療養費2の算定要件

訪問看護ターミナルケア療養費1	訪問看護ターミナルケア療養費2
在宅，特別養護老人ホーム等で死亡した利用者〔ターミナルケアを行った後，24時間以内に在宅以外で死亡した者を含む（特別養護老人ホームにおける「看取り介護加算等」を算定している利用者を除く）〕に対して，その主治医の指示により，その死亡日及び死亡日前14日以内に，2回以上指定訪問看護を実施し，かつ，訪問看護におけるターミナルケアに係る支援体制について利用者及びその家族等に対して説明した上でターミナルケアを行った場合に算定	特別養護老人ホーム等で死亡した利用者（ターミナルケアを行った後，24時間以内に特別養護老人ホーム等以外で死亡した者を含み，「看取り介護加算等」を算定している利用者に限る）に対して，その主治医の指示により，その死亡日及び死亡日前14日以内に，2回以上指定訪問看護を実施し，かつ，訪問看護におけるターミナルケアに係る支援体制について利用者及びその家族等に対して説明した上でターミナルケアを行った場合に算定
ターミナルケアの実施については，「人生の最終段階における医療の決定プロセスに関するガイドライン」等の内容を踏まえ，患者本人及びその家族等と話し合いを行い，患者本人及びその家族等の意思決定を基本に，他の関係者との連携の上対応すること。	

訪問看護ターミナルケア療養費　表Ⅰ-4-18の算定要件を満たした場合，訪問看護ターミナルケア療養費1または訪問看護ターミナルケア療養費2を死亡月に算定する。ただし，同一の利用者において，ほかの訪問看護ステーションにおいて訪問看護ターミナルケア療養費を算定している場合または保険医療機関において在宅患者訪問看護・指導料および同一建物居住者訪問看護・指導料の当該加算をしている場合においては，算定できない。

ⓑ 公費負担医療制度

公費負担医療制度は，医療機関や訪問看護ステーション等を利用した場合の医療費の患者負担を軽減するためのもので，法律で規定されている制度である。訪問看護ステーションが取り扱う主な公費負担制度について説明する。

障害者総合支援法に基づく自立支援医療

精神通院医療，更正医療，育成医療の3種類に分かれ，対象者は表Ⅰ-4-19のとおりである。

訪問看護ステーションがこのような対象者に訪問看護サービスを提供するためには，都道府県知事に所定の手続きをして指定自立支援医療機関として指定を受ける。

利用者に都道府県（精神通院医療）または市町村（更生医療，育成医療）から交付されている受給者証を確認して訪問看護サービスを提供した後，医療保険または介護保険のレセプトに公費負担分として費用を記載し，審査支払い機関に請求して支払いを受ける。

生活保護法に基づく医療扶助

生活保護法の訪問看護は医療扶助と介護扶助として支給される。

生活保護法による医療扶助として訪問看護を行う場合は，生活保護法の指定医療機関として都道府県知事，指定都市市長または中核市市長の指定を受ける。介護扶助として訪問看護を行う場合は，訪問看護事業所としての指定を受けた時点で生活保護法の指定医療機関として指定を受けたものと見なされるため，指定を受ける手続きは不要である。

生活保護受給者が訪問看護を受けるためには，医療扶助の場合は「医療券」，介護扶助の場合は「介護券」が必要である。介護保険・介護予防対象者の場合，指定居宅介護支

表Ⅰ-4-19　自立支援医療の対象者

- 精神通院医療
  精神疾患で継続的な通院医療を必要とし，精神障害のために長期にわたり日常生活・社会生活への制約がある人（知的障がい者は除く）
- 更生医療
  18歳以上の身体障害者手帳を有する人手，医療を行うことで身体の機能障害の軽減・改善など，治療効果が期待できる人
- 育成医療
  18歳未満の児童で，身体に障がいがあるか，治療を行わなければ障がいが残ると認められる疾患があり，かつ確実な治療効果が期待できる人

援事業所・介護予防支援事業所のケアマネジャーが福祉事務所に居宅介護支援計画等の写しを提出し，「介護券」が福祉事務所から訪問看護事業所に毎月交付される。介護保険対象者以外の場合は，被保護者が福祉事務所に訪問看護受給を申請し，生活保護の指定医療機関医師が訪問看護要否意見書（有効期限は6カ月）を福祉事務所に提出して福祉事務所が訪問看護の給付を必要と認めた場合，「医療券」が訪問看護事業所に毎月交付される。

　訪問看護事業所は，福祉事務所から交付された「介護券」「医療券」の記載内容をもとに訪問看護の費用を毎月請求する。介護保険の場合は，介護給付費請求書と介護給付費明細書を国保連合会，介護保険以外の場合は訪問看護診療報酬請求書と訪問看護療養費明細書を社会保険診療報酬支払基金に提出し，支払いを受ける。

　療養費および介護給付費以外の請求は，福祉事務所から交付される「訪問看護に係る利用料請求書」に費用を記載し，医療券・介護券を発行した福祉事務所に提出し支払いを受ける。また，生活保護の本人負担額（介護券に記載されている本人支払額）がある場合は，利用者から徴収する。

難病法に基づく特定医療費

　特定疾患治療研究事業として実施されてきた医療費助成が，2015（平成27）年1月の難病法（難病の患者に対する医療等に関する法律）の施行により，公平かつ安定的な医療費助成として指定難病の患者に対する特定医療費の支給が開始された。対象者は，指定難病に罹患しており，病状が一定程度以上（日常生活または社会生活に支障があると医学的に判断される程度）または高額な医療費を支払っている場合（対象となる疾病の月ごとの医療費総額が3万3330円を超える月が年3回以上ある場合）である。

　指定難病の患者に対し指定医療機関（病院，薬局，訪問看護事業所等）が行う医療を特定医療といい，医療費の自己負担割合が3割から2割に軽減されるよう公費負担が行われる。外来・入院の区別なく，世帯の所得に応じた医療費の自己負担上限額（月額）が設定されており，この上限額は，受診した複数の指定医療機関で支払われた自己負担をすべて合算したうえで適用される。

　訪問看護ステーションは，都道府県に所定の手続きをして，難病法上の指定医療機関としての指定を受ける。利用者に都道府県から交付されている医療受給者証の内容を確認し，訪問看護サービスを提供した後，医療保険または介護保険のレセプトに公費負担

表Ⅰ-4-20　小児慢性特定疾病医療支援対象となる慢性疾患

・悪性新生物	・膠原病	・神経，筋疾患
・慢性腎疾患	・糖尿病	・慢性消化器疾患
・慢性呼吸器疾患	・先天性代謝異常	・染色体または遺伝子に変化を伴う症候群
・慢性心疾患	・血液疾患	・皮膚疾患
・内分泌疾患	・免疫疾患	

分としての費用を記載し，審査支払機関に対して請求を行って支払いを受ける。

児童福祉法に基づく小児慢性特定疾病医療支援

　小児慢性特定疾患治療研究事業として実施されてきた医療費助成が 2015（平成 27）年 1 月の改正児童福祉法の成立により公平で安定的な医療費助成として小児慢性特定疾病医療支援が実施された。対象者は，表Ⅰ-4-20 の慢性疾患に罹患しており，その病状が所定の要件に該当する 18 歳未満の児童である。18 歳到達時点で事業の対象になっていて，引き続き治療が必要と認められる場合 20 歳到達時まで延長される。

　小児慢性特定疾病医療の自己負担上限額として，原則として自己負担が 2 割（医療保険の給付が優先）になるよう公費負担が行われる。外来・入院の区別なく，世帯の所得に応じた医療費の自己負担上限額（月額）が設定されており，複数の医療機関などの自己負担を合算して適用される。

　訪問看護ステーションは，都道府県，政令指定都市または中核市に所定の手続きをして，指定小児慢性特定疾病医療機関としての指定を受ける。利用者に都道府県から交付されている医療受給者証の内容を確認し，訪問看護サービスを提供した後，医療保険のレセプトに公費負担分としての費用を記載し，審査支払機関に対して請求を行って支払いを受ける。

医療観察法

　医療観察訪問看護は，「心神喪失等の状態で重大な他害行為を行った者の医療及び観察等に関する法律（医療観察法）」に基づいて実施する訪問看護である。対象者は，心神喪失等の状態で重大な他害行為を行って，通院対象者通院医学管理のもとに通院している患者で，指定通院医療機関の主治医の指示に基づいて，本人または家族の了解を得て訪問し，訪問看護サービスを提供する。医療観察訪問看護を行う訪問看護ステーションは，地方厚生局長に所定に申請し，訪問看護事業型指定通院医療機関の指定を受ける必要があるが，通院対象者通院医学管理を行う医療機関との連携が条件である。また，医療観察訪問看護を提供できるのは，保健師，看護師または作業療法士であって，精神病棟等の勤務経験者か，精神科訪問看護の経験者，精神保健福祉センター等で精神保健に関する業務経験者，精神保健および医療観察法制度に関する研修修了者である（准看護師は看護師等と同時訪問のみ従事可能）。

　医療観察訪問看護の報酬の構成は，医療観察訪問看護基本料の点数に，医療観察訪問看護管理料または医療観察訪問看護情報提供料を加えた点数で，要件を満たせば各種加算を算定できる。公費負担医療制度の適用となり，医療保険のレセプトを使用して，円ではなく点数（1 点＝ 10 円）で審査支払機関に対して請求を行って支払いを受ける。ただ

し，交通費は利用者負担となる。

ⓒ 労災保険，公害医療，自動車損害賠償責任保険

　医療保険制度以外の医療給付制度として，労災保険，公害医療，自動車損害賠償責任保険が訪問看護ステーションからの訪問看護療養費と利用料の対象となっている。

労災保険

　労働者災害補償保険法による訪問看護は，労働者災害補償保険法施行規則第11条に規定されており，基本的には健康保険法による訪問看護の制度と同じである。対象者は，業務上の事由または通勤による傷病で療養中であり，重度の脊髄・頸髄損傷，じん肺などで病状が安定している状態であり居宅で看護が必要な者である。

　訪問看護ステーションは，事業所の所在地を管轄する都道府県労働局長に申請し，労災指定訪問看護事業者の指定を受ける必要があり，「療養（補償）給付たる療養の給付請求書」で資格を確認して訪問看護サービスを提供する。訪問看護の費用は健康保険法の訪問看護の費用と同じであるが，請求に際しては，「労災保険訪問看護費用請求書」「労災保険訪問看護費用請求内訳書」に主治医の「訪問看護指示書」の写しを添付し，当該労災指定訪問看護事業所の所在地を管轄する都道府県労働局長に提出して支払いを受ける。また，労災保険の指定を受けていない事業所の場合，傷病労働者から費用の支払いを受け，傷病労働者が「療養（補償）給付たる療養の費用請求書」により労働基準監督署長に請求を行う。

公害医療

　公害健康被害の補償等に関する法律に基づいて，主治医からの公害認定疾病に対する訪問看護指示書に基づき実施する訪問看護について公害訪問看護報酬が支払われる。対象者は，公害により健康被害を生じたとして認定を受けた者（被認定者）のうち，認定疾病により訪問看護の必要性を主治医が認めた者で，在宅酸素を使用している療養者等が対象として考えられる。

　健康保険法による指定訪問看護事業者を公害医療機関として位置づけられているため，訪問看護ステーションが新たに指定を受ける必要はない。訪問看護サービスの提供後，費用の請求は，公害訪問看護報酬請求書に公害訪問看護明細書を添え，認定を行った都道府県（一定の自治体に限る）に提出して支払いを受ける。公害訪問看護報酬は，健康保険における訪問看護療養費の1.5倍であり，利用者の一部負担はないため基本利用料は設定されていない。ただし，交通費は利用者負担となる。また，利用者は訪問看護を受けた日数によって，交通費等に相当する給付である療養手当の請求を行うことができる。

自動車損害賠償責任保険

　自動車事故により障害を受けた者に提供する訪問看護は，自動車損害賠償保障法等の規定により，自動車事故の加害者に賠償責任が発生する場合，自動車損害賠償責任保険（自賠責）等により訪問看護療養費が支払われる。訪問看護の対象は，自賠責の支払対象者で医師が訪問看護の必要性を認めた場合で，事故との相当因果関係がある範囲となる。費用は損害保険で支払われるため，訪問看護ステーションは新たに指定を受ける必要は

4 訪問看護ステーションの開設・運営の基礎

ない。看護師および准看護師が行った訪問看護に対して，訪問看護療養費およびそのほかの利用料が自賠責等から支払われるが，治療費や休業のための補償等を含めて120万円が限度である。加害者が加入している任意自動車保険の損害保険会社に請求する。

2 請求から支払いまでのしくみ

ⓐ 介護報酬の請求

介護保険の訪問看護に要する費用請求は，訪問看護費として1月（暦月）単位で行う。介護給付費請求書と介護給付明細書により，訪問看護サービスを提供した翌月の1日〜10日までに請求を行い，審査され，請求の翌月に支払われる。

介護報酬の請求は，介護給付費請求書（以下，請求書）と居宅（介護予防）サービス介護給付費明細書（以下，明細書）を作成して提出することによって行われる。審査・支払い事務は，支給限度額管理の必要等から電算化して処理することになっている。したがって，請求書と明細書は原則として磁気媒体（CD-R，FD，MO）または伝送（インターネット）により行う。

訪問看護費の請求先は市町村の保険者であるが，介護報酬の審査・支払いの事務処理は，市町村の委託を受けた都道府県の国民健康保険団体連合会（国保連）が行う。請求した訪問看護費は，国保連で，ケアマネジャーが提出した給付管理票と突合される。また，国保連では，保険者からの受給者台帳と事業所台帳の情報を確認し，訪問看護事業所の請求書・明細書と給付管理票を審査し，誤りがなければ「決定」され，請求の翌月に支払われる。

給付管理票の単位数とサービス事業所が請求した単位数が異なる場合，利用者情報の間違いなどにより突合ができなかった場合は，「返戻」されるため，ケアマネジャーに確認して誤りを修正し，翌月に再請求する。訪問看護事業所から請求書・明細書は提出されているが，給付管理票が提出されていなかった場合には，審査が行われず「保留」となる。2カ月間請求情報は保留され，その間に給付管理票が提出されて審査が通れば，国保連から訪問看護事業所へ支払いが行われる。

訪問看護費の支払いを受ける権利は2年経過すると消滅する。請求し忘れた報酬については，2年までであれば請求が可能である。また，誤請求の返戻は5年間であるため，いったん請求審査を通り，支払われている訪問看護費について誤請求が発見された場合は，5年前まで遡って返戻されるので，5年分の請求資料は保管しておくことが大切である。

ⓑ 診療報酬の請求

医療保険の訪問看護に要する費用請求は，訪問看護療養費として1月（暦月）単位で行う。訪問看護療養費請求書と訪問看護療養費明細書により，訪問看護サービスを提供した翌月の1日〜10日までに請求を行い，審査され，請求の翌月に支払われる。

診療報酬の請求は，訪問看護療養費請求書（以下，請求書）と訪問看護療養費明細書（以下，明細書）を作成して提出することによって行われる。請求書と明細書は電子機器

を使うことも可能であり，この場合は，欄の名称を簡略化したり，選択した項目のみを記載して（特段の定めのある場合を除く），その他は省略しても差し支えない。記載にあたっては，黒または青色のインクまたはボールペン等を使用し，記載内容を間違えた場合は，修正液は使わず，二重線で抹消のうえ，正しい内容を記載して訂正する。

訪問看護療養費の請求先は，保険者や後期高齢者医療広域連合であるが，支払いを審査支払い機関に委託しているため，請求書の提出先は，訪問看護事業所所在地の都道府県の社会保険診療報酬支払基金（被用者保険の被保険者・被扶養者の場合）または都道府県の国民健康保険団体連合会（国民健康保険または後期高齢者医療の被保険者）となっている。請求した訪問看護療養費は，上記の審査支払機関である支払い基金または国保連合会で審査される。提供したサービスよりも多くの請求をしてしまった場合（過請求）は，減額された報酬が支払われ，誤って請求している場合（誤請求）は返還（返戻）されるので，改めて正しい請求書と明細書を作成して再請求することになる。

訪問看護療養費の支払いを受ける権利は2年経過すると消滅する。請求し忘れた報酬については，2年までであれば請求が可能である。また，誤請求の返戻は5年間であるため，いったん請求審査を通り，支払われている訪問看護費について誤請求が発見された場合は，5年前まで遡って返戻されるので，5年分の請求資料は保管しておくことが大切である。

3 看護サービスの提供

1 訪問看護の理念に基づく専門的看護の安全かつ適切な提供

ⓐ 訪問看護提供の流れ

訪問看護を必要とするすべての人を対象とし，病気や障がいがあっても，医療機器を使っていても，住み慣れた地域や居宅で安心して自律した生活ができるよう，多くの職種と協働しながら療養生活を支えるサービスとして提供するためには一定の手順が必要となる。その流れを以下に説明する。

サービスの申し込み

訪問看護サービスを利用する場合は，在宅療養者や家族が訪問看護ステーションに申し込みをする。医師が訪問看護の必要性を判断して利用を勧める場合もある。依頼者は，利用者やその家族，主治医，入院あるいは受診している医療機関の医師，看護師，ソーシャルワーカー，ケアマネジャー等さまざまである。

指示書の受理

訪問看護を開始するためには主治医が交付する「訪問看護指示書」が必要である。訪問看護ステーションあるいはケアマネジャーが主治医に依頼し，訪問看護ステーションに交付される。

サービスの説明と同意，契約

訪問看護の依頼があり，主治医から「訪問看護指示書」が交付されたら，「重要事項説

明書」に沿って，サービス内容，営業時間，サービス時間，利用料金，事業所の概要，職員体制などについて説明する。本人または家族の同意を得て，契約書を取り交わす。この際，利用者情報をほかの関係機関に伝えたり，カンファレンス等で利用したりするために「個人情報使用同意書」を取り交わす。

初回訪問と情報収集

依頼者との面接，初回訪問により，具体的な情報収集をする。また，主治医や関係機関からの情報も重要である。主疾患，既往歴，感染症の有無，これまでの経過，家族構成（介護者，キーパーソン），社会的背景，経済状況，ADL や IADL，住環境，保険の種類，介護保険サービスや福祉制度利用の状況などを聞き取り，フェイスシート（訪問看護記録書 I）に記載する。主治医から説明されている病状等を本人・家族がどう受け止めているか，今後どのような生活を希望するかなどの情報も重要である。

次に，利用者の状況や希望に応じて，利用回数，利用曜日や時間，看護内容を話し合って決定する。また，「24 時間連絡・対応体制加算」（医療保険）または「緊急時訪問看護加算」（介護保険）の利用の意向確認を行い，「市町村への情報提供」の同意をとる。

訪問看護計画の立案

収集した情報をもとに十分なアセスメントを行って訪問看護計画を立てる。この際，利用者のフィジカル面だけでなく生活面や精神面への支援にも配慮する。在宅療養におけるニーズを把握し，そのニーズを満たすための目標を定め，目標を達成するために提供する看護内容，ほかの介護サービスとの役割分担などを判断して計画を立てる。その際，利用者や家族のセルフケア能力を高める視点を盛り込むことは重要である。また，改善や回復だけでなく，現状維持，悪化を最小限にすること，安らかに最期を迎えられることなども目標となり得る。

介護保険の訪問看護対象者の場合には，ケアマネジャーが作成したケアプラン（居宅介護サービス計画書）に基づいて訪問看護計画（個別援助計画）を立てる。サービス担当者会議によりサービスを提供する関係機関の担当者全員が利用者のニーズや目標を共有したうえで，それぞれの役割について責任をもって担当する。

立案した訪問看護計画書は利用者や家族の同意を得て主治医に提出する。

訪問看護の実施

訪問看護師等は，訪問看護計画に基づいて，訪問看護サービスを提供する（表 I -4-21）。その際，看護ケアを提供するだけでなく，利用者のセルフケア能力を高める働きかけや家族にも目を向けながら看護を提供することが大切である。また，在宅の特徴として，病院のように常に看護師がそばにいたり，すぐに駆けつけたりすることはできない。したがって，訪問時には，次の訪問日までに必要な情報や，起こり得るリスク等の予防方法などを伝えることも重要な訪問看護師の役割である。

訪問看護実施の記録

訪問看護実施後は訪問看護記録を記載する。訪問日，訪問時間，訪問者，バイタルサインや一般状態，訪問看護の内容，次回訪問日等である。記録にはアセスメント内容や新しい情報，介護者の様子なども記載するとよい。また，看護記録を電子化し，効率よく記録する工夫も必要である。

表I-4-21　訪問看護サービスの内容

病状の観察	病気や障がいの状態，血圧・体温・脈拍などのチェック，異常の早期発見など
療養生活上のケア・指導	清潔（清拭，洗髪，入浴介助等），食事，排泄などの介助・指導など
薬の相談・指導	薬の作用・副作用の説明，飲み方の指導，残薬の確認など
医師の指示による医療処置	点滴，カテーテル管理（胃瘻，尿留置カテーテルなど），インスリン注射など
医療機器の管理	在宅酸素，人工呼吸器などの管理など
褥瘡予防・処置	褥瘡防止の工夫や指導，褥瘡の手当てなど
認知症・精神疾患のケア	利用者と家族の相談，対応方法の助言など
介護予防	健康管理，低栄養や運動機能低下予防の助言など
家族等への介護支援・相談	介護方法の指導，病気や介護に関する相談，療養環境の整備・福祉用具導入・住宅改修などへの助言など
リハビリテーション	拘縮予防や機能回復訓練，ADLの訓練，肺炎予防や摂食・嚥下機能訓練，社会復帰への支援など
エンドオブライフケア	緩和ケア，がん末期や終末期を自宅で過ごせるよう支援，遺族への精神的支援など
在宅移行支援	入院先の医師や看護師等との連携，退院後の在宅療養の準備や指導など

モニタリング・評価

訪問看護計画内容に沿って，1月ごとに評価を行い，訪問看護計画書に記載する。事業所内で利用者一人ひとりの看護方法や方針についてカンファレンスを開き，提供している看護の評価・修正を行うなど，担当看護師による評価のみならず，ほかの看護師や管理者の意見を参考にしていくことも，偏りのない評価・修正のためには必要なことである。

❺ 安全かつ適切なサービスの提供のために

訪問看護事業所には，訪問看護を安全かつ適切に提供するために，「管理者に係る責務」と「職員に係る責務」（表I-4-22）が定められている。また，組織としての理念をかかげ，訪問看護という専門的サービスを安全かつ適切に提供する責任がある。

これらの責務を果たすためには，「信頼できる運営基盤をつくる」とともに，「安全で継続的なケアが提供できる組織にする」必要がある。そのためには，法令遵守，倫理観をもった業務遂行，経営の安定化，質の保証をするための人材育成とともに，リスクマネジメントや苦情対応を適切に行い，組織理念の実現に向けて職員全員で組織体制を整備しながら職場風土を醸成していくことが重要となる。

表I-4-22　管理者および職員に係る責務

管理者に係る責務	職員に係る責務
・職員の管理，適切な訪問看護への配慮 ・衛生管理 ・適切な訪問看護の実施に対する必要な管理 ・訪問看護計画書，報告書の管理	・適切な看護を行うための主治医との連携 ・訪問看護計画書，報告書の作成（准看護師には責務なし） ・緊急時の主治医への連絡等必要な措置 ・業務上知り得た秘密の保持

2 療養者ニーズへの対応と生活の質の向上

在宅では，病院とは違い，療養者の日常生活の中で看護を提供する。よって，療養者の身体状況に加え，生活環境や家族環境などの生活上の個別性を十分に理解して看護を提供する必要がある。また，療養者は患者ではなく生活者であるという視点で療養者のニーズを把握することが重要である。つまり，療養者がこれまでどのような社会生活を営んできたのか，どのような価値観をもっている人なのか，家族の中でどのような立場や役割をもっているのかなどを踏まえて，療養者の生活上のニーズをアセスメントし目標設定をする必要がある。療養者が在宅において病気や障がいに対する治療を継続しているとしても，病気の完治や回復だけが目標ではなく，その先のQOLが向上し，QOLを高められる目標にすべきである。そのためには，訪問看護師は療養者やその家族に，必要十分な情報や選択肢を提供し，主体的に自らが自身の目標を選ぶことができる支援をすることが最も重要といえる。

また，在宅での療養生活は多くの職種によるチームケアによって支えられている。訪問看護の提供に際しては，主治医，ケアマネジャー，サービス事業者，市町村の保健師等とさまざまな書類のやりとりや連絡調整を図りながら連携することが必要である。

| 参考文献 |

- 日本訪問看護財団監（2016）：新版 訪問看護ステーション開設・運営・評価マニュアル 第3版，日本看護協会出版会．
- 社会保険研究所（2018）：訪問看護業務の手引 平成30年4月版．
- 全国訪問看護事業協会（2018）：訪問看護実務相談Q&A 平成30年版，中央法規出版．
- 宮崎和加子，清崎由美子，他（2018）：訪問看護師のための診療報酬&介護報酬のしくみと基本，メディカ出版．
- 厚生労働省保険局医療課（2018）：平成30年度診療報酬改定の概要 医科Ⅰ．
- 厚生労働省社会保障審議会介護給付費分科会（2018）：平成30年度介護報酬改定における各サービス毎の改定事項について．
- 清崎由美子，他（2018）：明日からできる訪問看護管理—これだけはおさえておきたい．

5 訪問看護の質の評価

1 医療の質の評価

　医療の質の評価の起源は古く，近代看護の創始者であるナイチンゲール（Nightingale, F.）が 1800 年代にクリミア戦争において病院で死亡率を計測したことに始まるといわれる。

　ドナベディアン（Donabedian, A.）が「どれが質のよい医療か定めることは，医療のあるべき姿を議論すること」[1,2] であると述べているように，医療の質を定義することは難しい。アメリカ医学研究所（Institute of Medicine：IOM）が 1990 年に医療の質を「個人や集団に対するヘルスサービスが，望ましいアウトカムの可能性を高め，最新の専門知識に一致する度合」[3] と定義しているように，初期の定義は，患者状態の改善に着目した定義が多かった。そして，医療の質を評価する第三者評価機関である Joint Commission（JC）の歴史にみられるように，医療の質の評価はアメリカを中心に発展し[4]，医療の質の定義も時代とともに変容している。

　IOM の 2001 年の報告では，医療の質向上の目標として，「安全性」「有効性」「患者中心」「適時性」「効率性」「公平性」が示されており，医療の質を患者個人に与える影響だけでなく，社会全体に与える影響を含めて考えるようになってきている[5]。

2 医療の質の評価の 3 つの概念枠組み

　医療の質の評価の方法としては，ドナベディアンが 1969 年に示した，構造（Structure），過程（Process），結果（Outcome）の 3 つの概念枠組みが現在でも広く用いられている[1]。

1 構造（Structure）

　構造とは，施設，設備，職種別従事者数，常勤者・非常勤者，経験年数や教育歴など医療が提供される場を構成するものである[1]。

　訪問看護の報酬を受けるしくみや制度，さらには人口や高齢化率，医療機関や事業所の数や規模，設備といった地域特性，さらには訪問看護ステーションの利用者の特性も構造に含まれる。構造は，数値として把握しやすい長所はあるが，よい条件が整っていてもよい結果を得られるケアをしているとは限らないため，評価の方法としては間接的といわれる。

2　過程 (Process)

　過程とは，診断，治療，看護，リハビリテーション，患者教育などのように，実際にどのような医療が提供されたか，患者と看護師の相互作用のプロセスを表す[1]。説明と同意，ガイドラインやマニュアル等にどれだけ遵守しているか，訪問看護の内容や構成が現在の水準に則っているか，利用者のニーズに適切に対応しているか，さらには訪問看護へのアクセス・利用のしやすさも含まれる。

　過程は医療の質を反映するといわれているが，在宅では評価者が個人の家庭に入ることに限界があり，第三者による過程の把握は難しい。よい看護も記録がないと行っていないことになってしまったり，提供された訪問看護が個々のニーズに即していたか，訪問看護計画どおりに実施されていたかなどの把握に限界があり，評価が難しい側面がある[2]。

3　結果 (Outcome)

　結果とは，提供された医療によってもたらされた個人や集団における変化である[1]。医療の質の評価の方法としては最も直接的であるといわれる。状態が望ましい方向に変化したか，治癒などの転帰，再入院率，死亡率，褥瘡発生率，転倒・転落率，健康状態，ADL，QOL 等が評価指標として用いられている。

　結果を評価するためには，介入前と介入後の効果測定が必要である。しかし，評価する側もされる側も多くの時間と費用がかかるうえ，技術的にも難しい。加えて，訪問看護の利用者は要介護状態にある高齢者や医療ニーズが高い場合が多く，訪問看護の介入によって利用者の要介護度や ADL，健康状態などに大きな改善を期待することが難しい。そうしたわずかな変化を測定する尺度や指標の開発が望まれる。

　さらに，在宅では訪問看護だけでなく，本人や家族の努力や訪問介護や居宅介護支援などほかのサービスが複合的に関連しあう。そのため，健康状態に改善が得られたとしてもそれが訪問看護の効果であるかの判断が難しい。そして，結果の変化にはこれら以外の要因も影響を及ぼしている可能性がある。そのため，複数の事業所間での比較を行う場合には，影響の調整 (ケースミックス補正やリスク調整など) を行う必要がある。例えば軽症者や改善可能性の高い人を選択的に受け入れている事業所はよい結果が得られる可能性があるため，利用者の重症度等を調整したうえで，結果を比較する必要がある。

3　訪問看護の質の評価

　訪問看護ニーズの高まりとともに，これまで以上に訪問看護の質は重要な課題となり，評価のための取り組みが不可欠になってきている。

　日本における本格的な訪問看護の質の評価は，1992 (平成 4) 年に日本看護協会が「訪問看護評価マニュアル」を作成したことを機に始まり (『訪問看護ステーション開設・運営・評価マニュアル』に反映)，これまでに関係団体等による評価指標の開発や，研究者

らによって訪問看護の質の実証研究が行われてきた。

1　訪問看護の質の評価指標

　訪問看護の構造や過程を評価する指標の代表的なものとしては，以下の2つが挙げられる。1つ目は2001（平成13）年に日本訪問看護財団が作成した「訪問看護サービス質評価のためのガイドライン」である。この評価指標は，訪問看護ステーションの機能（構造）8領域60項目と訪問看護サービス（過程）8領域40項目で構成されている[3]。改善ガイドラインが併記されており，各訪問看護ステーションが定期的に自己評価を行い，結果をもとに質改善につなげていくことが可能である。2つ目は2016（平成28）年に全国訪問看護事業協会が作成した「訪問看護ステーションにおける事業所自己評価のガイドライン」である。39の評価項目と月単位・年単位などで集計する33指標，さらに，利用者満足度調査票（18項目）で構成されている[4]。その他，研究者らによって，経営管理に関する行動指標[5]や安定的な経営管理のための自己評価尺度[6]が開発されている。

　訪問看護の過程と結果の評価指標では，アメリカのメディケア・メディケイドセンター（Centers for Medicare and Medicaid Services：CMS）がアセスメント指標に採用しているOASIS（The Outcome Assessment Information Set）の日本語版[7]やインターライが開発したHC-QI（Home Care-Quality Indicators）日本語版[8-10]，日本版オマハシステム[11]，高齢者訪問看護の質指標[12]が挙げられる。

　以上のように，さまざまな訪問看護の質を評価するための指標が開発されている。構造や過程については，法の規定に基づき定期的に開示・評価が行われ，研究結果としても報告されているが，結果の評価（アウトカム評価）については，評価の難しさや測定の負担が大きい等の理由からあまり行われていない現状にある。訪問看護のアウトカム評価を推進するためには，指標の開発とともに報酬上のインセンティブを与えるなど国レベルでの方策が必要かもしれない。

2　療養者（利用者）満足度

　療養者（利用者）満足度（以下，利用者満足度）は，サービスの受け手の視点での評価として着目され，訪問看護でも多く用いられている。利用者満足度の評価は，サービス提供者にとっては実施が比較的容易であるという長所がある。調べたい評価項目をつくり，「大変満足」「満足」「やや満足」などの選択肢を入れることによって順序尺度になり，質という定性的なものを定量的に調査・分析することが可能になる。ただし，「あなたは訪問看護にどのくらい満足していますか」といった1項目のみで測定する包括的な満足度の評価は，人間関係での満足や専門技術での満足など，さまざまな側面を反映してしまうため，適切ではないといわれている。そのため，利用者満足度を調査する場合には，利用者のどのような満足度を測るのかが明確で，評価指標としての信頼性・妥当性が検証されているものを用いることが重要である。

　一方，利用者満足度の評価の短所も知っておく必要がある。満足度は，事前の期待に

対して結果がどうであったかによって決まるといわれる[13]。事前の期待よりも結果が低ければ利用者は不満であり，結果が期待どおりであれば利用者は満足し，期待よりも結果が高ければ利用者の満足度はより高くなる。

しかし，一般のサービスと異なり，訪問看護などの医療サービスでは利用者の事前の期待が不明確もしくはないことも多く，利用者満足度による評価は実は単純ではない。訪問看護の利用者は，援助が必要になってはじめて訪問看護が利用できることを知ることも多く，周囲に訪問看護の経験者がいない場合は，利用者はそもそも訪問看護に何を期待してよいかもわからない。また，利用者の中には，本人は望んでいないが，援助が必要な場合もある。そうした場合，根気強く訪問を続け，認めてもらえる部分からサービスを始め，信頼関係をつくり，継続的な働きかけによって利用者の意識を変え，生活や健康状態などの変化を目指すこともある。このような場合，利用者満足度の高低と訪問看護の質とを直接結びつけて考えることは難しい。

そもそも利用者満足度を測定する意義は，サービス提供者側からの一方的な評価ではなく，利用者の主観的な評価の視点を取り入れることによってサービスの質を多面的に評価することにある。利用者の要望や期待が過度であったり，実状に著しくそぐわなかったりする場合には，利用者にとって優先的な課題を説明し，利用者にとって有効かつ効率のよい方法を学んでもらい，選んでもらうということが必要になる。訪問看護の質を利用者満足度だけで評価するだけでは不完全であるため，満足度調査を行う場合には，調査時の利用者の状態によって評価が変動する可能性があることに十分注意しなければならない。

利用者満足度はサービスの受け手の視点での評価として重要であるが，それゆえに利用者の満足の評価基準は時間の経過によって変化し，ばらつくものである[14]。そのため，利用者の満足を獲得するには，訪問看護師一人ひとりが質のマネジメントの意識をもって訪問看護に取り組むことが必要である。利用者と訪問看護師との相互的なかかわりの中で利用者の意向をうまく訪問看護に組み込み，利用者の期待に応える新たな訪問看護の価値を生み出していくことは，訪問看護の質および利用者満足度を向上させていくうえでも重要である。

3　職務満足度

職務満足とは，職務や職場環境に対する満足感を指す。訪問看護サービス提供（生産，消費）のプロセスにおいて，訪問看護師と利用者は物理的・心理的に非常に接近しており，訪問看護師の知覚や態度，行動が，サービスの質や利用者満足に大きな影響を与えることが知られている。外部顧客である利用者を満足させるためには，まず内部顧客である訪問看護師自身を満足させる必要があるといわれており，職務満足度は訪問看護の質を考えるうえでも重要な視点であるといえる。

さらに職務満足度が看護師の定着の重要な予測因子であることは，国内外ですでに報告されている。日本は訪問看護ステーション1事業所当たりの看護職員常勤換算数が4.8人（厚生労働省「平成28年介護サービス施設・事業所調査」）の事業所が多くを占める現

状にある。小規模な事業所の訪問看護師にとって離職者が出ることは大きな負担となるばかりでなく，訪問看護の質への影響も懸念される。さらに，人員に余裕がない訪問看護ステーションでは訪問看護師1人の退職で，サービス提供の制限や新規利用者の受け入れを停止せざるを得なくなる可能性もある。また，訪問看護ステーションの中には，訪問看護師が集まらないため，質の要となる訪問看護師の育成が十分にできず，質の低下や利用者拡大にも結びつかないという負の連鎖を招いている事業所も少なくない。

このように訪問看護師の職務満足は，利用者満足度だけでなく訪問看護サービスの質に大きな影響を及ぼす。定期的な職務満足度の把握とその結果に基づく具体策の検討は，従業員が働きやすく，働き甲斐のある組織を実現するためにも，さらには訪問看護の質の確保・向上を図るためにも重要である。

4　自己評価および第三者評価

訪問看護のサービスの質を確保・向上させていくためには，訪問看護の質に関する評価を積極的に実施することが重要である。訪問看護の質の評価の実施方法としては，主にサービス提供者自身が行う自己評価，第三者が行う評価，前出の利用者満足度のようなサービスの利用者による評価の方法がある。ここでは，法令の規定に基づく訪問看護の質に関する自己評価および第三者評価に関連する主なものについて，以下に述べる。

「介護サービス情報の公表制度」は，介護保険法の規定に基づき，介護サービスを利用する人たちへの事業所選択の支援を目的としてつくられたしくみであり，すべての介護サービス事業所が対象である。介護サービスの情報公表システムは，その事業所が現に行っている事柄を前提とした介護サービス情報について，インターネットで開示するというものである[15]。情報項目はドナベディアンの「構造」と「プロセス」に該当する項目で構成されている[16]。事業所にとっての利点は客観的な情報を提供できるとともに，ほかの事業所の取り組みを参考にすることである。他方，利用者にとっては，事業所の介護サービス情報を知ることができ，事業所の比較ができる。

「福祉サービスの第三者評価」は，社会福祉法に基づき実施されているものである。福祉サービスを対象としているが，訪問看護サービスも評価の対象としている都道府県もある。自己評価，利用者調査，訪問調査の評価手法がとられており，評価結果の公表を基本としているが，開示は義務ではない。事業所としては，課題の把握とともに評価機関から客観的な助言を受けることができるため，質の向上につなげることができる。利用者にとっては，事業所のサービスの質を知ることができ，質の高い訪問看護ステーションを選択できるなどの利点がある。

「都道府県等による指導・監査」は介護保険法の規定に基づき，実施されているものである。指導は，介護サービス事業者等の育成・支援を目的として行われる行政の指導であり，事業者を1カ所の会場に集めて講習方式で行われる集団指導と，事業所に出向いて行われる実地指導がある。集団指導は，制度改正や介護報酬請求に係る過誤や不正防止の観点から適切な請求事務指導などについて事業者に周知させることを目的に実施される。実地指導は，行政職員が介護事業所に出向いて行われるもので，厚生労働大臣が

定めた基準が満たされているかの確認をもとに指導が行われる。指導の内容は大きく分けて，運営指導と報酬請求指導があり，運営指導では，高齢者虐待防止，身体拘束禁止などの観点から指導が行われ，個々の利用者の訪問看護計画を含むサービス提供の一連のプロセスについてヒアリングと書類の確認が行われる。報酬請求指導は，各種加算等について，報酬基準などに基づき必要な体制が確保されているか，個別のケアプランに基づきサービス提供がなされているか，他職種との協働が行われているか，届け出た加算等に基づいた運営が適切に実施されているかについて，ヒアリングと書類確認が行われる。請求の不正な取り扱いがあった場合には是正を指導される。監査は，通報や苦情・相談，介護サービス情報の公表制度に係る報告の拒否などの各種情報により指定基準違反であると認められる場合，または疑われ，実地検査の必要があると認められた場合に行われるものである。監査の結果，改善報告，改善勧告，改善命令，指定の効力の停止，指定の取り消し等の行政処分が行われる。

　評価があるからでなく，質の確保・向上が図られるよう自己点検シートなどを活用し，定期的にコンプライアンス（法令遵守）の確認や関係書類や記録の確認を実施するとともに，事業所自らが積極的に自己評価，第三者評価を実施することが重要である。

4 訪問看護の質の向上

1 PDCAサイクルとSDCAサイクルによる継続的改善

　訪問看護を取り巻く外部環境はめまぐるしく変化している。こうした中，安定的な経営を維持し，持続的に地域に貢献していくためには，あらゆる管理の基本とされているPDCAサイクルを徹底し，訪問看護ステーション内に定着させることが必要である。

　PDCAサイクルとは，第二次世界大戦後に進んだ品質管理の取り組みの中で，シューハート（Shewhart, W.A.）やデミング（Deming, W.E.）らにより提唱されたマネジメント手法，考え方である。提唱者の名をとり「デミング・ホイール（Deming Wheel）」や「シューハート・サイクル（Shewhart Cycle）」とよばれる。「Plan（計画）」「Do（実行）」「Check（評価）」「Act（改善）」の4段階のプロセスを繰り返し行っていくことで，継続的な改善が図られることになる（図Ⅰ-5-1）。

　このPDCAを効果的に機能させていくためには，まず，「Plan（計画）」において，達成目標をしっかりと設定することが必要である。そのためには，現在の経営状況や業務の質，評価指標や利用者満足度などを活用して提供する訪問看護サービスの質について「現状把握」を行い，自事業所における強みと弱みを把握する必要がある。そして，達成目標と把握された現状とのギャップについて「要因分析」を行い，改善目標，計画を明確にすることが重要になる[14]。これらを通じ，中期計画を策定し，それを達成していくための具体的な数値目標に裏づけられた短期計画を「マイルストーン（各工程の節目）」として策定し，進捗管理を実行していくことが効果的であるといわれる。

　「Do（実行）」においては，管理者だけでなく，スタッフ全員が，達成すべき目標に向かって一丸となって行動することが求められる。そのためには，目標や計画，実行した

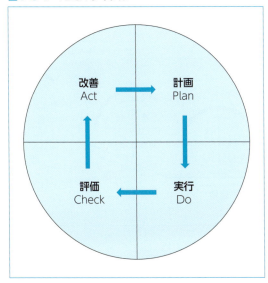

図 I-5-1　PDCA サイクル

結果を事業所内で公開し，スタッフ一人ひとりの意識の向上が不可欠である。

「Check（評価）」にあたっては，慎重な検討が必要である。策定した計画どおりに実行できたか，目標を達成できたかについて客観的データをもとに検証していく。計画と異なる結果が出た場合には，その原因を明らかにする必要がある。管理者やスタッフの努力が足りなかったのか（内部環境によるものか），自事業所でコントロールできない外部環境によるものなのかを明らかにし，詳細に分析，把握することが重要である。デミングは後に，「Check（評価）」については慎重な検討が必要であることを強調するために，Check を Study に置き換えた PDSA サイクルを提唱している[15]。

「Act（改善）」では，計画に直接関連しない「Do（実行）」を含めて，「Check（評価）」で明らかになった課題についての改善策を具体的に検討する。そして改善策を盛り込んだ「Plan（計画）」を策定し，再度「Do（実行）」「Check（評価）」「Act（改善）」を回していく。このように，PDCA サイクルを継続的に回していくことで，新たな価値が生まれてくる。これが改善である。改善を持続させるためにも，PDCA サイクルは欠かせない道具である。PDCA サイクルを回し続けることによって，今までにないアウトプットや結果（Outcome）を生み出し，利用者満足度の向上にもつなげていくことができるだろう。

訪問看護の質の維持・向上を図るためには，PDCA に加えて SDCA（Standardize-Do-Check-Action）サイクルと呼ばれる日常管理（標準：Standardize）ができていることが肝要である[15,16]。SDCA サイクルでは，「異常」と呼ばれるいつもと違うことが発生した場合，これにいかに早く気づくことができるかが重要なポイントとなる。特に，生活の場に単独で赴く訪問看護においては，「異常」にいち早く気づき，予防的対応を含め，その場で的確に対応することが求められる。SDCA の「改善（Act）」はその場での対応だけでなく，そのことを関係者で共有し，なぜ異常が発生したのかの真因を追究し，真の原因に対策を施すこと，さらにこうした原因追究から，マニュアルや手順書といった標準にフィードバックして再発を防止するまでの一連の対応を含む。多くの場合は，その

図Ⅰ-5-2 PDCAサイクルとSDCAサイクルによる継続的改善

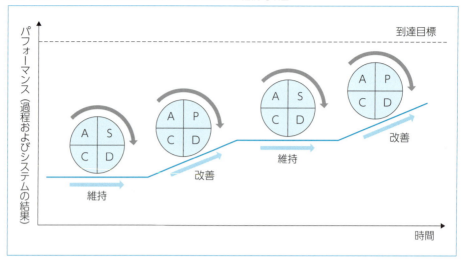

場で問題を解決できるかもしれないが，新たな問題が発生し，いつもの状態に戻せない場合や，再発や慢性的に発生している問題が残っている場合には，問題解決（改善）が必要であり，改善のPDCAサイクルと維持のSDCAを交互に回していくことが必要である（図Ⅰ-5-2）。

これは，常に訪問看護の質を大きく改善し続けなければならないということではなく，維持と改善の2つの局面を繰り返しながら質改善を続けていくこと，つまり継続的な質改善（continuous quality improvement：CQI）が重要だということを示している[16]。

2 訪問看護の力量形成

利用者の健康状態や価値観等が複雑化する中，高まる訪問看護ニーズに対応していくためには，訪問看護師の力量を高めていくための学習が重要である。学習とは，新しい知識を学んだり，多くの物事を暗記したりするということだけではない。経験を意味あるものとして積み重ねることや，社会とのつながりをうまく機能させることも含まれる[17]。

看護師は，対象者の生活や療養の営みにかかわりながら課題をとらえ，対応していくという特徴がある。対象者の多様な健康に対する価値観や生活の中で起こる健康課題は変化していくため，利用者の変化を何度もとらえ直し，熟考し，看護実践を問い直し，自己と対峙していく「リフレクション（省察）」を行う必要があるといわれる[18]。

すでに，イギリスやオーストラリアなどでは，リフレクション能力が看護実践の質の向上と同時に実践から学びを深めるために不可欠であるとして，リフレクション能力の向上に向けた教育の必要性が提唱されている[18]。日本でもこうした取り組みが進められつつあり，リフレクションは過去の知識や経験を統合させ，実践知の獲得を促し，看護師の質向上をもたらすものと期待されている。

リフレクションを促す方法には，1人で実施する方法，他者と1対1のかかわりにより実施する方法，ワークショップや事例検討会のように複数人が一堂に会して実施する方

法[19]がある。看護師自身が自発的に考え，発言できる環境を整えることを基本として，看護師自身の気にかかる事象の詳細と看護実践の内容や環境の詳細，事象に伴う感情や情動，看護師が事象を認識する前と後の考えや判断，行動の詳細を引き出すことが重要である。リフレクションによって，利用者や同僚への理解の深まり，看護への関心や意欲といった看護師自身の内面的変化や新たな支援方法を見出し，積極的な看護実践や臨床能力の向上が効果として期待できる[18]。訪問看護においてもリフレクションの機会をもち，それぞれに合った方法で浸透させていく必要がある。

　リフレクション以外の学び方もある。その代表的なものとして，研修が挙げられる。訪問看護に有効な研修としては，同行訪問や外部での研修，他の訪問看護ステーションへの相互研修，また，実際の業務を通じて必要とされる実践的な能力を習得するための職場内での研修（on the job training：OJT）などがある。

　生涯学習は，自分がどのような生き方をしたいのかが問われる概念であり，基本は個人の主体的選択であるとされる。この考え方は，キャリアを単に昇格や昇進ととらえるのではなく，生涯というスパンでとらえ，そのプロセスを大事にするという生涯発達の考え方と同様のものである[17]。成長しつづける訪問看護師であるために，さらに訪問看護の質の向上を図るために，社会や利用者が訪問看護師にどのような力量を求めているのか，力量を高めていくためにはどのような学習が必要なのかを常に洞察し，生涯学習を進めるとともに，訪問看護師が体系的に学んでいくことができる生涯学習システムを構築していく必要がある。

┃ 引用文献 ┃

1）Donabedian, A.／東　尚弘訳（2007）：医療の質の定義と評価方法，p.84-89，健康医療評価機構．
2）川野雅資監，平井さよ子編（2008）：看護学実践，看護管理学，p.111，日本放射線技師会出版会．
3）日本訪問看護振興財団（2010）：平成14年度社会福祉・医療事業団助成「訪問看護サービスの質向上のためのガイドライン作成事業」における訪問看護サービスの質評価のためのガイドライン．
4）全国訪問看護事業協会（2016）：平成27年度厚生労働省老人保健健康増進等事業，医療ニーズの高い療養者の在宅生活を支援する訪問看護ステーションの在り方に関するシステム開発及び調査研究事業報告書，訪問看護ステーションにおける事業所自己評価のガイドライン．https://www.zenhokan.or.jp/pdf/guideline/guide09.pdf
5）山口絹世，他（2016）：訪問看護ステーション管理者の経営管理行動指標試案の作成　安定的経営に基づく地域の在宅ケアニーズの量的・質的充足に向けて．千葉大学大学院看護学研究科紀要，Vol.38，p.47-55．
6）柿沼直美，他（2015）：「訪問看護ステーションにおける安定的な経営管理のための自己評価尺度」の開発．日本看護科学会誌，Vol.35，p.1-9．
7）島内　節，他（2002）：在宅ケア─アウトカム評価と質改善の方法，医学書院．
8）Morris, J.N., et al／池上直己監訳（2011）：インターライ方式，ケア　アセスメント─居宅・施設・高齢者住宅，医学書院．
9）Morris, J.N., et al eds／池上直己訳（1999）：日本版MDS-HC2.0 在宅アセスメントマニュアル，医学書院．
10）インターライ日本．http://interrai.jp/
11）オマハシステムジャパン．https://peraichi.com/landing_pages/view/osj
12）山本則子，他（2008）：高齢者訪問看護の質指標開発の検討─全国の訪問看護ステーションで働く看護師による自己評価，日本看護科学会誌，Vol.28，No.2，p.37-45．
13）近藤隆雄（2007）：サービスマネジメント入門─ものづくりから価値づくりの視点へ　第3版，p.60-61，生産性出版．
14）古谷健夫監，中部品質管理協会編（2013）："質創造"マネジメント─TQMの構築における持続成長

の実現．p.6-10，日科技連出版社．

15) 厚生労働省：介護サービス情報の公表制度．http://www.mhlw.go.jp/stf/seisakunitsuite/bunya/
hukushi_kaigo/kaigo_koureisha/kouhyou/index.html

16) 鮎澤純子（2012）：医療安全・質管理の理論と実際─測ることができないものは良くならない，日本
内科学会雑誌，Vol.101，No.12，p.3455-3462．

17) 勝原裕美子（2007）：看護師のキャリア論，p.172，ライフサポート社．

18) 上田修代，宮﨑美砂子（2010）：看護実践のリフレクションに関する国内文献の検討，千葉看護学会
会誌，Vol.16，No.1，p.61-68．

19) 安斎勇樹：看護職のリフレクションを促すためのワークショップのデザイン，看護，Vol.67，No.13，
p.88-90．

参考文献

- Donabedian, A.(1988)：The quality of care. How can it be assessed?, JAMA, Vol.260, No.12, p.1743-1748.
- 米国医療の質委員会 医学研究所／医学ジャーナリスト協会訳（2002）：医療の質─谷間を越えて21
世紀システムへ，日本評論社．
- Harolds, J. (2015)：Quality and Safety in Health Care, Part I：Five Pioneers in Quality, Clin Nucl Med, Vol.40, No.8, p.660-662.
- Institute of Medicine（IOM）(2001)：Crossing the Quality Chasm：A New Health System for the 21st Century, National Academy Press.
- 柏木聖代（2012）：在宅サービスのアウトカム評価と質改善，季刊・社会保障研究，Vol.48，No.2，
p.152-164．
- 東京都(2013)：訪問看護OJTマニュアル．http://www.fukushihoken.metro.tokyo.jp/kourei/hoken/
houkanhoukokusyo.files/ojt.pdf

6 訪問看護で起こり得る倫理的課題と対応

1 倫理綱領とは

　高度な医療を継続しながら在宅で療養する人も増え，療養者本人の多様なニーズへの対応，療養者と家族間の調整，医師や他職種・業者との調整など，訪問看護師の役割は拡大している。その中で，個々の療養者にとってどうすることがよいことなのか迷うことも多く，看護師の倫理観・倫理的な判断力がきわめて重要になっている。

　看護は，人の生命にかかわる専門職である。専門職を特徴づける態度として，公益性，道徳性や専門性があり，専門職の条件の一つは，その職業独自の倫理規範をもつことである。倫理綱領は，専門職である看護師のあり方や行動の指針であるとともに，専門職としての看護が社会に対して果たす倫理的な役割と責任を示す。

　1953（昭和28）年，国際看護師協会（International Council of Nurses：ICN）により「看護師の倫理国際規律」が採択され，現在は「ICN看護師の倫理綱領」になっている。「ICN看護師の倫理綱領」では，看護には人権を尊重する本質が備わっていることと，看護師の4つの基本的責任が明らかにされ，看護のニーズはあらゆる人々に普遍的であるとしている。

　日本においては，1988（昭和63）年に日本看護協会より「看護師の倫理規定」が公表され，2003（平成15）年には「看護者の倫理綱領」と改訂された。その前文には，看護の対象はあらゆる年代の個人，家族，集団，地域社会であり，看護の目的，看護実践にあたっては人権の尊重が求められることが明示された。「看護者の倫理綱領」「ICN看護師の倫理綱領」の具体的な内容については巻末資料（p.248-251）を参照されたい。

2 意思決定支援（インフォームドコンセント，合意形成）

　インフォームドコンセント（informed consent：IC）という言葉は，「説明と同意」と受け取られているが，本来の意味は「単に伝えるだけでなく，その説明により十分な情報を与えられ（インフォームド），その内容を理解したうえでの同意（コンセント）」であり，説明したかどうかの問題ではない。これは，過去に行われた反倫理的な行為を二度と繰り返さないため，またパターナリスティックな医学・医療への反省と患者・療養者の権利の尊重を重視することから，医療や研究を行うためには対象となる人が十分に情報を得たうえで自発的に同意することが不可欠との認識に基づくものである。

　インフォームドコンセントの根底にあるのは，その人の自律性の尊重である。その人の

価値を尊重し，よい自己決定ができるように，状況やその結果として起こることを十分に支援することを含み，選択したことを認めることである。

石垣らはインフォームドコンセントに関して，「医療者は病気の状態と治療法について専門的な知識・技術，そして経験がある。一方，患者には自分の人生についてこれまでどのように生きてきて，これからどう生きたいのかという個別の事情がある。この両者からの情報を互いに提供しあって，現時点でどうするかを話し合い，合意し，決定に至るプロセスである」と述べている[1]。

インフォームドコンセントにおいて重要なことは，選択肢にかかわる情報提供のみならず，意思決定に至るまでのプロセス全体に働きかけるということである。それは具体的にどういうことで，患者の擁護者である看護師はどのように意思決定を支えていくことが必要なのだろうか。

川崎は，看護者が行う意思決定支援を次のように説明している。まず，患者が抱えている問題を整理し，意思決定にかかわる真のニーズを引き出す。次に，患者の状況，反応，相談内容に応じてスキルを使う。意思決定後も，患者が決定した方向に進んでいけるようにフォローアップする。意思決定を支援するスキルとして，①感情を共有する，②相談内容の焦点化につきあう，③身体状況を判断して潜在的な意思決定能力をモニターする，④自分らしさを生かした療養方法づくりに向けて準備性を整える，⑤患者の反応に応じて判断材料を提供する，⑥治療・ケアの継続を保障する，⑦周囲のサポート体制を強化する，⑧情報の理解を支える，⑨患者のニーズに基づいた可能性を見出す。①〜③については共通して用いる必要があるが，④〜⑨は状況に合わせて選択して用いる[2]。そこには，患者自身がどうしたいのか真のニーズを丁寧に引き出していく傾聴や共感的理解，関係者間での調整や環境づくりなどの調整能力が求められる。

看護を必要とする人は，自己決定を行うことに困難を伴う場合がある。例えば子どもであったり，また意識障害や認知症，精神疾患等により，説明しても十分に理解できない場合は，その人のかわりに他者が意思決定（代理意思決定）を行う必要がある。ただし，初めから無理だと決めつけるのではなく，本人の理解力に応じてわかりやすく治療等の必要性を説明し，本人の意思を尊重する医療者の態度は，それ以降の療養者と医療者の信頼関係を構築していくうえで大切であろう。

3 倫理的課題と対応

1 療養者・家族との意見の相違

高齢化に伴い慢性疾患を抱える人が多くなり，病気に対する治療は，その人の日常生活や人生のあり方と調和を保ちながら行うことが必要となっている。家族形態も変化し，三世代同居は減少し，独居や夫婦のみの世帯の増加等により，家族機能は低下してきている。さらに，在宅での治療方法の選択は広がり，治療の継続や療養場所の選択など療養者・家族が戸惑うことも多い。

医療や看護に対しての療養者の思いと家族の思い，医療者の思いは同じではない。具

体的には，療養者や家族が治療に非協力的でうまくいかないという場合がある一方で，医療者として不要，適切でないと思うある治療法を療養者や家族が希望している場合もある。療養者と家族，ケアをする医療者が，それぞれの立場で大切にしているものが違い，その中で医療者の視点で治療を進めようとしてもうまくいかないことが多いのではないだろうか。

看護師には，自らの個人的価値観や考えではなく，療養者の価値観や考えを尊重したうえで，療養者が納得した選択を行えるような医師との仲介支援が求められる。療養者との日頃の関係づくりに基づき，療養者の理解を促し，意思を汲み取る工夫が必要である。例えば，在宅で支援を開始したときから折にふれてその人の医療やケアに関する希望を聞くようにし，さらに本人の同意のもとに家族や医師に伝えて共有し，記録しておくことが必要である。療養者や家族のアセスメントや，決断のためのアドバイスなども看護師の役割として意識されてきている。

しかし，療養者の意思決定が困難である場合，家族が代わりに行うこともある。その場合，適切な代理判断の手順で決める必要がある。家族が代理判断をするときには，家族の意見は「療養者の意思願望を適切に推定・反映しているか」，もしかしたら「家族自身の願望や都合ではないのか」「療養者より家族の意向が重視されていないか」など，療養者の意思の確認が必要である。どのような治療を受けるかを決めるのは原則として療養者自身であるが，日本の文化では「家族が困らないようにしたい」「迷惑をかけたくない」という思いから本当の意向を言えずに遠慮してしまう人も多いのではないか。

2018（平成 30）年 3 月改訂の「人生の最終段階における医療・ケアの決定プロセスに関するガイドライン」[3]（厚生労働省）によると，人生の最終段階における医療・ケアの方針決定にあたり，本人の意思確認ができない場合について，次のように示されている。①家族等が本人の意思を推定できる場合には，その推定意思を尊重し，本人にとっての最善の方針をとることを基本とする。②家族等が本人の意思を推定できない場合には，本人にとって何が最善であるかについて，本人に代わる者として家族等と十分に話し合い，本人にとっての最善の方針をとることを基本とする。時間の経過，心身の状態の変化，医学的評価の変更等に応じて，このプロセスを繰り返し行う。③家族等がいない場合および家族等が判断を医療・ケアチームに委ねる場合には，患者にとっての最善の方針をとることを基本とする。④このプロセスにおいて話し合った内容は，その都度，文書にまとめておくものとする。

ガイドラインは療養者の推定意思や，療養者にとって最善は何かを考え，関係者間での話し合いに価値をおき，相互の理解を深め協働できるようにする。療養者の意向を踏まえたうえで介護者やその他の家族を支え，決定した後でも家族の気持ちを受け止め，支援するのも重要な役割である。

2　終末期，認知症，精神障がい，小児など倫理的課題が起こりやすい事例

終末期で意識が低下している場合，認知症で症状が進行している場合，精神障がいを

有し判断力や理解力に支障がある場合，状況の認識が困難な幼児など物事を理解し判断できる能力やコミュニケーション機能が未熟な場合，生命や人間としての尊厳および権利が損なわれやすい，あるいは守られにくい状況がある。

さらに，彼らの意思能力が包括的に不足しているとみなされ，本人の意向や他の能力まで軽視されたり無視されるといった倫理的問題も起こりやすい。本人も自己主張することをあきらめていたり，周囲からできないと判断されて，意思を表明する機会をもてなかったりする。周囲も，すべて代わりに考えて判断することが支援だと思いがちになる。

また精神医療では，一般医療と違った面として強制的な医療行為が行われることもあり，一般医療以上に療養者本人の自己決定権が侵害される可能性が高い。自殺や事故を防止するために，個人に関する情報を共有し，プライバシーを犠牲にする，また本人のニーズよりも家族のニーズが優先される傾向にある。

小児の場合，成長発達を促す・教育を受けるという権利が制限される環境，小児に必要な説明の内容，家族との連携や調整など多くの倫理的課題が生じやすい。

こうした場合，前述した「看護者の倫理綱領」にある「尊厳の尊重（第1条）」，「平等な看護の提供（第2条）」，「信頼に基づく看護（第3条）」，「知る権利及び自己決定の権利の尊重（第4条）」，「守秘義務の遵守（第5条）」，「安全確保（第6条）」のいずれにも関与する倫理的課題が生じやすい。

何が療養者の益となり，害を回避することになるのか，本人の意思はどうなのか，誰が代理となって意思決定を行うのか，療養者の生命の質（QOL）は考慮されているか，療養者に十分な看護ケアを提供できているか，虐待や無視が行われていることを知ったときにどうするのか，療養者の秘密やプライバシーが尊重されているかなど，多くの倫理的課題について，「倫理的感受性」を高め，対応していくことが求められる。日頃からのチーム内での情報交換，見解の表示，行動と再考を促す機会が必要ではないだろうか。

3 多職種連携における課題等

在宅医療は，療養者の生活の場を拠点に，複数の職種がそれぞれの所属する組織から出向いて仕事を分業，協働，調整して行うことで成立する。

現場の問題は複雑で，1つのマニュアルですべてが解決されるような簡単なものではない。そのため対応に困ったときには，1人で抱え込むのではなく，チームで考える必要がある。その場合，倫理の問題は簡単に答えが出せるものではなく，チームの間で異なった意見が出てくることも少なくない。「どうせ考えても仕方がない」ではなく，「何かできないか」という姿勢を共有していくことは，看護倫理や看護職としての責任を目に見える形にすることとなり，倫理的問題を解決するだけでなく，専門職としての「倫理的感受性」を洗練させることにつながる。

例えば，最期まで家で過ごしたいと願う療養者の対応について，関係者間での話し合いで「自宅で亡くなってしまったら責任がとれるのか」「いざ施設入所をしようとしたときに入れなくなる」といった結果責任を問う話し合い方では，前に進まない。新たな認識枠組みを療養者・支援者間でもつ必要がある。「療養者にとって大切なものを尊重する」

という支援姿勢の共有ができれば，支援する目的が変化し，支援における連携が生まれる。

療養者の意思を実現するため，周囲の支援者との信頼関係の確立，環境整備や周囲の状況へのアセスメントによるつながりの形成など，訪問看護師にはチームでの中心的役割が期待されている。

| 引用文献 |

1）石垣靖子，清水哲郎（2012）：臨床倫理ベーシックレッスン，p.17，日本看護協会出版会.
2）川崎優子（2017）：看護者が行う意思決定支援の技法30，p.27-30，医学書院.
3）厚生労働省（2018）：人生の最終段階における医療・ケアの決定プロセスに関するガイドライン，（2018年3月），厚生労働省.

II

在宅ケアシステム論

ねらい

在宅ケアシステムが理解できる。

目　標

1. 地域包括ケアシステムの機能が理解できる。
2. 地域包括ケアシステムにおける
   訪問看護の役割が理解できる。
3. 地域包括ケアシステムにおける
   関係機関・関係職種の役割が理解できる。
4. 多職種連携に必要な ICT の活用が理解できる。
5. ケアマネジメントの機能および展開方法が理解できる。
6. 在宅移行支援システムが理解できる。

地域包括ケアシステム

1 「地域包括ケアシステム」が誕生した背景

　国が政策として進めている「地域包括ケアシステム」とは，わが国の超少子高齢社会を見越して社会保障制度を持続させるために地域全体で支え合うしくみである。

　この地域包括ケアシステムづくりに向けた政策提言は，介護保険制度に代表される高齢者ケアから始まった。わが国の高度経済成長期を支えた戦後ベビーブーム世代（1947～1949 年生まれで合計特殊出生率は 4 を超えている[1]）が 75 歳以上となる 2025～2040年の期間をおだやかに乗り切るためには，介護保険制度や医療保険制度の改正，報酬の改定による給付の抑制などの対応だけでは困難であり，各地域で支え合うしくみが必要と考えられた。

　現在，75 歳以上人口が急増する大都市，人口が減少する地方都市など，高齢化の実情には大きな地域差が生じている。また，人口の年齢構成や保健・医療・福祉・介護などの社会資源の整備状況，産業や文化などにも地域による特徴がみられる。

　そのため地域包括ケアシステムは，国の一律のしくみとしてではなく，市町村や都道府県が，地域の自主性や主体性に基づき，地域特性に応じて創り上げていく必要がある。さらに，要介護状態に至らないようにするための自立した高齢者の介護予防のほか，対象は乳幼児，児童，子育て中の親，障がい者に広がり，さらに災害等を含めた地域づくりへと概念が拡大している。

　2016（平成 28）年に厚生労働省が立ち上げた「『我が事・丸ごと』地域共生社会実現本部」が目標に設定した「地域共生社会」を実現するためにも，地域包括ケアシステムが必要とされている。

　市町村は，住民の健康と自立を支援し，複数の疾病や障がいから要介護状態となっても，人生の最終段階を迎える状態になっても最期まで幸せに暮らせる地域社会を目指し，住民や種々の団体，事業者等と協力しあって地域包括ケアシステムづくりを進めている。

2 地域包括ケアシステムの定義および構造と機能（構成要素）

1 「地域包括ケアシステム」の法律上の定義

　「地域包括ケアシステム」は 2 つの法律により次のように定義されている。

- 「持続可能な社会保障制度の確立を図るための改革の推進に関する法律（平成 25 年

12月13日，法律第102号）第4条第4項」
- 「地域における医療及び介護の総合的な確保の促進に関する法律（平成元年6月30日法律第64号・最終改正：平成26年6月25日，法律第83号）第2条」

「地域の実情に応じて，高齢者が，可能な限り，住み慣れた地域でその有する能力に応じ自立した日常生活を営むことができるよう，医療，介護，介護予防（要介護状態若しくは要支援状態となることの予防又は要介護状態若しくは要支援状態の軽減若しくは悪化の防止をいう），住まい及び自立した日常生活の支援が包括的に確保される体制をいう。」

2 地域包括ケアシステムのイメージ

地域包括ケアシステムは，おおむね30分以内に必要なサービスが提供される「日常生活圏域（具体的には中学校区）」を単位として想定されている。

介護が必要になったときは介護保険施設への入所や居住系サービスなどの介護サービスやリハビリテーションを利用する。病気になり医療・看護が必要になったときは，入院・通院や在宅医療・訪問看護がある。さらに保健師等の保健・予防が健康の維持・悪化防止など自立した日常生活を支援する。相談業務やコーディネートは地域包括支援センターや居宅介護支援事業所が担う。さらに，福祉職は障がい者の地域生活支援，経済問題や生活問題などの相談支援，地域づくりを担う（図Ⅱ-1-1）。

3 地域包括ケアシステムの構成要素（植木鉢モデル）

地域包括ケア研究会報告書による地域包括ケアシステムの「植木鉢モデル」（図Ⅱ-1-2）

図Ⅱ-1-1　地域包括ケアシステムの姿

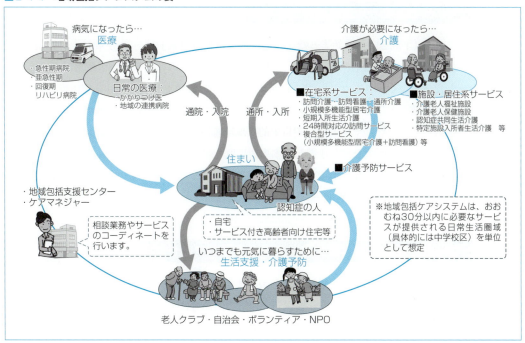

［厚生労働省資料より］

図Ⅱ-1-2 地域包括ケアシステム─進化した植木鉢の図

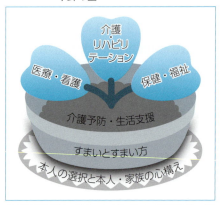

[三菱UFJリサーチ＆コンサルティング (2016)：〈地域包括ケア研究会〉地域包括ケアシステムと地域マネジメント，地域包括ケアシステム構築に向けた制度及びサービスのあり方に関する研究事業，平成27年度厚生労働省老人保健健康増進等事業]

図Ⅱ-1-3 費用負担から見た地域包括ケア

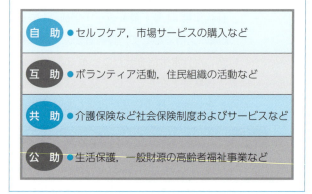

[2013（平成25）年3月地域包括ケア研究会報告書より作成]

では，構成要素として，①本人の選択と本人・家族の心構え，②住まいと住まい方，③介護予防・生活支援，④保健・福祉，⑤介護・リハビリテーション，⑥医療・看護を挙げている。

また，費用負担からみると自助・互助・共助・公助により成り立っている（図Ⅱ-1-3）。

3 地域包括ケアシステムの構築

1 在宅医療・介護連携推進事業

2012（平成24）年に始まった「在宅医療連携拠点事業」は，2013年および2014（平成26）年には「在宅医療推進事業」として，都道府県主導による地域医療財政基金を活用した体制づくりが進められ，2015（平成27）年から地域支援事業の「在宅医療・介護連携推進事業」として実施されている。高齢化の進展など人口動態には地域格差があり，保険者である市町村や都道府県が自主的に地域特性に応じて構築する必要があるため，市町村は地域医師会などと連携して本事業に取り組んでいる。本事業は表Ⅱ-1-1の8事業で構成され，中でも「オ 在宅医療・介護連携に関する相談支援」は，看護師や医療ソーシャルワーカー（MSW）を配置して相談受け付けなどを実施する事業である。

2 市町村の地域包括ケアシステム構築のプロセス

市町村はニーズ調査や地域ケア会議により地域の課題を把握し，社会資源の発掘を行う。さらに事業化・施策化を協議し，地域の関係者による対応策と事業の具体策を検討する。そして事業等の実施を決定し，実行する（図Ⅱ-1-4）。

表Ⅱ-1-1 「在宅医療・介護連携推進事業」を構成する8事業とは

ア 地域の医療・介護資源の把握
イ 在宅医療・介護連携の課題の抽出と対応策の検討
ウ 切れ目のない在宅医療と在宅介護の提供体制の構築推進
エ 医療・介護関係者の情報共有の支援
オ 在宅医療・介護連携に関する相談支援
カ 医療・介護関係者の研修
キ 地域住民への普及啓発
ク 在宅医療・介護連携に関する関係市区町村の連携

図Ⅱ-1-4 市町村における地域包括ケアシステム構築のプロセス（概念図）

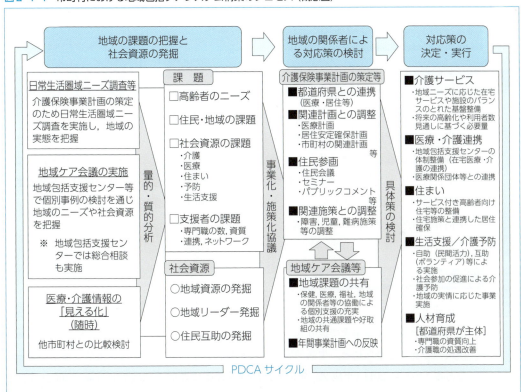

［厚生労働省資料：http://www.mhlw.go.jp/seisakunitsuite/bunya/hukushi_kaigo/kaigo_koureisha/chiiki-houkatsu/dl/link1-6.pdf］

3 地域包括ケアシステムに関連する都道府県と市町村の位置づけ

　地域包括ケアシステムは都道府県が支援し，市町村が主体となってつくっていくシステムである。地方厚生局地域包括ケア推進課が本システムの構築の支援に関する企画・立案・調整などを行い，都道府県は市町村支援を行う。

　市町村は介護保険事業計画の策定・実施を通じて，地域の特性に応じた地域包括ケアシステムを構築していく。住民，住民グループ，介護サービス等の利用者，専門職，事業者，専門職能団体などが，地域包括ケアシステムづくりに参画するためには，地域ケア会議をはじめ，各種協議会，介護サービス等の事業者の会議，多職種協働会議などの場で「顔と顔の見える関係づくり」が必要であり，市町村はこのような場の運営等にかかわっている。

4　医療と介護の継続

2025 年に向けて，急性期医療を手厚くし在宅復帰を実現すること，受け皿となる在宅医療・介護を充実させて，いわゆる「ご当地医療」を実現し，医療から介護へ，病院・施設から在宅への流れを医療と介護の一体的な見直しで行うとされた[2]。病院では退院支援室等に看護師，社会福祉士，医療ソーシャルワーカーが配置され，地域の保健・医療・福祉・教育・介護等の関係者と連携して退院支援が行われている。

5　退院後の高齢者の住まい

高齢者の約 7 割が自宅で人生の最終段階まで過ごすことを希望しているが，実際は独居高齢者，高齢者夫婦世帯等が多く家族介護力には限界がある。また，本人・家族のみならず近隣なども含めて日々の暮らしに不安を感じる。障がいや認知症などで日常生活の自立度が低下した場合や症状が急変した場合の不安などから，高齢者向けの住まいが整備されている。有料老人ホーム，軽費老人ホーム，養護老人ホーム，サービス付き高齢者向け住宅がある。介護保険で給付される主な介護保険施設・居住系施設は，介護老人福祉施設（特別養護老人ホーム），介護老人保健施設，介護医療院，認知症対応型共同生活介護（グループホーム）である。

6　地域包括支援センター

地域包括ケアシステムの構築の柱となっているのは地域支援事業であり，総合事業，包括的支援事業，任意事業で成り立つ。市町村から包括的支援事業の委託を受けて，地域住民の心身の健康保持と，生活の安定のために援助を行う機関が地域包括支援センターである。さらに 2011（平成 23）年の介護保険法改正により，「地域ケア会議」の充実を図るため，その機能を果たす職種が配置された。地域住民の総合相談の実施，困難事例の検討により地域のニーズや社会資源の把握を行う地域ケア会議を開催する。

地域包括支援センターは市町村，または市町村から委託を受けた法人が設置し，運営主体となっている。総合的な相談窓口・権利擁護機能は社会福祉士等が担う。要支援者および総合事業の利用者の介護予防ケアマネジメントは保健師や経験のある看護師が行い，包括的・継続的ケアマネジメントの支援は主任ケアマネジャーが行うことになっている。

4 地域包括ケアシステムにおける訪問看護の役割

1　関係機関・施設等の看護職を含めた保健医療福祉専門職との連携

訪問看護を提供する在宅では，本人・家族のほかにさまざまなサービスや職種・機関がかかわっている。24 時間 365 日支える訪問看護師は医療の専門的知識をもって，頻回

に利用者を訪問し，病状や療養生活および介護状態などを総合的にアセスメントして，利用者の思いを尊重し，看護計画を立てて看護を行う。利用者のさまざまなニーズを満たすためには日常介護を担う訪問介護員をはじめ，保健医療福祉職と療養者とのつなぎ役となり，ケア目標を共有してそれぞれの専門性を尊重しながら重なり合って支える。在宅ケアチームで，効果的なサービスの提供を行う。

2　自立支援・予防的看護を念頭においた相談体制の確立

介護予防には，本人の主体性を尊重し，潜在的にもつ心身の機能を発揮することが重要である。特に，サルコペニア（筋肉減少），ロコモティブシンドローム（運動器症候群），フレイル（虚弱），認知症の重度化予防など，予防的看護が重要である。地域住民から気軽に看護師に相談ができる，いわゆる「まちの保健室」を開いて健康相談に応じる訪問看護師もいる。老人クラブなどに「出張健康講座」を行う訪問看護師もいる。閉じこもり防止や認知症者を介護する家族の相談支援ができるデイサービス等を行っている例もある。

住民自らが必要なサービスを見つけて活用できることを目的とした自立支援が望ましい。

3　地域の在宅ケア推進のためのネットワークづくり

在宅医療・介護推進事業などで相談対応を行ったり，地域の保健医療福祉サービス機関に所属する看護職同士のネットワークを構築するなど，在宅ケア推進の役割を担う。

4　地域に不足しているサービスや新たなサービスの提案

看護師は地域のさまざまな健康上の課題を発見し，不足するサービスの充足と，新たなサービスの開発に積極的にかかわる。特に，訪問看護サービスをはじめ不足しているサービスを増やすために，地域包括支援センターが開催する地域ケア会議への参画，市町村など行政への働きかけ，専門職能団体との連携などが重要である。

5　効果的，効率的なサービス提供システムづくり

2025年以降2040年頃まで，人生100年といわれるわが国では要援護高齢者が増え続け，多死社会となり，医療と介護の必要性が高まる。一方で，少子化によりケアの担い手が不足し，医療や介護に要する費用も大きく増加する。そこで，より一層訪問看護事業の効率化，職種間のタスクシフト，ICT化による多職種連携など，費用対効果を高めるサービス提供システムを模索する必要がある。

1 地域包括ケアシステム

| 引用文献 |

1）厚生労働省（2018）：平成30年 我が国の人口動態, p.9.
2）社会保障制度改革国民会議（2013）：社会保障制度改革国民会議報告書〜確かな社会保障を将来世代に伝えるための道筋〜, p.25.

| 参考文献 |

● 地域包括ケア研究会（2009, 2010, 2013, 2017）：厚生労働省老人保健健康増進等事業地域包括ケア研究会報告書（座長田中 滋）.

Column

「地域包括ケアシステム」とは―「地域包括ケア研究会」の提言から

2008（平成20）年に，厚生労働省老人保健健康増進等事業による「地域包括ケア研究会（座長：田中滋 慶應義塾大学大学院教授）」がスタートし，2009（平成21）年3月に同研究会報告書が公表された。本報告書では，戦後ベビーブーム世代（1947〜1949年生まれをいう）が75歳以上となる2025年を視野に，「24時間365日体制の安心感の提供」「おおむね30分以内で医療・介護・福祉サービスが一体的に利用できるしくみ」が提言された。

2010（平成22）年3月に公表された同研究会報告書では，2025年をイメージして，良質のケアを効率的に提供するための人材のあり方が提言された。例えば，医師は在宅医療開始時の指導等，理学療法士等はリハビリテーションのアセスメント・計画と困難なケースのリハビリテーションを行うとされ，訪問看護においては，より自律的に医療に携わり，病状観察・夜間を含む急変時の対応・看取りなどを行うことが挙げられた。要介護者に対する基礎的医療的ケアは医師・看護職員との連携のもとに介護福祉士が担うとされ，この提言から，2012（平成24）年に社会福祉士及び介護福祉士法の一部改正があり，保健師助産師看護師法の規定にかかわらず，医師の指示のもとに介護福祉士等の喀痰吸引等が合法化されている。

2013（平成25）年3月の同研究会報告書では，自助，互助，共助，公助と整理され，中でも互助（ボランティア活動・住人組織の活動等）の重要性が強調されている。

2017（平成29）年3月の同研究会報告書では，2040年は要介護者数や死亡者数がピークを迎える一方，担い手は2015年からさらに25％減少し，限られた人材と社会保障分野の厳しい財政制約の中にあることが前提とされ，①予防を推進し要介護の需要抑制のため，地域でつながる「ゼロ次予防」，②中重度者を支える地域のしくみに必要な多職種連携教育，③介護事業者の生産性向上のための法人規模の拡大や経営統合など，④市町村の地域マネジメントの展開（地域包括ケアシステムの構築にかかわるキープレーヤーが必要）が提言された。

2 関係機関・関係職種の機能および役割と多職種連携

II 在宅ケアシステム論

訪問看護を提供する場は，生活を営む場である。その中では，療養者本人だけでなく，家族のニーズも生まれる。在宅療養者のニーズは多様かつ複雑であり，こうしたニーズに対応するためには，訪問看護が核となり，適切なアセスメントのもと，さまざまな関係機関・関係職種とともにニーズと優先度に応じて必要なケアを一体的に行う必要がある。

病院と異なり，在宅ケアでは，さまざまな職種や担当者がそれぞれ物理的に離れた場に存在し，それぞれの立場から療養者や家族の生活にかかわることが多い。訪問看護師にとっては，療養者とその家族への看護ケアのほかに，関係機関・関係職種内での円滑な情報共有やそれぞれに担う役割の調整なども重要な役割となる。

在宅ケアの提供にあたっては，関係機関・関係職種の機能や役割を知っておく必要があり，そのうえで関係機関・関係職種内で療養者の生活課題やニーズを共有し，それらにあった在宅ケア提供体制を構築していく必要がある。

1 保健医療福祉機関および相談窓口

1 医療機関

a 各医療機関の特徴

医療を提供する機能をもった施設には，病院，診療所，歯科診療所，助産所，調剤を実施する薬局，介護老人保健施設，介護医療院があり，それぞれ医療法によって規定されている。

病院とは，「医師又は歯科医師が，公衆又は特定多数人のため医業又は歯科医業を行う場所であって，20人以上の患者を入院させるための施設を有するもの」をいう（医療法第1条の5）。

また，診療所とは，「医師又は歯科医師が，公衆又は特定多数人のため医業又は歯科医業を行う場所であって，患者を入院させるための施設を有しないもの（無床診療所）又は19人以下の患者を入院させるための施設を有するもの（有床診療所）」をいう（医療法第1条の5）。

医療法においては，病院のうち，高度の医療を提供する「特定機能病院」，地域医療の支援などを行う「地域医療支援病院」のように，一定の機能を有する病院については人員配置基準，構造設備基準など一般の病院とは異なる要件を定め，要件を満たしている

病院については，名称独占を認めている。また，「精神病院」や「結核病院」のように対象とする患者の相違に着目して，人員配置基準，構造設備基準の面での取り扱いを一般の病院とは別にしている病院もある。

訪問診療や往診を担う医療機関としては，在宅療養支援診療所が挙げられる。24時間往診および訪問看護が可能などの要件を満たしている診療所であり，届け出により「在宅療養支援診療所」として診療報酬を算定することができる。200床未満あるいは4km以内の診療所がない地域において，在宅療養支援診療所と同様の要件を満たしている病院は「在宅療養支援病院」として診療報酬上の加算が認められている。さらに，2016（平成28）年には，往診および訪問診療を専門に行うことができる診療所の開設が可能となり，その数も増えてきている。

一方，訪問看護ステーションは，1992（平成4）年に老人訪問看護制度に基づき創設された訪問看護の事業所である。看護の業務は，大きく「療養上の世話」と「診療の補助」に分けられる。訪問看護の開始にあたっては，「訪問看護指示書」という書面により，主治医からの指示を受ける必要がある。訪問看護指示書を受け取った訪問看護ステーションは，利用者と訪問看護利用の契約を結び，訪問看護指示書と契約内容に基づき，訪問看護サービスを提供することができる。

以上のように，医療機関の特徴はさまざまであり，それぞれの機関において各職種の役割や職位が異なる。そのため，それぞれの特徴を理解したうえで，連携を促進していく必要がある（表Ⅱ-2-1）。

ⓑ 各医療機関における関係職種との連携

医療機関において訪問看護にかかわる関係職種は医師，歯科医師，歯科衛生士，薬剤師，保健師，看護師，理学療法士，作業療法士，言語聴覚士，管理栄養士，社会福祉士，ケアマネジャー，介護福祉士等が該当する。それぞれの役割は機関や配置部署，職位などによっても異なるため，相談窓口を知ることが連携を促進するうえでの第一歩となる。多くの医療機関では，地域連携室や療養相談窓口等が設置されている。

近年，退院支援を中心とする医療機関との連携体制の強化が謳われ診療報酬改定にも反映されてきた。2008（平成20）年の診療報酬改定では，退院支援に関連する新たな「退院調整加算」の要件として，退院調整部門の設置および退院調整に関する経験を有する専従の看護師（以下，退院調整看護師）または社会福祉士の1名以上の配置が示されたことにより，多くの医療機関に「退院調整部門」が設置され，地域との連携窓口として重要な役割を果たしている。

また，「退院時共同指導加算」が設けられ，円滑な地域移行を進めるための医療機関と訪問看護ステーションによる退院前の共同指導が行われるようになった。さらには，入院中に外泊する患者に対する訪問看護や退院直後の医療ニーズの高い状態の患者に対する一時的な頻回の訪問看護に関する診療報酬上の評価がなされ，病棟看護師を含めた退院支援が強化されている。2016（平成28）年の診療報酬改定では，「退院支援加算」が，2018（平成30）年の改定では「入退院支援加算」が新設され，退院支援業務等に専任する看護師（以下，退院支援看護師）が病棟に配置されるようになり，病院全体で入院時から退院

表Ⅱ-2-1　医療機関一覧表

施設区分		機能（地域包括ケアシステムの視点から，機能を中心に記載）
病院	高度急性期病棟	急性期でより専門的な医療が必要な患者に対し，診療密度が特に高い医療を提供する。救命救急病棟，集中治療室ハイケアユニットなど。
	急性期病棟	状態の早期安定に向けて積極的な医療の提供を行う。在院日数が問われる（平均21日）。
	回復期リハビリテーション病棟	急性期を脱した患者への在宅復帰に向けた医療やリハビリテーションを行う（在宅復帰率要件70％以上）。
	地域包括ケア病棟	亜急性期で，介護の必要な患者が在宅復帰を目指し機能訓練などを行う。在宅からの緊急時受け入れを行う。
	療養型病棟	急性期のように積極的ではないが，医療依存度が高く長期療養が必要な患者が入院している。
	在宅療養支援病院	二次救急指定，救急告示病院として，在宅療養後方支援を積極的に行う。24時間365日体制で地域の在宅医療を支える。
診療所 無床診療所 有床診療所	一般診療所	一般診療，往診（患者の求めに応じて訪問），訪問診療（定期的，計画的に訪問）。
	在宅専門診療所	在宅療養支援診療所で，患者のうち95％以上が在宅患者である。ただし看取り件数や重症児への対応実績などが求められる。
	在宅療養支援診療所	24時間連絡，対応体制をもつ。24時間対応の訪問看護ステーションと連携がある。在宅看取りの実績が必要。
歯科診療所	一般歯科診療所，往診（訪問診療区別なし）	う歯，歯肉の病変，咬合，咀嚼嚥下機能などに関する診断治療を行う。口腔機能評価，リハビリテーション指導も行う。居宅や高齢者施設だけでなく，歯科を標榜していない病院診療所へも訪問診療が可能。
	在宅療養支援歯科診療所（歯援診）	高齢者の口腔機能管理に係る研修を修了した常勤歯科医の配置と1人以上の歯科衛生士の配置。在宅療養を担う医療機関の保険医などと連携し，訪問診療を行う。
	在宅専門歯科診療所	在宅療養支援歯科診療所で，在宅患者割合が95％以上ある。
	かかりつけ歯科機能強化型歯科診療所（か強診）	上記歯援診の機能に加え，外来におけるう蝕や歯周病の管理と訪問診療を両立して行う。
助産所	施設出産	妊産婦および新生児の保健指導，助産所で家庭的な雰囲気をつくり，産後ケアまで丁寧に行う施設もある。
	自宅出産	正常分娩の介助を行う。
保険薬局	かかりつけ薬局	医師の処方せんに従い調剤を行うが，薬剤の種類などを確認し，問題があれば医師と調整し，服薬指導を行う。かかりつけ薬剤師は患者が選んだ保険薬局の薬剤師が処方医と連携して患者の服薬状況を一元的・継続的に把握したうえで服薬指導を行う。
	在宅支援薬局	要介護者，通院が困難な在宅へ訪問し，服薬管理・指導も行う。特定保険医療材料の取り扱いもある。
介護老人保健施設	介護保険施設でもあるが，医療法では医療機関と規定されている	在宅復帰を目指し，介護・リハビリテーションを中心とするが，常勤の医師，看護師，理学療法士リハビリテーション担当者，管理栄養士，ケアマネジャー，支援相談員，必要に応じ薬剤師が配置され，比較的安定した病状に対しては施設で対応する。通所（デイサービス），短期入所（ショートステイ）も受け入れる。
介護医院	同上	要介護者であって長期にわたり療養が必要なものに対し，施設サービス計画に基づいて療養上の管理，看護，医学的管理のもとにおける介護及び機能訓練その他必要な医療ならびに日常生活上の世話を行う。通所，短期入所，訪問リハビリテーションも提供できる。

を支援する体制の強化が図られた。

患者・家族のほか，医師や病棟の看護師，退院調整看護師，退院支援看護師および関係職種，ケアマネジャー，訪問看護師，その他必要とされる各職種で行われる，「退院前（あるいは退院時）カンファレンス」は，退院後の療養生活支援のために必要な情報を共有し，在宅移行に向けた支援の方向性を決めるための重要な場になっている。

2　介護保険施設

介護保険で受けられるサービスは，大きく分けて「居宅サービス」「施設サービス」「地域密着型サービス」の3種類がある。このうち，「施設サービス」は，介護老人保健施設，介護老人福祉施設（特別養護老人ホーム），介護療養型医療施設，介護医療院がある。

介護老人保健施設

要介護高齢者の自立を支援し，医師による医学管理のもと，看護・介護，リハビリテーションなどを提供し在宅復帰を目指す施設である。対象者は，病状安定期にあり，入院治療をする必要はないが，リハビリテーションや看護・介護を必要とする要介護者（要介護1以上）である。人員基準は，入所定員100名に対し，常勤医師1名，看護職員9名，介護職員25名のほか，理学療養士，作業療法士または言語聴覚士1名である。その他，ケアマネジャー1名，支援相談員1名である。施設療養上必要な医療の提供は介護保険で給付される。この従来型の介護老人保健施設（従来型老健）に加え，新たに医療・看護の体制を強化した施設として，介護療養型老人保健施設（新型老健）があり，看取りへの対応を行っている。

介護老人福祉施設（特別養護老人ホーム）

介護保険法に基づく介護保険施設としての指定を受けた特別養護老人ホームのことで，常時介護が必要で在宅生活が困難な要介護者のための生活施設である。対象者は，原則，要介護3以上の高齢者であるが，要介護1または2の人のうち，認知症などにより施設外での生活が著しく困難であると認められる場合は対象となる。人員基準は，入所定員100名に対し，医師（非常勤可）1名，看護職員3名，介護職員31名，理学療法士，作業療法士または言語聴覚士1名，ケアマネジャー1名，管理栄養士1名，生活指導員1名である。施設療養上必要な医療はすべて医療保険で給付される。

介護療養型医療施設

医療法で規定された療養病床をもつ病院または診療所のうち，介護保険施設として指定を受けた施設で，医療の必要な要介護高齢者の長期療養施設に位置づけられる。対象者は，カテーテル装着など，常時医療管理が必要で病状が安定期にある要介護者（要介護1以上）である。人員基準は，入所定員100名に対し，医師3名，看護職員17名，介護職員17名，ケアマネジャー1名，理学療法士，作業療法士または言語聴覚士1名，薬剤師，管理栄養士である。施設療養に際する日常的な医療の提供は介護保険での給付となる。介護療養病床型医療施設は2018年3月に廃止予定であったが，実現に至らず6年間の経過期間が設けられた。

介護医療院

　介護療養型医療施設に替わる新たな介護保険施設として2018（平成30）年4月に創設されたもので，長期的な医療と介護のニーズを併せ持つ要介護高齢者を対象に，日常的な医学管理や看取りやターミナルケアなどの医療と生活の場としての機能を兼ね備えた施設である。介護医療院には，介護療養病床相当のサービス（Ⅰ型）と老人保健施設相当以上のサービス（Ⅱ型）の2つのサービスがあり，それぞれ人員基準などが設けられている。

　なお，短期入所生活介護（ショートステイ），特定施設（ケアハウス等）への入居などは，施設サービスとして提供されるが，介護保険では居宅サービス（特定施設入居者生活介護）に位置づけられている。

3　公的なサービス体制をとっている高齢者の住まい

　代表的なものとして，サービス付き高齢者向け住宅，有料老人ホーム，軽費老人ホームがある。生活自立型から介護度が高い人，経済的な支援が必要な人まで受け入れはさまざまだが，生涯生活ができる施設である。サービス付き高齢者向け住宅，有料老人ホーム，軽費老人ホーム等で，介護保険で特定施設の入居者生活介護の指定を受けると，介護保険の適用となる。また，訪問介護，訪問入浴介護，訪問看護など外部の指定介護サービス事業者と連携してサービスを提供する方法をとる施設もある。

4　地域包括支援センター

　主な設置主体は，市町村である。保健師，社会福祉士，主任ケアマネジャー等が配置されており，「地域住民の心身の健康の保持及び生活の安定のために必要な援助を行うことにより，その保健医療の向上及び福祉の増進を包括的に支援することを目的とする施設」（介護保険法第115条の46第1項）である。

　主な業務は，介護予防および包括的支援事業（①介護予防ケアマネジメント業務，②総合相談支援業務，③権利擁護業務，④包括的・継続的ケアマネジメント支援業務）である。

　介護予防ケアマネジメント業務では，要支援の認定を受けた高齢者に対し，介護予防のためのケアプランを作成するほか，将来的に要介護や要支援状態になるおそれがあると判断された高齢者に対し，市町村が実施している介護予防プログラム等の紹介，参加支援を行っている。総合相談支援業務は，高齢者からの相談を幅広く受け，高齢者にとって必要なサポートや制度を紹介している。権利擁護業務は，金銭の管理や契約などに不安がある高齢者や虐待被害にあっている高齢者に対し，その人がもつ権利を守るための業務である。成年後見制度の活用を促進し，安心して高齢者が暮らせる制度利用を支援している。また，虐待被害にある高齢者を守るための早期発見や対応等も権利擁護業務に基づき，地域包括支援センターが担っている。包括的・継続的ケアマネジメント支

援業務では，ケアマネジャーへの個別指導や相談，「地域ケア会議」などの実施により，自立支援型ケアマネジメントの支援を行っている。

5　保健機関，行政機関

保健所

　地域保健法に基づき，都道府県，政令指定都市，中核市，その他政令で定める市，特別区が設置する公的機関であり，地域保険に関する各種業務を行っている。医療に関する各種統計，食品衛生，環境衛生，医事，母子保健，精神保健，感染症予防などの広域的・専門的サービスを提供している。

　また，圏域の医療計画，医療提供体制などの医療監視・指導および具体的に必要な対策，さらには地域の医師会，看護協会，薬剤師会や病院，訪問看護ステーション等と連携し，地域医療・介護の連携を推進するためのさまざまな取り組みを実施している。

　小児慢性特定疾病医療支援や在宅人工呼吸器使用患者支援事業等，公費負担医療の申請手続きの窓口となっており，対象者への療養相談などのほか，対象者を地域で支える訪問看護師等の地域関係者会議の開催や講演会の開催などの保健活動を行っている。

市町村保健センター

　保健所と連携し住民に対し，健康相談，保健指導および健康診査，その他地域活動に関し必要な事業を行うことを目的とし，より住民に身近な施設である。母親学級，乳児健診，介護予防のための教室や精神保健の相談なども行っており，その中で訪問看護や介護が必要な場合は，関連機関と調整し連携を図っている。

福祉事務所

　社会福祉法による都道府県および市（特別区）が設置する福祉に関する機関で，福祉六法（生活保護法，児童福祉法，母子及び寡婦福祉法，老人福祉法，身体障害者福祉法および知的障害者福祉法に定める援護,育成または更生の措置）に関する事務をつかさどる機関である。

　1993（平成5）年4月には高齢者および身体障がい者福祉分野で，2003（平成15）年4月には知的障がい者福祉分野で，それぞれ施設入所措置事務等が都道府県から町村へ移譲されており，現在，高齢者および身体障がい者福祉分野および知的障がい者福祉分野は市町村に担当部署がある。市町村の福祉事務所では障害者認定の申請や関連する施設入所，訪問介護，訪問看護など利用のコーディネートを行っている。

市町村

　住民の安全・安心な暮らしを支えるための総合的な施策を実施する。生活に関するさまざまな相談や公費利用に関する申請の窓口を設けるとともに，地域の人々の健康づくり，コミュニティづくりなど積極的な取り組みがなされている。国民健康保険や介護保険の保険者でもある。

　市町村は介護保険の運営主体であり，介護保険料を徴収し，要支援・要介護の認定（介護認定）および認定者に介護給付を行う。介護認定は，認定調査員が申請者のもとを訪問し認定のための調査を行う。認定調査および医師の意見書をもとに認定審査会で要支

援・要介護に認定されれば，要支援・要介護の区分に応じた支給基準限度額内で介護保険による給付を行う。なお，介護保険に関する苦情相談窓口もある。さらに，在宅療養相談窓口も設置され，地域住民や関連機関からの在宅療養に関する相談業務も行っている。

6 福祉関係施設・機関等

社会福祉協議会，厚生相談所（身体障がい・知的障がい），老人福祉センター，老人憩いの家，障害者総合支援法による共同生活援助（グループホーム），教育機関等がある。

7 地域の中の自主組織

家族会，患者会，老人クラブ，街角カフェ等の自主グループが地域でもつくられ，情報交換やリクリエーションの場をもつなど，支え合いネットワークづくりが進められている。地域によっては，市町村，地域包括支援センターが実施する地域ケア会議などにも地域のさまざまな人々，業者らも参加した地域づくりが行われている。

2 在宅における関係職種の役割

1 専門職

ここでは，国家試験等に合格し登録が規定された資格をもっている職種を専門職とする。

医 師

医療および患者の疾病に関する診断・治療を行い，必要に応じ，訪問診療・往診を行う。訪問看護が必要な患者に関しては，訪問看護指示書を交付し，訪問看護師と連携する。必要に応じて，他職種とも療養に関する連携・調整を行う。

歯科医師

口腔衛生の指導，歯牙，咀嚼嚥下機能に関する口腔内の疾患の治療を行うが，通院が困難な患者には在宅に出向き訪問歯科診療を行う。

歯科衛生士

歯科医師の指示のもと口腔内ケアを行うとともに，口腔衛生の指導を行う。

薬剤師

個々の患者への処方薬剤の内容把握，重複や拮抗する薬剤の確認等を行い，課題が見つかれば医師に確認・調整のほか患者の服薬アドヒアランスが高まる方法も検討し，服薬指導および居宅訪問指導（居宅療養管理指導）も行う。

保健師

活動の場は多岐にわたっているが，行政機関では地域の健康課題を確認し，健康危機管理や疾病・介護予防，母子保健，精神保健，虐待防止対策など直接的な保健指導や健

康相談など地域の自助・共助意識の醸成やネットワークづくりを推進する。また医療機関や地域包括支援センター，訪問看護ステーション，介護福祉関連機関とも連携，協働する。

助産師

病院，助産所等で，助産業務のほか，妊産婦への健康指導，乳房ケアを行う。新生児訪問や産後ケア施設では，産婦の心身のケアや子育て支援を行う。

看護師

医療機関のみならず介護保険施設，訪問看護ステーション，居宅介護支援事業所等，地域でも多くの看護師が活動している。どの場にいても，療養者（患者）が住み慣れた居宅で安心して暮らせるよう健康増進，介護予防や療養生活を支援する。

理学療法士

身体に障がいのある人に対し，主としてその基本的動作能力の回復を図るため，治療体操やマッサージ，その他物理的手段を用いて病院，介護保険施設や通所施設，福祉施設，介護予防施設等でリハビリテーションを行う。

作業療法士

身体または精神に障がいのある人に対し，主としてその応用的動作能力または社会的適応能力の回復を図るため，手芸，工作その他の作業を行うことで，理学療法士と同様，病院，介護保険施設や通所施設，福祉施設，介護予防施設等でリハビリテーションを行う。

言語聴覚士

音声機能，言語機能または聴覚機能，嚥下機能に障がいのある人について，その機能の維持・向上を図るため，言語訓練，検査，助言，指導など必要な援助を行う。病院，介護保険施設や通所施設，福祉施設，介護予防施設等でリハビリテーションを行う。

管理栄養士

健康の保持・増進または療養のため必要な栄養の指導を行う。また病院や施設等で療養者の身体状況，栄養状態，療養環境に応じた特別の配慮を必要とする人の給食管理などを行う。さらに，在宅で栄養状態に問題のある人に対しては訪問し，栄養，調理などに関する助言・指導を行う。

医療ソーシャルワーカー（MSW）

医療機関に勤務する社会福祉士で，退院する患者が，その後安心してよりよい療養生活を送ることができるよう，環境面，経済面などを含め，関係機関と連携し，制度の活用や手続きの支援を行う。

社会福祉士

身体的・精神的な障がいや環境上の理由により日常生活を営むのに支障がある人の福祉に関する相談に応じ，助言・指導を行うとともに，福祉サービスの提供施設，医療関係者らと連絡・調整し，支援する。行政機関，地域包括支援センター，高齢者や障がい者施設，生活困窮者施設など多くの場で活動している。

精神保健福祉士

精神保健福祉領域のソーシャルワーカーで，精神障がいがあり，医療を受けている人

の自立，社会復帰の支援やその家族等からの相談に応じ助言・指導，制度の活用や手続きの支援を行う。また，日常生活への適応のために必要な訓練，その他の援助を行う。

ケアマネジャー（介護支援専門員）

居宅介護支援事業所，病院，介護保険施設，特定施設等に所属し，介護保険の相談や認定調査を行うとともに，認定（要介護・要支援認定）を受けた人に必要なサービスを検討しケアプランを作成する。また，状態の変化に応じた介護度変更の手続きもする。居宅介護支援事業所では，ケアプランをもとに居宅サービス事業者，サービス機関と連絡・調整を行うとともに実績を評価する。

相談支援専門員

市町村が行う障害者認定を受けている人に対して福祉サービスなどの利用計画作成や地域生活への移行・定着に向けた支援，住宅入居等支援事業や成年後見制度利用支援事業など，障がいのある人の全般的な相談支援を行う。

生活相談員

社会福祉士等の資格をもち，都道府県・市町村により認定された人で，医療機関，介護保険施設等で，介護や療養の相談に応じ，在宅復帰へ向けた相談支援などを行う。

介護福祉士

身体上または精神上の障がいがあることにより日常生活に支障がある人に対して，その人の心身の状況に応じた介護を行うとともに，家族に対して介護に関する指導を行う。

訪問介護員

介護福祉士や介護職員初任者研修修了者で，介護保険法に基づき居宅へ訪問し日常生活上，必要な身体介護や生活支援を行う。

福祉用具専門相談員

介護保険の指定を受けた福祉用具貸与・販売事業所で利用者の相談に応じ，その人の状態や使用環境を考慮し，福祉用具の選定，利用計画の立案，また，使用方法の説明や定期的に利用者宅を訪問して利用状況の確認と用具などの点検・調整を行う。また，住宅改修の支援も行う。

2　地域における人材

親　族

療養者にとって大切な存在であり，夫婦，親子，兄弟などのほか，同居の家族，時々支援を行える家族，遠くにいてあまり直接的支援が行えない親族等もいる。それぞれの立場で，さまざまなかかわりをもつが，近年では老々介護の世帯も増え，親族が1人もかかわりをもてない場合もある。

近隣者

療養者にとって親族よりも身近な人たちや協力的な人たちもいるので，近隣の人たちの状況も確認しておく必要がある。

ボランティア組織

街角カフェのように地域の人たちが自発的に行っているところもあるが，市町村や社

会福祉協議会等が支援をしているところもある。登録制のボランティア組織をつくり研修等を受けた人が，在宅療養をしている人々の買い物，掃除，話し相手など日常の必要な支援を行ったり，病院や介護施設や通所施設等で，療養者の話し相手や施設の案内，花壇の手入れなどその人の特技を活かして参加している。ボランティアとして参加する高齢者においては，介護予防にもつながっている。

┃ 民生委員

民生委員法に基づき，厚生労働大臣から委嘱された非常勤の地方公務員であり，給与の支給はなく，ボランティアとして活動している。また，民生委員は児童福祉法に定める児童委員を兼ねるとされている。市町村ごとに設置される民生委員推薦会による選考など，公正な手続きを経て推薦・委嘱されている。自らも地域住民の一員として，それぞれが担当する区域において，住民の生活上のさまざまな相談に応じ，行政をはじめ適切な支援へのつなぎ役としての役割を果たすとともに，高齢者や障がい者世帯の見守りや安否確認に重要な役割を果たしている。

┃ 生活支援コーディネーター（地域支え合い推進員）

地域包括ケアシステムの構築に向けた「地域支援事業」の中で各市町村に配置が義務づけられている。市町村で一定の研修を受け，高齢者の見守りや介護の必要な人の生活支援，介護予防などに関して，地域の資源を有効に結びつける役割をもつ。

┃ 介護相談員

市町村が一定の研修を行い相談員としてふさわしいと認められた人で，介護や在宅療養などに関する不満や苦情を聞き取り，本人や家族への助言とともに事業者や行政機関等との調整，サービス改善への提案などを行う。

3 チームアプローチの必要性

1 チームアプローチとは

チームとは，共通の目的をもって2人以上の人たちが集まり協力しあい活動する集団をいう。チームアプローチとは，ある課題に対して，必要と考えられる人たちが複数集まり協力しあって，課題などを分析し，それぞれのもつ専門性や能力を駆使し，その課題に取り組んでいくことである。

従来，病院等ではチーム医療の取り組みが重要とされ，感染，褥瘡，栄養管理，転倒予防などに対し組織的な対策がなされてきた。同時に，一人ひとりの患者のリハビリテーションの進捗や評価，退院支援等，その患者の自立，在宅復帰のための課題分析や必要な支援の検討をチームで行うようになってきた。また，退院時カンファレンスの開催など地域との関連も深めている。

地域包括ケアシステムの観点からは，地域全体の課題解決への組織的な取り組みと療養者（対象者）個々人への支援の取り組みの2つの方向がある。地域全体の課題を検討するために，行政機関や医療機関，職能団体，住民主体の自治組織やボランティア団体，住民の生活に直結している配食やコンビニエンスストア等の事業者など，さまざまな組み

合わせでの会議やイベント，研修会などが開催されている。地域の具体的な事例検討や地域ケア会議などもこの一つである。

　身近な取り組みとしては，訪問看護の利用者（対象者）個々がより安心してその人らしい療養生活を維持できるよう，本人，家族，ケアマネジャーのほか，必要な専門職や地域の人々等が集まり，支援を検討するサービス担当者会議などがある。

　チームとして活動するときには，①目的が明確でチーム員同士がその目的を共有すること，②必要な情報については経時的に共有できること，③それらのチーム員をまとめられるリーダーがいることが重要である。もう一つ留意すべきこととして，多職種からなるチームには本来，以下の4つの志向性[1]があるといわれている。

①専門性志向：各職種の専門性に重要な意味をもち，専門分化した高度な知識と技術を発揮していきたいとする志向。

②利用者（患者）志向：利用者の意思を尊重し利用者の利益を第一に考えることであり，ケア上の意思決定も，利用者のニーズが尊重される。

③職種構成志向：チームの諸職種は施設におけるポストを有し，相応の処遇が整備されていること，場合によっては正式に事業所に採用されているという意味で使用される。

④協働志向：単に専門的業務を分担しあうだけではなく，常に対等な立場で尊敬しあい協力して業務を行うという志向。

　この4つの志向性がうまく機能できなくなったときに陥る危険性とは，それぞれの専門職が自らの専門性を主張しすぎたり，利用者のニーズがはっきりしないのに勝手にチームの価値観で判断してしまったり，職種同士が自分たちの役割だけを追求して他との連携がうまくつながらなかったり，逆に協力が必要だからといって互いの主体性がなくなってしまうなど，チームでのかかわりが結果としてちぐはぐなものになり，利用者にとっては不安の拡大につながるという逆効果になることである。

　チームアプローチは，①それぞれの専門性を最大限に発揮し，③それぞれの事業所内やチームメンバー同士の協力体制を十分に発揮し，④すべてのかかわる職種，事業所が協働しあって，②利用者にとってのニーズに寄り添い，その人らしい生活が送れるよう支援することが期待されるものである。

2　チームアプローチの意義

　地域包括ケアシステムでのチームアプローチには，①地域全体のあるべき方向性を多職種で組織として行うアプローチと，②利用者（対象者）・家族を中心とした支援をするためのアプローチがある。

ⓐ 地域全体のあるべき方向性を多職種で組織として行うアプローチ

　地域全体のあり方を多職種で検討する場合は，行政機関，医師会，歯科医師会，歯科衛生士会，薬剤師会，看護協会，訪問看護ステーション連絡協議会，栄養士会，理学療法士会，作業療法士会，言語聴覚士会，介護支援専門員協議会，社会福祉士会，介護福祉士会，社会福祉協議会，その他多くの団体の代表者会議の開催や，さらに発展してそ

れぞれの職域の構成メンバーが大勢集合して，研修会や交流会，イベント等を開催し検討しあうものがある。

それぞれの専門領域の全体的な立場からの意見交換ができるため，専門職同士がどのような役割をもっているのか，何ができるのか，どのような取り組み方や考え方をしているのかなど，互いに認識しあうことができる。また，日頃はコミュニケーションの機会が少ない多職種とも意見交換ができ，複数の人々と顔の見える関係づくりをすることができる場でもあり，互いを理解し連携をとりあっていくうえでは，大事な要素となる。

ⓑ 利用者・家族を中心とした支援をするためのアプローチ

利用者個々の支援を考えるとき，「身体的，心理的，社会的側面から全体的にとらえること」は基本であるが，在宅における療養生活を支えるためには，利用者および家族の状況により，具体的に医療サービス，生活支援サービス（買い物，掃除，料理，食事・排泄・移動介助，入浴サービスなど），福祉サービス（経済，居宅設備，福祉・介護用具）など，必要なケアサービスが数多くある。

利用者がもつさまざまなニーズに対応するためには，さまざまな職種がかかわりをもつ必要があり，それらの人々が同じ方向性をもってかかわることで利用者のよりよい療養生活を見出せることになる。医療的ケアが必要なところは医師，看護師，薬剤師が，栄養に問題があれば管理栄養士が，口腔に課題があれば歯科医師，歯科衛生士が，関節可動域や筋力を維持し，必要な動作ができ，言葉によるコミュニケーションがうまく図れるようになるためには理学療法士，作業療法士，言語聴覚士が，通院や買い物などの介助や入浴サービスを介護職が，家の改修や福祉用具が必要なときはそれぞれの専門職がかかわる。

1人の利用者にこれらの必要な人々がそれぞれの立場（役割）からかかわるが，皆が同じ方向性をもってかかわらなければ利用者の混乱を招きかねない。チーム員の各立場から得られた情報を本人，家族を含め，皆で共有し，その方向性を確認しあいながら支援していくことが大切である。

3 チームアプローチにおける訪問看護師の役割

看護の機能は，診療の補助と療養生活の援助とされているが，医療的な視点はもちろん，心理面，生活面を含む総合的視点から支援の必要性を見出せることは，看護職能がもつ強みであることを意識すべきである。さらに，利用者を取り巻くチームの中で，その本人，家族のニーズ，支援の必要性を一番身近で把握できるのは看護師であり，多くの職種の中心的な役割をもつ位置にある。少しでも早く，利用者のニーズを察知し，他職種へつないでいくことが必要である。そのためには，地域の資源を熟知し，適時，適切に必要な職種や人々をつなぎ，チームを組織していく役割もある。

すでにかかわりをもつ多職種によるチームができている場合は，そのメンバーと密な情報共有が必要であり，互いに理解しあえる伝達を心がける必要がある。また，他職種から自分たちのかかわりについての意見も聞いてみると，例えば，利用者の移乗動作を

理学療法士，作業療法士はどう考えるか等についてとらえ方や方法の違いなど適切なアドバイスを期待できるかもしれない。利用者・家族を中心に取り巻く人々との情報交換，コミュニケーションは重要であり，それらの人々が同じ方向でつながり，できる限り齟齬のないケアの継続を意識し推進していく役割がある。

4 医師（主治医）との連携

訪問看護において，利用者の状態，治療の方向性，今後の課題など，医師と共有すべき情報は多くあり，医師との信頼関係は欠かせないものである。いつでも連携のとりやすい関係を構築することが重要であり，必要に応じて訪問する等，話が通じ合える関係づくりは大切である。

医師との連絡方法も，電話，FAX だけでなく最近では ICT を活用した情報共有や連携方法も開発されており，医師が所属する医療機関（病院・診療所）によって，連絡，連携方法は異なるため，医師および所属する医療機関の特徴，連携の方法も熟知しておくことが必要である。

5 ケアマネジャー（介護支援専門員）との連携

介護保険による訪問看護を利用する際，要支援者は地域包括支援センター，要介護者は居宅介護支援事業所のケアマネジャーがケアプランの作成やサービスの調整，サービス給付費の計算および請求等を利用者に代わって行う。サービスが開始されるときやその後も必要に応じ関係者を集め，サービス担当者会議を開き，情報を共有し，それぞれの専門性に立脚した課題分析やケアプランの検討などを行うこともケアマネジャーの重要な役割である。

一方，ケアマネジャーの中には介護福祉士等の非医療職もいる。ケアプランへの訪問看護や医療サービスの組み込みなど医療との連携の課題も指摘されている。こうした中，訪問看護師は，個々の利用者に関する情報交換だけでなく，医療に関する助言やケアマネジャーと医師・他のサービス担当者との連携における調整役としての役割が期待されており，顔の見える関係づくりが重要である。

6 他施設看護師との連携の必要性と効果的な方法

ⓐ 病院および入所施設（ショートステイ含む）の看護師との情報交換の必要性と効果的な方法

医療・介護の提供の場は，病院・施設から在宅へ，逆に在宅から病院・施設へと対象者の状態に応じて移動する。対象者が，必要なときに安心して療養できるためには，まず看護職同士の情報共有は重要な要素である。場所が変わろうが，かかわる人が変わろうが，同じ方向でかかわり，ケアを継続していくことが対象者の安心を支えることにつな

がる。日頃から，地域の関連施設の人たちと研修会や交流会などを行い，地域連携の方法の検討や，コミュニケーションのとりやすい関係づくりを心がけておく必要がある。

同じ看護職同士でも活動の場が違うと，それぞれの場での活動内容が理解されていないことが多い。医療機関の看護師が訪問看護ステーションや介護老人福祉施設や介護老人保健施設等で，逆に訪問看護ステーションの看護師が医療機関等で実習するという相互交流は気づきが多い。互いの看護がどのように行われているのかを知り，ケアに対する新たな発見や課題は何かについて改めて気づく機会となるなど，よい成果も多く報告されている。身近な地域内で常日頃から交流が深まれば，患者・利用者にも有用な情報を伝えられることにつながる。

ⓑ 訪問看護ステーションと医療機関の看護師の効果的な連携方法

医療機関では，入退院支援（退院支援のみでなく入院前からの支援）の必要性が重視され，その取り組みが始まっている。「時々入院，ほぼ在宅」という言葉もあるように，訪問看護の利用者に関する在宅での状況を外来看護師に伝えることは治療を行うための大切な情報となる。

一方で利用者が医療機関で受ける治療の方針や投薬の内容，外来看護師や医師による生活指導などについて知ることは，訪問看護師が利用者に対応するために必要なことである。これらの情報共有がスムースに行われることで，利用者の病状悪化予防につながり，入院を回避できることも多い。外来看護師と連携を図り，日々のバイタルサインや出来事などを記録するノートに記入し，通院のときに利用者に持参してもらったり，病院からの情報を記入してもらう連絡ノート等を作成することも一つの方法である。入院が必要な場合も日頃から情報交換し，連携を行っている看護師がいれば，スムースな入院生活につなげることができる。

在宅療養中に急性増悪を起こして利用者が入院した場合には，病棟の看護師へ向けて看護サマリーを提出するとともに，入院先の病棟と直接連絡・調整を行うことにより，病院側も治療や退院に向けた調整が容易になる。また，病院での退院前カンファレンスをもつ場合は，かかわりをもつ各職種が集まり利用者の情報を共有し，今後の方向性，ケアにおける留意点を知ることできる。医療機関の受け持ち看護師とケアの継続性を意識した直接の情報交換は重要である。さらに看護サマリーも大切な資料であり，明確に伝えられるように，そのあり方を協同で検討しておくことも大切である。

7　その他関係職種・機関との連携・協働のあり方

看護職同士のみならず，多職種が連携・協働するためにも，やはり話しやすい関係づくりが大切である。地域でのケア会議や事例検討会，合同の研修会参加も大切な機会である。そこで，各職種が互いの役割を意外と理解しあえておらず，自らの職種だけしか通じない言語がしばしばあることも知っておく必要がある。さまざまな機会を通じて，それぞれがどのような考えをもち，活動を行っているのかを理解し，改めて看護の課題についても積極的に伝えるための努力が必要ではないだろうか。

4 多職種連携における ICT の活用

　近年，訪問看護ステーションにおいて活用が推進されている手段として ICT（information communication technology）がある。訪問看護ステーションにおける ICT 活用には3つの段階がある。第1段階は，訪問看護ステーション内の報酬請求や事務書類などを紙からパソコンで電子データに移行する事務作業での活用，第2段階は，訪問看護記録等の訪問看護業務における活用，第3段階は，地域の関係者との連携や訪問看護管理，訪問看護の質の向上のために事業所のデータを可視化し，他の事業所と比較するなどにおける活用である[2]。

　第1段階，第2段階の取り組みは多くの訪問看護ステーションで実施されているが，第3段階についてはこれから発展するものと考えられ，その活用が期待されている。

　医師との連携における ICT 活用の新たな取り組みもある。2018（平成30）年に厚生労働省で「情報通信機器（ICT）を利用した死亡診断等ガイドライン」が策定され，医師による対面での死後診察によらず死亡診断を行い，死亡診断書を交付する際の具体的な運用が示された。看護師から報告を受けた医師が患者の状況を把握するための手段として，テレビ電話装置等の ICT を活用した通信手段が用いられることも可能になった。

　このように訪問看護ステーションにおいても医療関係者の情報共有に ICT の活用が進められている一方，画像撮影に関する倫理的課題や情報セキュリティの課題が挙げられる。省庁から発出されているガイドラインを遵守し，各訪問看護ステーションでの取り扱い規定に則った活用が必要である。

| 引用文献 |

1）細田満和子（2012）：「チーム医療」とは何か―医療とケアに生かす社会学からのアプローチ，p.34-36，日本看護協会出版会.
2）全国訪問看護事業協会（2016）：訪問看護ステーションの ICT 普及に向けて― ICT 活用推進プロジェクト報告書，全国訪問看護事業協会.

| 参考文献 |

● 中央法規出版（2018）：医療六法 平成30年版.
● 勝俣浜子，他（2018）：平成30年版 看護法令要覧，日本看護協会出版会.
● 東京都多職種連携連絡会監，東京都医師会編（2016, 2017, 2018）：住み慣れた街でいつまでも―チームで支えるあなたの暮らし，東京都福祉保健局医療政策部医療政策課.
● 宮崎和加子，清崎由美子編著（2016）：訪問看護師のための診療報酬＆介護報酬のしくみと基本―図解でスイスイわかる 平成28年度（2016年度）改定対応版，メディカ出版.
● 鷹野和美（2008）：チームケア論―医療と福祉の統合サービスを目指して，ぱる出版.

3 ケアマネジメント

1 ケアマネジメントが必要とされる背景

　人口の高齢化や医療技術の進歩に伴い，病気や障がいがあっても地域で生活をする人が増加している。療養者やその家族のニーズも多様化し，高齢の独居世帯や高齢者のみの世帯も増える中，地域住民の生活をどのように支えていくかが問われている。2000（平成12）年に介護保険制度が施行され，今日まで多様なサービスが生まれている。インターネットや雑誌などでさまざまな情報が手に入る一方で，個々のニーズに合ったその地域で利用可能なサービスを適切に組み合わせることは簡単ではない。療養者・家族のニーズをとらえ，その人らしく生活を続けていくことを支援するためにケアマネジメントが必要である。

2 ケアマネジメントの定義・目的

　ケアマネジメントは，「利用者のニーズに応じて各々に適した資源を調整し，必要とされる多職種・多機関と連携しながら全体を統合させ，問題解決を目指すこと。さらに，個別のニーズに応じて，不足する社会資源をアセスメントし，地域ケアシステムを形成・発展させること」[1]，あるいは，要援護者と社会資源を結びつけることによって，要援護者の地域社会での生活を支援していくことと定義され，ケアマネジャーは要援護者の自己決定や自己選択を支援し，それが自立を支援することにつながるとされる[2]。

　つまり，ケアマネジメントとは，医療や福祉等の制度上の枠組みやフォーマル・インフォーマルにとらわれず，療養者のニーズに応じて，地域での生活を支えるためにサービスを利用できるように支援することであり，療養者とその家族全体を対象にした視点が必要である。また，個々の療養者への支援を通じて，地域内の資源やシステムの開発や発展を目指すことも含む。

3 ケアマネジメントの段階的分類

1 個別の療養者・家族への援助を中心とした段階

　療養者と家族のニーズをアセスメントし，必要な社会資源を活用できるように調整する。その際，ケアマネジメントを担う支援者は，療養者・家族自身の決定や選択を尊重

することが大前提となる。しかし，さまざまな媒体を通じて多くの情報を得ることができる一方で，正確な情報を見極めることは難しく，また膨大な情報の中から自分に適した選択を行うことが難しいこともある。あるいは，サービスの種類や内容に関する情報はあっても，自分たちに必要な支援が何かわからない，そのサービスを利用したくない，経済的に難しいなど，さまざまな事情からサービス利用につながらないこともある。支援者はサービス利用の提案や事業所の紹介をするだけでなく，療養者・家族の希望や意向を聴き，専門家としてのアセスメントを伝え，今後の生活をイメージできるように一緒に考える姿勢が大切である。

　また，個別ケアが適切に提供されるためには，地域におけるケアネットワークが必要となる。さまざまな職種や関連機関がチームとして機能し，切れ目のないケアを提供できるようにネットワークをつくることもケアマネジメントである。

2　地域ケア提供システム形成・発展のための段階

　ケアマネジメントでは，介護保険等の制度の範囲内で利用できるサービスに加え，家族，近隣住民，ボランティア，民間サービスなどインフォーマルなサポートもさまざまに組み合わせて活用し，療養者が望む生活を送ることができるように支援する。同時に，既存のサービスの利用だけでなく，地域にある資源（サービス）を発掘したり，新たな資源を創造する役割もある。新しい資源は，地域ケア会議やサービス担当者会議などの場や，地域住民や関連機関の人々との交流の場において，提案されたり検討されたりすることによってその必要性が共通認識され，具体化され，活用へとつながる。単発あるいは短期間の資源（サービス）で解決できることもあれば，都道府県や市町村等との連携を通して長期的に継続可能なシステムを確立することで，地域の課題の解決につながることもある。

4　ケアマネジメントの機能（ケアマネジャーの役割）

　ケアマネジメントは，誰が担うのがよいのだろうか。介護保険法ではケアマネジャーの役割とされており，病院や施設では，ソーシャルワーカーや退院支援・退院調整を担当する看護師が担っていることが多い。訪問看護師は，療養者が日常生活の中で必要な医療や看護を受けながら安心して生活できるように，自らケアを提供するだけでなく，ほかのサービスの調整も行うことが求められ，そのためにはケアマネジメントの視点をもつことが必須である。ケアマネジャー等との制度上あるいは業務上の役割分担は必要であるが，ケアチームの一員である訪問看護師は，多職種とともにケアプランを考え，実行する役割を担う。

1 サービスの連結
(ケア提供システムによるサービスと療養者の結びつけ)

　ケアマネジメントに必要な構成要素は，対象者（療養者），サービス調整者，サービス（社会資源）があり，これらの 3 つの要素を結びつけることがケアマネジメントの機能とされる[3]。療養者のニーズを充足するためにさまざまなサービスをケアプランに組み込むが，療養者の体調や環境の変化に応じて量や内容を変更し，適切に利用できるようにすることが必要である。

2 療養者の権利擁護

　日本看護協会の看護者の倫理綱領では，看護者は人々の生きる権利，尊厳を保つ権利，敬意のこもった看護を受ける権利，平等な看護を受ける権利などの人権を尊重することが求められるとされている[4]。人は誰でも，人間らしい生活を送る権利として基本的人権を有しているが，疾患や障がいのある療養者は，自らの意思や要望を伝えられない状況にあったり，家族や支援者，社会への遠慮から自分の希望を言わないなどの状況におかれていることがある。また，家族（介護者，養護者）からの虐待が疑われる療養者もいる。看護職は，人間として，そして看護を提供する者として，療養者の権利を尊重し，擁護しなくてはならない。成年後見制度を活用したり，虐待への対応を担う地域包括支援センターや児童相談所等の関連機関と連携するなど，療養者が安心して安全に暮らせるように支援する。

3 サービス内容の監視・モニタリング

　モニタリングとは，ケアプランに基づいて療養者に提供されているサービスが計画どおりであるか，それによって療養者のニーズが充足されているかということを確認する過程であり，療養者・家族の生活状況において対応すべき変化が生じていないかを定期的・継続的に見守る過程でもあるとされる[5]。訪問看護は，あくまでも療養者・家族の生活を支えるサポートの一部であり，その人らしい生活を支えるという看護本来の目的を達成するためには，生活全般を視野に入れたケアマネジメントの視点が求められる。

　療養者・家族の健康状態や環境などが変化したときには，それまでのサービスの変更の必要性を検討する。療養者・家族が，サービスに対する要望や生活上の変化を支援者に伝えることができればよいが，必ずしも適切かつタイムリーに発信できるとは限らない。訪問看護師は医療・看護の専門的な立場から，訪問看護を含むサービス全般をモニタリングし，訪問看護の内容を変更したほうがよいのか，あるいはほかのサービスの内容や時間を調整したほうがよいのかなどを検討し，療養者・家族，ケアマネジャー，主治医等の関係者と相談や交渉を行う力を身につける必要がある。

4 ネットワークづくり（療養者支援のネットワーク）

地域ケアのネットワークとは，地域においてフォーマルなサービスとインフォーマルなサポートの両者の組み合わせを可能にするための網状組織[6]をいい，在宅ケアを行う地域では，多職種での連携を継続していくことは，ネットワークをつくり上げていくことでもあるとされる[7]。訪問看護師は，多職種連携を実践することと同時に，その連携を土台に地域全体のネットワークを強くする視点も必要である。

一方，地域・在宅ケアの場では，多くの職種や事業所がケアチームとして療養者を支援し，そのメンバーは療養者ごとに異なることが多い。そのため，訪問看護を始めたばかりの看護師は，誰に・どのタイミングで・どこまで報告や相談をすべきかわからず，多職種・多事業所との連携に困難を感じることがある。まずは，療養者がどこからどのようなサービスを受けているのかを知ることが第一歩であろう。そして，フォーマル・インフォーマルを問わずどのような職種が地域ケアにかかわっているのか，それぞれの専門性は何か，各サービス事業所はどのようなサービスを提供しているのかなどを理解する。そのうえで多職種・多事業所と日常的に連絡や相談しあう関係を築くことが必要である。

5 地域ケアの組織化

地域ケアの組織化とは，療養者ニーズに即した社会資源を適切に選択し，あるいは開発して組織化することであるとされる[8]。地域包括支援センター等が主催する地域ケア会議は，その手法の一つである。多職種の参加による個別事例の検討を通じて，個別のニーズの解決にとどまらず，地域のニーズや社会資源を把握し，資源開発や政策形成につなげることをめざす。

5 ケアマネジメントのニーズ領域

個別のニーズ領域として，島内らは，①身体的健康，②精神的健康，③日常生活活動，④家事，⑤介護，⑥経済（収入），⑦就労，⑧社会参加・レクリエーション，⑨交通，⑩住宅，⑪法制度，⑫教育の12領域を示し，これらは相互に影響を与え合うものであるが，必ずしもすべてのニーズに対してケアマネジメントが必要とされるわけではないと述べている[9]。また白澤らは，利用者が地域社会で生活するうえで生じる生活ニーズには，社会参加ニーズ，介護ニーズ，経済的ニーズ，健康ニーズ，医療ニーズがあり，それらは相互に関連しているとし，生活ニーズの把握においては，専門家がとらえるニーズと利用者がとらえるニーズは必ずしも一致しないこと，利用者と家族，利用者と地域社会の間のニーズの不一致もみられることがあり，できる限り共通したニーズを導き出すように支援することの必要性を指摘している[10]。

訪問看護師は，健康や医療・介護に関連するニーズへの直接的なアプローチを担うことが多い。しかし，ニーズ領域全体をアセスメントし，必要な資源と結びつけることがケアマネジメントであり，訪問看護師はサービス全体の調整にも目を向ける必要がある。例

えば療養者の褥瘡が悪化した場合には，訪問看護師として処置や移乗，体位変換等の方法を検討したり，栄養状態のアセスメント等を実施するだろう。そして，必要なケアが継続的に提供されるように，関連機関への情報提供や訪問時間・内容の調整を行う。経済的な理由や家族の健康状態などの理由で，訪問回数を増やせない，家族が介護できないといった状況も起こり得る。このように多様なニーズが存在するため，訪問看護師の立場からも，ニーズ領域全体を考慮したケアマネジメントが必要となるのである。

6 ケアマネジメントの展開方法

1 ケアマネジメントの展開過程

ケアマネジメントの展開過程はさまざまな区分けで説明されているが，大きく見ると，①ケース発見，②スクリーニングとインテーク，③アセスメント，④ケアプランの作成，⑤実施，⑥モニタリング，⑦再アセスメント，⑧終結の各段階がある[11,12]。また，アセスメントの実施とケアプランの作成を，ケアマネジメントの担当者1人で行う段階と，その内容を多職種で検討し意見を一致させる段階を分けて示し，その後，各サービス事業所におけるサービスの実施計画作成を経て，サービス実施に至るという過程で示されることもある[13]。

在宅ケアの場では，ケアマネジャーがケアプランの原案を作成し，多職種が参加するサービス担当者会議において検討される。作成したケアプランに沿って，訪問看護事業所は訪問看護計画書（サービス実施計画）を作成し，ケアを提供（実施）する。訪問看護師は，ケアプラン全体を把握し，その中に訪問看護がどのように位置づけられているのかを理解し，訪問看護サービスの実施やモニタリングを行うと同時に，ケアプラン全体のモニタリングや修正にも目を向け，ケアマネジャーと連携する姿勢が必要である。

2 家族を単位とするケアマネジメントに必要な視点

渡辺は，ケアマネジメントに必要とされる能力として，対象のニーズを見抜くアセスメント能力，地域の社会資源を把握する情報収集能力，交渉能力，コミュニケーション能力，そして高い倫理観を挙げている[14]。ケアの提供とケアマネジメントの両者を担う訪問看護師にとって，これらの能力はまさに必須といえるだろう。

ケアマネジメントにおいては，療養者と家族のそれぞれの立場や考えを理解し，両者のニーズを把握し，公平な姿勢でかかわることが重要である。どのような生活を送りたいのかを考えたうえで，メリット・デメリットを考慮して選択できるように支援する。時に，療養者本人の希望が後回しにされたり，介護による疲労で家族の健康が損なわれるなどの事態も起こる。療養者と家族を1つの単位としてとらえ，その中の誰か1人が問題を抱えていると，その他の家族員にも影響が出ることを理解する必要がある。

3　ケアマネジメントにおけるチームケア

療養者と家族を地域で支えるためには，多職種のチームによるケア，チームアプローチが必要であり，その調整をするのがケアマネジメントである。チームメンバーには，医療職や福祉職等の専門職・職業人だけでなく，療養者の家族や友人，民生委員やボランティア，住民等も含まれる。多様なチームメンバーで，ケアプランを検討し合意すること，またチームメンバー相互の信頼関係を構築することが重要である。

また，支援者が必要だと考えるサービスを療養者が受け入れない場合でも，1つでも継続できるサービスがあれば支援は継続できる。その後，タイミングを逃さずに働きかけるためにも，継続的かつ長期的にチームで見守る姿勢も必要であろう。

4　社会資源の開発と在宅ケアシステムづくりにおける必要な視点

新しい資源やシステムの開発においては，新しい取り組みを始め，その成果を社会に示すことでシステム化，制度化へとつながり，具体的に介護報酬（や診療報酬）などの形に結びつくことがある。目の前の療養者への支援をすることにとどまらず，多くの人にとってもその資源が必要であることを社会に向かってアピールすることが重要であり，そのための能力を看護職は身につける必要がある。また，これまでの方法やシステム自体を変革することが必要な場合もある。現状維持にとらわれず，よりよいしくみを構築するために長期的・発展的に考える視点も大切である。

7　ケアマネジメントの実施機関

介護保険法の中でケアマネジメントを担うのは，ケアマネジャーである。ケアマネジャーは，居宅介護支援事業所（単独の事業所や訪問看護ステーションとの併設など）や看護小規模多機能型居宅介護などの居宅サービス事業所，あるいは介護老人福祉施設（特別養護老人ホーム）等の高齢者施設に所属し，介護サービス計画（ケアプラン）の作成やモニタリングを行う。また，地域包括支援センターは，介護予防ケアマネジメントを担っている。

8　ケアマネジメントの記録・情報管理

1　ケアマネジメントの記録のポイント

収集した情報やアセスメント内容，ケアプラン，サービス内容，モニタリング，サービス担当者会議，サービス再調整の内容などを記録する。急な対応が必要なときに他者が見てもわかるように記録に残すこと，また将来的に記録開示を求められたときにも対応できるように表現にも留意することが必要である。また，現在の療養者の状況が一目でわかるように，定期的に基礎情報の内容を更新することも支援の継続に不可欠である。

記録は，ケアマネジメントの展開過程に沿って，一貫性があり整合性がとれた内容である必要がある。記録用紙の工夫やスタッフ間評価の機会をつくるなど，組織（事業所）内で助言しあえるしくみをつくることがケアマネジメントの質向上に向けた第一歩である。

2　記録の活用方法

　記録がきちんと書かれていれば，支援経過を振り返ることができ，スタッフ間でフォローしあう際にも速やかな対応が可能となる。入院時や施設入所時にサマリーを書いたり，カンファレンスや事例検討会などで支援経過をまとめる際にも記録がもとになる。また，事故発生時には，療養者の状態の変化やサービス内容の変更が誘引となった可能性もあるため，記録をもとに原因を探ることも可能である。

3　情報の管理

　記録を事業所の外に持ち出すことはできるだけ避け，やむを得ない場合は必要最小限の内容とし，目的地以外では記録を出さないようにする。電子媒体にはロックをかける，セキュリティ対策をとるなど，記録の紛失や盗難の防止と，万が一紛失した際の被害を最小限にするための対策を講じる必要がある。また，外部で療養者を特定できる会話をしない，SNSに事業所や療養者に関することを記載しないなどの取り決めも必要である。事業所の外で携帯電話をかけることも多いが，話し中は自分が思うよりも声が大きくなり，周囲への注意も散漫となる。電話中は，話している内容が周りの人に聞こえている可能性を考慮しなくてはならない。電話をする場所を変えてかけ直すなどの対応が必要である。

9　看護職が行うケアマネジメントの特徴

1　看護の専門性により看護職が提供できるケアマネジメントの特徴

　看護職がほかのケアマネジメントを行う職種と大きく異なるのは，医療と生活支援の両方についての専門家であることではないだろうか。治療を目的とする入院中は，最大限の効果を短期間で得るためにさまざまな管理のもとにおかれる。しかし，地域で生活する療養者にとっては，医療が生活の目的ではない。看護職は，その人らしい生活を継続するために必要な医療は何か，生活の中に医療を組み込むにはどのような方法で行うことができるか，などを判断することができる。看護職がケアマネジメントを行うことにより，治療・療養だけでなく，予防の面からも継続できる形で日常生活に医療を組み込むことが可能となる。また，看護職はもともとチームで働く場面の多い職種であり，多職種との連携を土台にして活動することができる。

引用文献

1）高崎絹子，島内 節，他（1996）：看護職が行う在宅ケアマネジメント，p.7，日本看護協会出版会.
2）白澤政和，他（2000）：ケアマネジメント講座1，ケアマネジメント概論，p.2-3，中央法規出版.
3）河原加代子，他（2017）：系統看護学講座統合分野，在宅看護論 第5版，p.101，医学書院.
4）日本看護協会（2003）：看護者の倫理綱領. https://www.nurse.or.jp/nursing/practice/rinri/pdf/rinri.pdf
5）前掲書2），p.88.
6）白澤政和，他（2002）：福祉キーワードシリーズ，ケアマネジメント，p.50-51，中央法規出版.
7）前掲書3），p.109.
8）前掲書1），p10.
9）前掲書1），p11.
10）前掲書6），p.10-13.
11）前掲書6），p.16-19.
12）前掲書1），p.11.
13）前掲書2），p.52-56.
14）渡辺裕子監（2007）：家族看護学を基盤とした在宅看護論—Ⅰ概論編　第2版，p.186-188，日本看護協会出版会.

4 在宅移行支援

1 医療機関からの退院支援

1 退院支援と退院調整の定義

はじめに，言葉の定義について宇都宮らは，「退院支援」とは，「患者・家族がこの先，病気をもちながらどのように生きていけばよいのか，療養の場所と生活の仕方を変えていかなければならないという大きな決断を余儀なくされている人々を包括的に支援するという機能」であり，「その方向性がある程度固まったところで具体的な社会資源につなげていくこと」が「退院調整」であると述べている[1]。

退院支援は，入院時のみならず，外来通院中から求められる看護の機能の一つといえる。

診療報酬においては，2008（平成20）年の改定により退院調整加算が新設され，2012年（平成24）の退院調整加算1・2を経て，2016（平成28）年の改定においても「退院支援加算」と変更になり，大幅に見直された。

さらに2018（平成30）年には「入退院支援加算」と変更になり，「入院時支援加算」が新設され，予定入院の患者を対象に，入院中の療養支援の計画を立て，患者および関係者と共有する支援が評価された。

2 退院支援の機能

ⓐ 退院支援が必要になった背景

高齢者・要介護者の増加

2025年には75歳以上の高齢者が占める割合が全人口の18％になり，65歳以上74歳までの12％を合わせると30％となる[2,3]。また，65歳以上の高齢者の認知症患者数と有病率の将来推計についてみると，2012年では認知症患者数は462万人と，65歳以上の高齢者の7人に1人（有病率15.0％）であったが，2025年には約700万人となり，5人に1人になると見込まれている[4]。

高齢者人口の増加は，要介護者や認知症患者の増加につながり，また有病率の上昇により医療の必要な高齢者の増加につながろう。

早期退院の促進

　高齢者は環境の変化に対応することが難しいといわれる。特に何らかの要因で入院や手術，安静が必要になった場合には，廃用性の機能低下や，環境の変化による混乱やせん妄，認知機能の低下を起こしやすい。また，住み慣れた環境でできていたことも入院により継続できなくなることで，ADL の低下を起こしやすい。高齢者の入院による弊害を少なくするためには早期の退院を目指す必要がある。

　また，人口構造の変化に伴い，社会保障費や医療費が増加する一方，病床数は増えないことなどから，早期退院を促進し，入院が必要な患者に対応することが求められている。

家族形態の変化

　人口構造の変化と同時に家族形態も変化している。高齢者の増加に伴い，65 歳以上の高齢者の世帯構成は夫婦のみの世帯が約 30％で最も多く，次いで単独世帯が約 25％であることからも[3]，介護が必要な場合の介護力が十分とはいえない。家族のみならず地域全体で支えるしくみが必要であり，その人の暮らしにあった退院支援が必要となる。

地域連携クリニカルパス

　地域連携クリニカルパスは疾患により 2 つの目的に大別される。1 つは大腿骨頸部骨折と脳卒中のように，急性期医療機関と回復期医療機関との機能分化と連携を促進するパスであり，もう 1 つは，がん，心筋梗塞，糖尿病，精神疾患のように診断・治療に地域格差のある疾患に対して専門の医療機関と地域の医療機関との連携拡大を図るパスである[5]。医療機関の機能別に高度急性期−急性期−回復期への移行においては疾患別の地域連携クリニカルパスが，慢性期病床−介護施設−在宅の生活支援型医療においては全疾患共通の在宅地域連携クリニカルパスが活用できると示唆されている[6]。

　特に大腿骨頸部骨折や脳卒中については，退院支援に地域連携クリニカルパスを活用することで連携を促進することができる。

ⓑ 退院支援の現状

退院支援期間の短縮

　入院期間の短縮化に伴い，退院支援を行う期間も限られてくる。患者・家族からすれば，十分な準備なしの退院は，不安の増強や再入院のリスクにもつながる。そのためにも速やかで適切な退院支援が必要である。

退院支援看護師*の必要性

　退院支援は，多職種協働で行うプロセスであるが，看護の機能の一つでもある。退院支援の視点から，入院治療がスムースに受けられるのみならず，退院後の生活の継続が可能になるよう，入院中から患者・家族や多職種に働きかける役割がある。

ⓒ 退院支援の目的

　退院支援の目的は「患者・家族の意向の尊重と自立支援」である。患者・家族が望む

＊：本項では病院の退院支援・調整部門などにおいて退院支援を行う看護師とする。

場所で，望むような生活ができるように支援するのが基本であり，できることは自分で，あるいは家族が補い，足りない部分はフォーマル・インフォーマルを含めてサービスや地域の社会資源などによって支えていくことになる。

3 退院支援のプロセス

退院支援のプロセスとそれに沿って行う実践については以下に示すとおりであるが，実際に行うのは退院支援看護師，病棟看護師など，各医療機関により役割分担がさまざまである。

ⓐ 退院支援の3段階

退院支援は図Ⅱ-4-1 に示すように，3つのプロセスに分けられる[7]。

第1段階では，スクリーニングと患者・家族との面接で退院後の生活に向けての情報収集を行い，アセスメントを行ったうえで退院支援計画を立案する。

第2段階では，退院後の生活をイメージし，患者・家族の意向を踏まえて退院に向けて医療処置や内服などを調整し，患者自身が退院後にできることをイメージできるようADL の練習や生活指導などを行う。

第3段階では，「退院調整」として，退院後の生活のために具体的な制度やサービスを地域のケアマネジャーやサービス担当者などとともにカンファレンスなどで検討し，準備を行う。

ⓑ スクリーニング

退院支援におけるスクリーニングは，入院により新たに支援が必要な課題が発生するかどうかを予測し，退院支援の必要性があるかどうかを判断する。このスクリーニングは，入院後早期に行うことが望ましく，通常は入院時，遅くとも 48 時間に行う。

図Ⅱ-4-1　退院支援の3つのプロセス

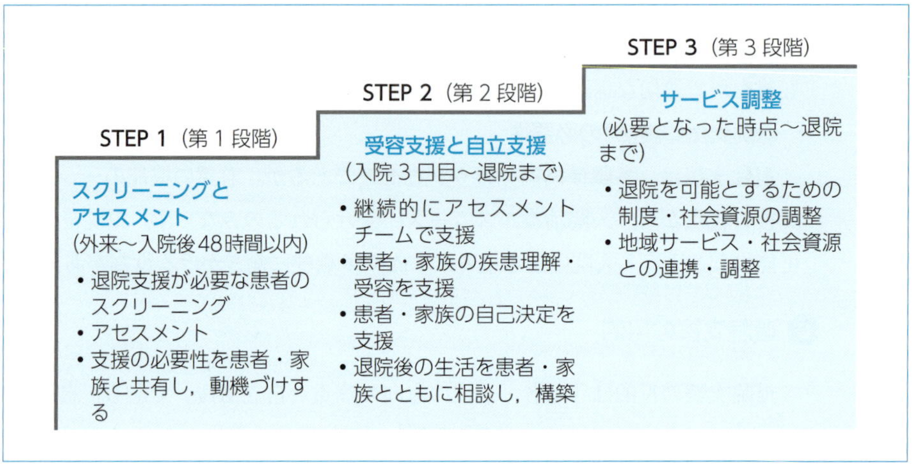

STEP 3（第3段階）
サービス調整
（必要となった時点〜退院まで）
・退院を可能とするための制度・社会資源の調整
・地域サービス・社会資源との連携・調整

STEP 2（第2段階）
受容支援と自立支援
（入院3日目〜退院まで）
・継続的にアセスメントチームで支援
・患者・家族の疾患理解・受容を支援
・患者・家族の自己決定を支援
・退院後の生活を患者・家族とともに相談し，構築

STEP 1（第1段階）
スクリーニングとアセスメント
（外来〜入院後48時間以内）
・退院支援が必要な患者のスクリーニング
・アセスメント
・支援の必要性を患者・家族と共有し，動機づけする

［宇都宮宏子編著（2011）：退院支援実践ナビ，医学書院，p.18-19］

スクリーニングは，入退院支援加算に例示されている以下の項目をもとに行う。

- 悪性腫瘍，認知症，誤嚥性肺炎等の急性呼吸器感染症
- 緊急入院
- 要介護認定が未申請
- 虐待を受けている，またはその疑いがある
- 生活困窮者
- 入院前に比べて ADL が低下し，生活様式の再編が必要
- 排泄に介助が必要
- 必要な介護を十分に提供できる体制にない
- 退院後に医療処置が必要
- 入退院を繰り返している
- その他患者の状況から判断して上記に準ずる状態

c 退院支援のアセスメント

退院支援を充実させるためには，暮らしという視点が必要である。患者・家族が今までどこで，どのような暮らしをしていたのかを把握し，今後起こり得る身体面，生活面，社会生活などの変化を予測し，患者・家族とともに退院後の生活を再構成するためにアセスメントを行う。また，アセスメントの内容をカンファレンスなどで多職種と共有することも重要である。

d 退院支援計画

アセスメントをもとに，多職種で退院に向けて計画書を作成する。その項目は，退院にかかわる問題点，退院調整が困難な要因，退院に向けた目標，予測される退院先や退院後に利用が予測されるサービスなどである。作成後は患者や家族に説明し，交付する。この計画をもとに多職種で入院中の支援を行う。

e 退院前カンファレンス

入院中に退院後の患者・家族を支援するケアマネジャーや地域包括支援センターの保健師や社会福祉士，往診医，訪問看護師など，医療や介護の担当者が集まり，退院の具体的な検討を行う。病状管理や生活指導，リハビリテーションの内容などを情報交換し，実際の生活に合わせて支援内容を修正し，環境に合わせてリハビリテーションの内容の工夫や自宅環境に合わせた準備を行う。

f モニタリング

退院時には看護サマリーなどで情報提供したうえで，退院後の生活状況について必要時には電話などでケアマネジャーや訪問看護師などと情報交換を行う。また，外来通院時に外来看護師と協力し，患者・家族から退院後の状況確認を行う。看護の継続としても病院内における外来看護師との協力や，地域のケアマネジャーや訪問看護師，地域包括支援センターなどとの連携は重要であり，退院支援部門を相談の窓口として活用して

もらえるように働きかけることも重要である。

4　退院支援看護師の役割

ⓐ 退院支援の実践

　退院支援看護師は，退院支援の実践者として患者・家族に面接し，患者・家族の望む場での暮らしが実現できるよう，多職種と目標を共有し，必要な支援の役割分担をするなど，退院支援が円滑に行われるようにマネジメントを行う。

　病棟看護師が入院時から患者・家族の情報収集によりスクリーニングやアセスメントを行い，退院支援計画書を立案し，退院支援部門への依頼をもとに退院支援看護師が病棟看護師や社会福祉士，医療ソーシャルワーカーなどとともに行う体制の場合や，退院支援計画書の作成から退院支援部門がかかわるが，実際には病棟看護師が中心となる体制の場合など，医療機関によって退院支援看護師の役割はさまざまである。

ⓑ 退院支援に関する教育

　退院支援を病院内で充実させるためには，それに携わる看護師や多職種が，地域で患者や家族を支える法や制度（介護保険や障害者総合支援法など）や，社会資源やサービス（ケアマネジャーや地域包括支援センター，訪問看護など）のしくみや機能，役割を知り，活用できる知識をもつことが必要である。また，病棟のスタッフであっても，退院後患者が地域で暮らすイメージを具体的にもてることが重要である。そこで，退院支援のプロセスやしくみを研修や勉強会で共有したり，退院支援委員会で病棟看護師や多職種の退院支援における教育課題を共有し，病院内で取り組むために計画立案し，実施していく役割が退院支援看護師にはある。

ⓒ 院内における退院支援システム開発

　まず，病院内で退院支援のシステムを構築するには，「病院全体で退院支援に取り組む」というトップの意思決定が必要である。退院支援看護師は退院支援の必要性や効果，つまり，多職種による退院支援の充実は患者・家族へのサービス向上につながり，病院としては患者・家族が望む暮らしを支援することで地域に貢献し，稼働率が向上すれば，在院日数削減，収入の増加にもつながることを病院組織に働きかける必要がある。

　また，退院支援の中心となる看護部や関係部署から構成する退院支援委員会を設置し，退院支援部門，外来や病棟看護師がともに退院支援を推進するための計画を立て，実施する。院内の多部門，多職種への協力依頼も行い，多職種からみた視点も委員会に取り入れて退院支援に病院全体で取り組めるよう調整していくことが大切である。

　そのため，退院支援とは何か，退院支援のプロセスと役割分担，必要なシートや資料の明示とマニュアル化，そして研修会や勉強会で退院支援に必要な知識やシート類の意見をつのり，周知を図ることなどで，院内で退院支援が定着できるように働きかける。

d 地域における退院支援システム開発

　病院が退院支援を充実させ，地域と協力して患者・家族を支援することは，地域にとって時に困難を伴うこともある医療機関との連携を強化するよい機会ともなる。

　地域のさまざまな職種が集まる会合に出席し，地域からみた医療機関の課題を発見し，院内で課題解決に向けた方策を検討することも可能である。

　また，患者・家族の支援では，地域のケアマネジャーや地域包括支援センター，訪問看護など各サービス担当者らとの意見交換や交流をもとに，退院支援の実践において連携が促進・強化されるように病院内に働きかけることも退院支援看護師の機能の一つといえる。また，地域へ働きかける機会として病院自らが主催者となり，地域のケアマネジャーや地域包括支援センター，サービス担当者や施設の相談員などと勉強会や意見交換を行い，患者・家族を支える医療者や介護担当者が，組織や職種を超えて同じ土俵に立つことも地域全体で患者・家族への支援を充実させることにつながる。その中心として退院支援看護師の役割は大きい。

e 退院支援の事業評価

　退院支援への取り組みについて，年度ごとに事業や効果の評価を行い，次年度に取り組むべき課題を明確にして進めていくことが必要である。

5　退院支援看護師の連携先としての訪問看護師の役割

　退院後の支援において，訪問看護師が存在することは退院支援看護師にとって継続看護の手がかりとなり，心強い。病院内での退院支援で解決できなかった課題や，実際に在宅生活の中で健康管理を継続するために病院での指導を一部修正して工夫することなどが期待できる。退院時に訪問看護が初めて導入される際には，訪問看護師が積極的に退院時カンファレンスに参加し，患者・家族の情報共有や意見交換を行う必要がある。

　また，すでに訪問看護を利用している患者が入院した際には，看護サマリーなどで在宅での生活状況や介護状況などを情報交換できると入院中の退院支援に大変有効である。入院を機会に在宅の課題を検討したいという場合にも，訪問看護師が早期に退院支援看護師に伝えることで検討する機会をもつことも可能となる。

　診療報酬では，在宅療養の準備として1泊以上の外泊時の訪問看護が制度化され，また退院前に訪問看護ステーションから病院に出向き，病院の医師や看護師等と情報共有して在宅療養への移行を推進することが退院時共同指導として評価されている。

　一方，医療機関側からは，在宅療養の準備として退院前の自宅訪問が評価されているほか，2018（平成30）年の改定では，退院後1カ月間の限定で退院後訪問指導として5回までの訪問が認められ，訪問看護ステーションとの同行訪問で加算ができるしくみとなった。

　訪問看護師と医療機関の看護師等が積極的に連携することで，在宅療養移行をスムーズにすることが求められている。

2 施設からの在宅移行支援

　脳血管疾患や大腿骨頸部骨折などは，急性期病院の治療が終了した後もリハビリテーションの継続により，身体機能の向上やADLの拡大，また入院期間中に治療や安静などで低下した体力の回復などを目的として，急性期病院から老人保健施設などに一時的に入所する場合がある。

　施設では，生活リズムを整え，繰り返し生活リハビリテーションを行うことで，食事，排泄，服薬，移動や入浴，更衣，整容，睡眠など一連の日常生活動作を習得できるようにし，福祉用具を使いこなすことで日常生活の具体的な準備を行う。

　その後の在宅移行支援は，医療機関からの退院支援のプロセスに準じて行う。

| 引用文献 |

1）宇都宮宏子，他編（2012）：退院支援・退院調整ステップアップQ&A ―実践者からの知恵とコツ，p.5，日本看護協会出版会.
2）総務省統計局：「国勢調査」および「人口推計」.
3）国立社会保障・人口問題研究所：日本の将来推計人口（平成24年1月推計），出生中位（死亡中位）推計（各年10月1日現在人口）.
4）内閣府：平成28年度高齢社会白書（全体版）. http://www8.cao.go.jp/kourei/whitepaper/w-2016/zenbun/28pdf_index.html
5）宮崎久義監（2017）：退院支援加算とクリティカルパス，p.16，中外製薬.
6）前掲書5），p.70.
7）宇都宮宏子編著（2011）：退院支援実践ナビ，p.18-19，医学書院.

| 参考文献 |

● 宇都宮宏子，山田雅子編（2014）：看護がつながる在宅療養移行支援―病院・在宅の患者像別看護ケアのマネジメント，日本看護協会出版会.

リスクマネジメント論

ねらい
1. 訪問看護におけるリスクマネジメントが理解できる。
2. 訪問看護における感染予防および対策を理解し，正しく実施できる。
3. 訪問看護における災害対応に必要な知識が理解できる。

目 標
1. リスクマネジメント（医療安全）の概要が理解できる。
2. 訪問看護における医療事故対策が理解できる。
3. 個人情報保護について理解できる。
4. 訪問看護師の労働災害対策が理解できる。
5. 標準予防策（スタンダードプリコーション）が理解できる。
6. 汚染された医療器具，汚物などの処理が正しくできる。
7. 在宅療養者・家族，関係職種への感染予防の説明ができる。
8. 感染予防策について関係職種との連携ができる。
9. 感染症に関する法規を理解し，適切な対応ができる。
10. 災害看護の基本が理解できる。
11. 訪問看護における災害対応が理解できる。

1 リスクマネジメント

1 リスクマネジメントの概念

1 リスクマネジメントと医療安全 (patient safety)

リスクマネジメントとは，「リスク（危険）をマネジメント（管理・統制）する」という活動である。その活動によって「リスク発生によって被る・与える損失を予防，もしくは最小限なものとする」ことがリスクマネジメントの目的と解釈できる[1]。

一方，医療安全とは，医療を受ける人や医療従事者が医療によって健康障害を受けないように，個人と組織が取り組む活動である。組織に関するリスクマネジメントとは区別するために，医療では安全管理 (safety management) を使う[2]。

1999（平成11）年1月に横浜市立大学附属病院において，患者を取り違えて入院目的と異なる手術が行われる事故が発生し，社会問題化した。1999（平成11）年2月には都立広尾病院で血管内に消毒薬を誤注入，2000（平成12）年2月には京都大学附属病院で，小児用人工呼吸器の加湿器に注入すべき滅菌精製水を，容器の形状が極似していたため誤って消毒用エタノールを2日間にわたり注入し続けて患者が死亡した。このような取り返しのつかない事故を防ぐために，2001（平成13）年には厚生労働省医政局に「医療安全推進室」が設置された経緯がある。

また，個人を攻撃して起こってしまった誤りを取りざたするのではなく，「人は誰でも間違える」ということを前提に，万一間違っても（事故を起こしても）傷害に至らないようにするための提言など，安全に医療が確保できる方向にシステムを設計し直して，将

表Ⅲ-1-1 医療等における安全管理対策の経緯（訪問看護含む）

2001年	厚生労働省医政局に「医療安全推進室」を設置
2006年	診療報酬改定で研修を終了した看護師や薬剤師を医療安全管理者として専従させている場合の入院基本料に対する加算による評価
2006年	療養通所介護に「安全・サービス提供管理委員会」を設置
2010年	訪問看護ステーションの訪問看護管理療養費の要件に安全管理体制の整備を追加
2012年	訪問看護ステーションに毎年7月1日で褥瘡発生に係る届け出の義務化
2012年	介護職員の喀痰吸引等に係る連携強化加算新設
2014年	医療介護総合確保推進法成立で「医療法」改正により医療事故調査制度（対象：病院，診療所，助産所）創設，医療事故調査・支援センターの設置
2015年	医療機関における医療事故調査制度開始

来のエラーを減らすようにすることが重要とされた。2007（平成19）年には無床診療所および助産所についても，医療安全管理体制を整備することが義務づけられ，さらに2009（平成21）年に産科医療補償制度が創設されている。

　診療報酬においては，2006（平成18）年に保険医療機関の医療安全管理体制に対する評価が導入された。訪問看護ステーションの場合は，訪問看護管理療養費の算定要件において安全管理体制の整備，褥瘡の発生の管理および届け出が義務化されている。介護保険サービスの療養通所介護の要件に「安全・サービス提供管理委員会」の設置も要件とされている（表Ⅲ-1-1）。

2　医療事故の考え方

ⓐ インシデントとアクシデント

　インシデントとは，事故（アクシデント）にはつながらなかったが，重大な事故になっていた可能性のある事態のことを指し，「ヒヤリ・ハット」とも呼ばれている。

　アクシデントに至らないように管理し防止する対策としては，「人間」に頼らずに形のあるもの（手順書，チェックリストなど）を活用する必要がある。

　アクシデントとは，ここでは医療事故を指すが，ヒューマンエラーが誘発された結果として事故が起こり，エラーに関連する人間本来の生理学的，認知的，社会学的・心理学的特性がある。生理学的特性から見ると，体温が低いとき注意力が低下するので，夜明け前の大事故に注意する。加齢とともに暗順応の時間が長くなるので，日中急に室内に入ると，つまずくことがある。慢性疲労から注意力が散漫になりエラーにつながることもある。

　認知的特性から見ると，こじつけ解釈や自分勝手な解釈，楽観的解釈（大したことはないと思うなど），記憶違い，旧式のやり方を変えられないなどからリスクにつながる。

　社会学的・心理学的特性から見ると，人間関係（権威への服従，多数意見に従う，ほかの誰かがやると思う，自分が絶対に正しいという思い込みなど）がエラーにつながることがある。人間特性を理解し，エラーを引き起こさないしくみづくりが必要である[3]。

　ただし，エラーを犯した当事者に原因を帰属させる限り，再発防止の有効性に限界があることも知っておきたい。

ⓑ ハインリッヒの法則

　アメリカの損害保険会社にて技術・調査部に勤めていたハインリッヒ（Heinrich, H.W.）が1929年に発表した法則である。労働災害の発生確率を経験則に沿って分析した法則で，不安全行動や不安全状態を前提に，1件の重大（重傷）事故発生の背景には29件の軽微（軽傷）事故があり，さらに300件のヒヤリ・ハット（無傷事故）が発生していたというものである。インシデントは300の無傷の事故に相当する。インシデントを防ぐことで軽微な事故の発生を防ぎ，軽微な事故を防止すれば重大な事故は起こさないというものである（図Ⅲ-1-1）。

125

図Ⅲ-1-1 ハインリッヒの法則（1：29：300の法則）

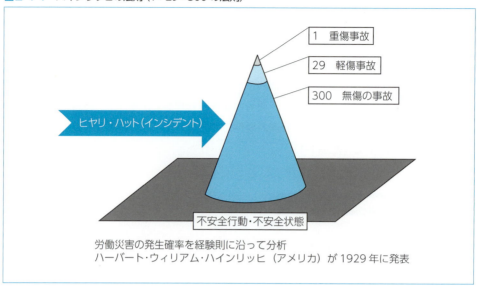

図Ⅲ-1-2 ［インシデント・アクシデント報告書］および［改善のための行動計画書］の例

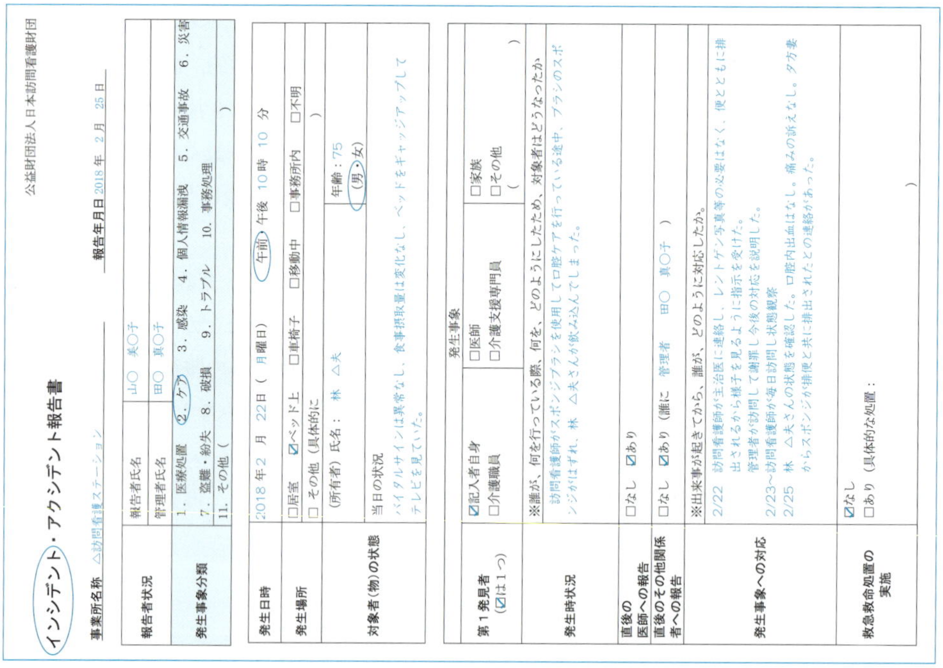

C インシデントレポート・アクシデントレポート

事故にはならなかったがヒヤリとしたことは，記録として残されないままになっていることが多いのではないだろうか。ヒヤリとしたことをインシデントレポートとして書くことによって，客観的に行動を振り返ることができる。各事業所では，インシデントレポー

（つづき）

公益財団法人 日本訪問看護財団

改善のための行動計画書

（事象の発生）2016年2月22日	口腔ケアの最中にスポンジブラシのスポンジがかみ切られて、利用者が飲み込んでしまった。			
カンファレンス開催	第1回 2016年2月26日（金）		担当者氏名 山○ 美○子	
参加メンバー	田○ 真○子、山○ 美○子、川○ 理○子、谷○ 花○子			
出来事（事象）への対応後の経過	状態観察のため頻回に訪問し、3日後のケアで止血が確認された。排便と共に排出された、身体への影響はなかったことを確認した。			
現状	口腔ケアの器具も変更し、ケア前には安全を確認して、口腔ケアを継続している。			

●事故を起こさないための改善策（行動計画）は何か
●主担当者は
●改善策をいつまでに実施するか（期日）

1. 所内で、ケアに使用する物品リストを作成し、安全に使用できる用具か、安全な状態かのチェックを定期的に行う体制とする。	主担当者 管理者	期日 3/31
2. 口腔ケアの物品と手技について所内研修会を開催する。	管理者	期日 3/31
3. スタッフの勤務状態を確認し、1日の訪問件数、携帯電話等、担当利用者の重症度等、スタッフの偏りをチェックし改善を図る。	管理者	期日 2/26
4. 口腔ケアを開始する前に、利用者の状態及びプランの安全性を確認する。また、ケアを開始する前には声掛けを行ってケア人の準備状況を確認してから実施する。実施後の観察を行う。	訪問看護師 事業所全員	期日 2/26

改善計画の評価（アンケートなど）

対策の有効性・業務改善
1. について　☑①改善できた　☑②有効　□③改善すべき点あり
2. について　☑①大変有効　☑②有効　□③改善すべき点あり
3. について　☑①大変有効　☑②有効　□③改善すべき点あり
4. について　☑①大変有効　☑②有効　□③改善すべき点あり

今後の改善策（行動計画）
① について通りで安全な用品について情報改善する。
② 全員参加のカンファレンスを3か月に1回は安全確認をする。
③ KYT（危険予知トレーニング）を行い、予知能力を高める所内研修を6月に予定する。

対策の全体評価（☑する）

（評価実施日）2016年5月30日

（つづき）

公益財団法人 日本訪問看護財団

発生した背景・要因	※なぜ、どのような背景や要因により、出来事が起きたか。 口腔ケアを行う前に、スポンジブラシのスポンジの安全確認を怠った。 利用者が外れたスポンジがかみ切られたことを知らせることができなかった。 利用者が外れたスポンジを飲み込んんだ。

当てはまる要因（全てに☑）

【人的要因（ヒューマンファクター）】
□判断誤り　☑確認不十分　□観察不十分　☑知識不足
□未熟な技術　□経験不足　□慢性的疲労
□加齢　□技術間違い　□寝不足
□思い込み　□忘れた　☑慣れ　□焦っていた　□緊張していた　□その他（　　）

【環境要因】
☑不十分な照明　□業務の中断　□緊急時　□マニュアルの不備　□対象者の不安
□類似機器　□わかりづらい表示　□その他（　　）

【管理・システム的要因】
□連携（コミュニケーション）の不備　□医療材料・医療機器の不具合　☑多忙
□教育訓練不足
□その他

対象者への影響分類（レベル0〜5のうち一つに☑）

☑	分類	内容
□	0	エラーや医薬品・医療用具の不具合が見られたが、対象者には実施されなかった
□	1	対象者への実害はなかった（何らかの影響を与えた可能性は否定できない）
☑	2	処置や治療は行わなかった（対象者観察の強化、バイタルサインの軽度変化、安全確認のための検査などの必要性は生じた）
□	3a	簡単な処置や治療を要した（消毒、湿布、皮膚の縫合、鎮痛剤の投与など）
□	3b	濃厚な処置や治療を要した（バイタルサインの高度変化、人工呼吸器の装着、手術、入院日数の延長、外来患者の入院、骨折など）
□	4a	永続的な障害や後遺症が残ったが、有意な機能障害は伴わない
□	4b	永続的な障害や後遺症が残り、有意な機能障害を伴う
□	5	レベル4bをこえる影響を与えた

スタッフ・ステーションへの影響（☑を入れる）

スタッフ
□A 影響なし
□B 軽微な実害あり
☑C 中等度の実害あり
□D 重大な実害あり
（備考）排便確認、状態確認のため1日3～4回訪問した。

訪問看護ステーション等
□A 影響なし
□B 軽微な実害あり
☑C 中等度の実害あり
□D 重大な実害あり
（備考）訪問看護ステーションとして、安全性に対する信頼に揺るぎが生じました。安全を業務計画に支障をきたした。

※参考文献 厚生労働省「医療現場におけるヒヤリ・ハット・アクシデント報告書」より改変

トの様式を整備する必要がある（図Ⅲ-1-2）。報告事例を集め，分析することによって医療事故の再発防止に役立たせることができる。さらに職場のスタッフと共有することにより，事故防止に向けた業務改善等につなげていくことができる。

1 リスクマネジメント

2 訪問看護における事故発生の特徴

1 場の特性

ⓐ 訪問の途中

　訪問看護師は療養者の住まいに出向いて看護を提供するため，徒歩もあれば自転車，訪問車，バス・電車等の公的交通機関など，さまざまな手段を使って訪問する。病院での看護とは違い事業所に出勤してから療養者の住まいに訪問するため，交通事故等に巻き込まれないように安全な行動が求められる。

ⓑ 居宅という看護提供の場

　数分内に救命措置が可能な設備や医療従事者が揃っている病院と違い，訪問看護は個々の生活の場での看護である。療養者は何らかの疾病や障がいがあり支援の必要な状態にあるが，訪問看護では病院のように24時間そばにいるわけではなく，滞在時間も平均1時間で週に2～3回程度であり，本人や家族には急変時の不安がある。また，介護負担や閉じこもりの不安もある(表Ⅲ-1-2)。家族や多職種と協働して看護を行う中で，トラブルや事故等の危険性を予測し回避できるように，療養者本人や介護者のセルフマネジメント力を強化する支援も必要となる。

2 訪問看護師単独の判断・実施

　訪問看護では通常，単独訪問の形態をとるが，必要に応じて同行訪問や2人で看護を行う時間帯をもつこともある。例えば，緩和ケアまたは褥瘡ケアに係る専門の研修を受

表Ⅲ-1-2　リスクマネジメントにおける入院生活と居宅での療養生活の違い

入院生活の特徴	在宅療養生活の特徴
• 医療設備や人員体制があり急変時対応が多職種で可	• **断続的医療，急変時に不安，単独訪問による判断・実施**
• 医療施設内で24時間体制の医学管理下の規定された入院生活 • 治療・看護・検査等を優先 • 日常生活からの隔離	• 24時間体制の看護は不可。オン・コール体制となる • 多機関・多職種協働による支援 • 家族とともに自由に生活する場での療養 • 十分な医療設備・機材などがない
• **プライバシーを守りにくい**	• プライバシーが守られる
• QOLの低下 • **意欲低下，ADL低下，依存的傾向** • **生活機能の低下**	• QOLの向上傾向 • セルフコントロール・セルフケア力の向上 • 生活機能の維持
• **他患者からの感染の危険・不安が多い**	• 感染の危険・不安が少ない
• 医療・看護・介護の整った環境	• **家族の介護負担，閉じこもりの不安** • **療養に必要な社会資源の整備状況の不安**
• 入院費用等の経済的負担	• 在宅医療・看護・介護等の利用にかかる経済的負担

けた看護師との同行訪問により，コンサルテーションを受けて適切な看護を行う場合がある。また，1人の看護師等による訪問看護が困難と認められる場合は，療養者や家族の同意を得て複数で訪問看護を行うことが報酬上で評価されている。

訪問看護では，訪問看護指示書（介護保険の利用ではケアプランが追加）と，アセスメントの結果および療養者や家族の思いを看護計画に取り込み，その計画に基づき看護を実施し，実施した結果を評価し，さらにアセスメントをして看護計画を見直すという看護過程をたどる。この過程の中で，単独訪問であっても，常にスタッフ間での情報共有や看護計画への反映により事業所全体の総力で訪問看護は行われている。職場では，知識や技術不足を補い，気づきを与えてくれるミーティングやカンファレンスを定期的に開くことと，互いに話しやすい雰囲気が求められる。

訪問中に療養者の状態等について判断に不安が生じた場合などは，同僚や主治医に確認することで，インシデントやアクシデントの防止となり，適切な看護を実践できる。

3 チームアプローチ

a 主治医との連携

主治医から訪問看護指示書の交付を受け，必要時主治医に内容を確認する。また，主治医にとって治療上の必要な情報は何かを確認し，訪問看護計画書・報告書を定期的に主治医に提出して連携する。日頃より病状などを観察して状態の変化をタイムリーに主治医に報告し指示を受けて対応する，療養者および家族の不安や希望を主治医に伝えて在宅医療のプロセスを共有するための橋渡しをするなど，在宅療養のプロセスを共有することによって在宅療養が安全に継続できる。

必要十分な衛生材料と，より安全性が高い機材等を活用する必要がある場合は，主治医への情報提供を行って必要十分な医療材料等が提供されるようにする。さらに，プロトコル，マニュアル等を整備し活用することで医療処置が安全に実施できる。

b ケアマネジャーとの連携

介護保険利用者はケアマネジャーが作成するケアプランに沿って訪問看護を利用する。看護の実践や療養生活に関する情報の提供により，療養者にとって最適なケアプラン作成ができるようにする。特に予防的視点で看護師が実践する潜在的なニーズがケアプランに反映されるように，訪問看護師からの情報提供や相談支援が必要となる。

c 理学療法士との連携

訪問看護ステーションの看護師は疾病や障がいのある療養者を総合的にアセスメントして課題を見出し，看護師が立てた看護計画により看護を行うが，リハビリテーションについて，より専門性の高いニーズ（例えば，関節可動域の評価からリハビリテーション計画の立案等）には理学療法士等につなげる。看護師が訪問して行うリハビリテーションは，日常生活機能の維持・向上であり，二次障害や合併症の予防，体位変換で安楽・安

全性を保持することなどである。さらに訪問看護師は主治医や理学療法士等の評価に基づくリハビリテーション計画を共同で実践することも多い。療養生活を総合的にアセスメントし，理学療法士等に病状や食事・睡眠・排泄などの療養生活等の情報を提供することによって，安全で適切なリハビリテーションの実践につなげる。

d 介護職員との連携

入浴介助等の清潔保持のケアは介護職員が行うことが多いが，訪問看護利用者の清潔ケア全体のマネジメントは訪問看護師が実施する。

療養生活の総合的なアセスメントの結果，清潔保持の方法の選択およびケア提供者の選定をする。病状が不安定な療養者や医療器具等を使用している療養者は訪問看護師が行うこととする。

2012（平成24）年の社会福祉士および介護福祉士法の改正により，介護福祉士は「（中略）身体上又は精神上の障害があることにより日常生活を営むのに支障がある者につき心身の状況に応じた介護（喀痰吸引その他のその者が日常生活を営むのに必要な行為であって，医師の指示の下に行われるもの（厚生労働省令で定めるものに限る））を行い，並びにその者及びその介護者に対して介護に関する指導を行うことを業とする者」（第2条第2項）とされ，保健師助産師看護師法の規定にかかわらず「診療の補助」として実施することになった。それに伴い，介護福祉士が喀痰吸引等の医行為を医師の指示のもとに看護職員との連携で行う場合の「ヒヤリ・ハット報告書」「アクシデント報告書」の様式が示されている。

「看護・介護職員連携強化加算」は特定行為業務（喀痰吸引，胃瘻からの栄養の注入）を円滑に行うための支援を評価する報酬として，2012（平成24）年介護報酬に新設され，2018（平成30）年には診療報酬でも算定できるようになった。

チームアプローチでは，療養者も含めたチームメンバーが，それぞれに共通のゴールを志向して，強みや専門性を尊重しあい，重なり合って自己資源を発揮することであり，療養者の安全面からも相互に情報交換を行うことが重要である。そのため，専門分野の言語や実践についてはできるだけ共通理解が深まるような工夫が必要である。

表Ⅲ-1-3 賠償および傷害事故の事例

保険種別	主な事故事例
人的賠償（対人）	骨折 転倒（車椅子からの移動時，歩行訓練中，見守りが必要ながら1人にした際，背もたれのない椅子） 自転車で移動中，歩行者との接触によるけが
物損事故（対物）	温水洗浄便座のノズル，ガラス戸，置物，フォトフレーム，眼鏡，時計，パルスオキシメータ，台所のホース，風呂の空焚きによるボイラーパイプの破損，トイレを詰まらせる，玄関で雪に足を滑らせ転倒しガラス戸を破損 ベビー用バスタブ
傷害その他（訪問看護師）	通勤・移動中の事故 自転車事故，歩行中の事故など 介助中の転倒による捻挫や打撲など

[日本訪問看護財団のあんしん総合保険の事故事例より：2016年5月〜2017年5月]

4 訪問看護の特性による起こりやすい事故やトラブルの具体例

療養者の生活の場に出向いての看護という形態から、病院等の看護と異なりさまざまなリスクやトラブルが予測される。賠償責任保険の事故事例を表Ⅲ-1-3に紹介する。

3 事故発生時の対応

ケア中に訪問看護師が起こした事故については、まず事故がどの程度かを判断する。療養者の状態によってはすぐに救急車出動の要請が必要な場合もあるだろう。1人で判断できない場合は訪問看護ステーションの管理者に報告して判断・対応する。主治医に連絡して、処置の指示を受けて対応する場合もある。入院する必要がある場合はその手配も行う。療養者と家族には事故の状況を丁寧に説明し、当事者のスタッフのほかに管理者が出向いて謝罪と誠意ある対応をする必要がある。

今後事故を起こさないようにするためには、個人の問題として処理するのではなく事業所全体（訪問看護師間）で事故を共有し、勤務体制、マニュアルの見直しや研修計画を立てるなど、療養者や他職種の信頼を得る事業所としての存続を目指す。加入している事故賠償責任保険への事故報告等の手続きを怠らないようにする。保険請求をすることで、賠償に対して保険金が支払われる。

4 医療事故防止

1 危険予知トレーニング（KYT）

エラー対策、あるいはリスク回避の対策として、危険等の可能性を予測できるようになることが効果的であり、その学習をすることが危険予知トレーニング（KYT）である。KYTは労働安全分野で開発され、作業にかかる前に潜在している危険を予測させる訓練方法で写真やイラストなどを使って行う（図Ⅲ-1-3）。イラストに描かれている状況から危険を見つけ、回避することの気づきを得て、さらに対策を考えるとよい。

図Ⅲ-1-3 KYTに用いる写真の例

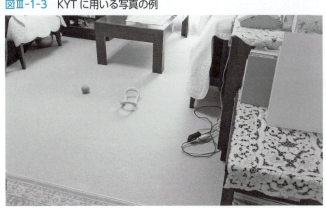

2 マニュアル作成

　訪問看護ステーションでは，訪問看護管理療養費において安全提供体制の整備が要件となっている。「ア．安全管理に関する基本的な考え方，事故発生時の対応方法の文書化がされていること。イ．訪問先等で発生した事故，インシデント等が報告され，その分析をとおした改善策が実施される体制が整備されていること。ウ．日常生活の自立度が低い利用者につき，褥瘡に関する危険因子の評価を行い，褥瘡に関する危険因子のある患者およびすでに褥瘡を有する患者については，適切な褥瘡対策の看護計画を作成，実施および評価を行うこと。褥瘡アセスメントの記録については参考様式『褥瘡対策に関する看護計画書』を踏まえて記録する」ことになる。事故発生時等の対応方法をマニュアルとして整備する必要がある。

5　個人情報管理

　2015（平成27）年9月に個人情報の保護に関する法律（以下，個人情報保護法）が改正され，顧客や従業員の個人情報を紙やコンピュータで名簿化して事業に活用しているすべての事業者に対し，個人情報保護法に沿った個人情報の取り扱いが求められるようになった。2016（平成28）年1月に発足した「個人情報保護委員会」が個人情報保護法とマイナンバー（個人番号）を所管することとなった。

　2017（平成29）年に厚生労働省が公表した「医療・介護関係事業者における個人情報の適切な取扱いのためのガイダンス」によると，法令上の個人情報とは，「生存する個人に関する情報である」「患者・利用者が死亡した後においても，医療・介護関係事業者が当該患者・利用者の情報を保存している場合には，漏えい，滅失又はき損等の防止のため，個人情報と同等の安全管理措置を講ずるものとする」とある[4]。

　そのために，事業者は個人情報保護規定を作成し，対外的に公表することが求められている。また，個人情報は利用目的を定めてその範囲内で利用すること，漏洩が生じないように安全に管理すること，個人情報の目的外利用や第三者への提供には原則本人の同意を得ること，本人等からの請求に応じて個人情報を開示・訂正・利用停止等を可能とすること，個人情報の取り扱いに関する苦情に対応することとされている。

　訪問看護ステーション内での個人情報としては利用者に関する記録類がある。鍵のかかる書庫に記録類は保管しておき，外部からの侵入者による盗難などを防止する。また，事務所に出入りする業者等が通りがかりにパソコン画面から利用者情報を盗み見したり，ゴミ箱に捨てた重要書類や利用者情報のメモ，CDなどを入手する場合もあり得るので，ゴミの処理等についても注意が必要である。また，電話の声が大きいと外部に個人情報が漏れるおそれもある。電話の配置，パソコンの配置，予定表や利用者マップなどを置く場所にも配慮が必要となる。

　レストランなどでの会話は誰が聞いているかわからないので，個人名を出した仕事の話などはしないように配慮する必要がある。

1 医療情報システムの安全管理対策

　訪問看護事業所は組織としての管理体制を記載した運用規定を設け，管理者や訪問看護従事者，事務職員等が情報をどこまで取り扱うかの責任範囲を明確にして実施状況の確認を怠らないようにする。また，コンピュータの医療情報システム等にアクセスできる職員を決めておき，許可されていない人はアクセスできないように技術的な安全管理を行う。利用者の医療情報は誤りなく入力し，保管する。管理者は，データの誤送信などがないように管理すること，また療養者の情報漏洩や情報改ざん，情報破壊の危険を防止する。

　USBメモリやメール等の記録を持ち出す場合の管理も徹底し，紛失や盗難の危険を防止するために責任者を明らかにしておく。USBメモリの使用については，管理者の許可を得て持ち出すこと，ウイルス対策ができていないコンピュータでは使用しないことなど，職場内で管理ルールを決めておく。メールでの個人情報のやりとりについては，圧縮ソフトの活用やデータ添付とパスワードを分けて送信するなどの対応が望ましい。

　また，災害やコンピュータの破損事故等に備えて重要なファイルのバックアップも定期的に行う必要がある。

6　訪問看護師の労働災害予防

1　針刺し事故等の感染予防

　訪問看護師の針刺し事故は，処置時や点滴や採血などの処置後に針を捨てるとき，留置針のリキャップ時に起きることが多い。医療環境ではない在宅での注射は，安全に実施できる体制や技術力・判断力が求められる。療養者の血液情報の入手，手袋着用，リキャップを無くすこと，事故が起こったらすぐに流水で洗い流すことや感染の有無確認など，対応マニュアル等を整備しておく必要がある。詳細はⅢ-2感染管理の項を参照されたい。

2　腰痛対策

　「腰痛」とは疾患名ではなく腰部を主とした症状の総称で，坐骨神経痛を代表とする下肢の痛みやしびれを伴う場合も含む。①動作要因，②環境要因，③個人的要因などの3つの要因が複合的に関与している。また，職場の対人ストレスに代表される心理要因も挙げられる。看護師や介護職員，理学療法士等，療養者のケアにかかわる人々は動作要因として，体位交換，移乗・移動介助，入浴介助などの前かがみの姿勢が腰部の筋肉に大きな負担をかけることが多いため腰痛の発症リスクが高い。環境要因では，療養者の生活の場で提供されるケアでありリフトなどの使用が困難なことなど，個人的要因では，1人で作業することが多いなどがある。

　腰部に負担をかけないように介助する場合の姿勢や立ち位置，リフトの活用，腹筋と

背筋をバランスよく整える腰痛体操や腰痛ベルトの着用，筋肉トレーニング，腰痛予防のマットレスの使用などで予防する[5]。

前述のとおり訪問看護師は単独訪問を行うことが多いが，体重が重い等の利用者の状況で同行訪問も可能となっているので，利用者の同意を得て無理なく看護が行えるようにする。

2013（平成25）年に改訂された「職場における腰痛予防対策指針」では，作業様態別の対策として，訪問介護・看護，特別支援学校等が追加され，「福祉・医療分野等における介護・看護作業」全般が対象となり，事業者が講じる対策などを示している。

「職場における腰痛予防対策指針」の介護・看護作業では，以下を事業者が講じる対策としている。

1. 問題発生に関与する要因の把握
2. リスクの評価
3. リスクの回避・低減措置の検討及び実施（①対象者の残存機能等の活用，②福祉用具の利用，③作業姿勢・動作の見直し，④作業の実施体制：福祉用具の使用が困難で対象者を人力で抱え上げざるを得ない場合は，対象者の状態および体重等を考慮し，できるだけ適切な姿勢にて身長差の少ない2名以上で作業すること，⑤作業標準の策定，⑥休憩・作業の組み合わせ，⑦作業環境の整備，⑧健康管理，⑨労働衛生教育等）
4. リスクの再評価，対策の見直しおよび実施継続

労働衛生管理とは，作業方法や作業環境と労働者との関係を明らかにしたうえで，労働者が健康に働けるように適切な措置を講じ，快適な職場環境をつくることである。そのためには，労働衛生管理体制（衛生管理者・安全衛生推進者・産業医の選任，衛生委員会の設置）を確立する必要がある。また，職場で労働衛生管理の取り組みを進めるため，3管理（作業管理，作業環境管理，健康管理）と1教育（労働衛生教育）を総合的に実施していくことが重要となる。さらに，職場の安全衛生活動を適切かつ継続的に推進するために，リスクアセスメントや労働安全衛生マネジメントシステムの考え方を導入することが有効とされている。

なお，リスクアセスメントの手法を踏まえた「介護作業者の腰痛予防対策チェックリスト」を参照するとよい[6]。

労働安全衛生法では，健康診断およびその結果に基づく事後措置など，労働者の健康管理について事業者が実施すべき事項が規定されている。

3　交通事故対策

訪問看護では，自転車やバイク，訪問車など地域によってさまざまな移動手段を使って訪問するが，約束の時刻に訪問するために焦ってゆとりのない状況にあると交通事故を起こすリスクが高くなる。事故には，自転車で走行中に電信柱にぶつかって自分がけがをする自損事故，相手にけがを負わせる人身事故，家の塀にぶつかって塀などを壊す器物破損などがある。そのときは異状がない，軽微と思われる事故であっても，警察署

に連絡して，必ず「事故証明書」の交付を受けることが重要である。事故証明書によって，修理費用や病院等での検査や治療費など，保険会社から支払いを受けることができる。

　人身事故でなくてもそれぞれの車が破損した場合など相手のある事故の場合は，相手の住所・連絡先や保険会社を確認しておき，自分の所属先の訪問看護事業所の名前と連絡先を伝え，訪問看護事業所の管理者にはすぐに連絡する。管理者は当事者であるスタッフとともに，誠意をもってお見舞いなどを行う。金銭的な交渉は保険会社同士で行うこと，また，事故の責任が明確でない段階では謝罪はしないことなど注意が必要である。

　事故については事故報告書を提出し，訪問看護事業所内で事故防止に努める（KYT なども含め）とともに，当事者であるスタッフの精神的な支援が必要である。

4　メンタルヘルスケア対策

　職場においては，メンタルヘルスケアを積極的に推進し，労働者の心の健康の保持・増進を図るように求められている。うつ病や過剰なストレスなどによって，「職場に行きたくない」など，メンタルヘルス不調に陥ると本人もつらく，訪問看護ステーションにとっても利用者やサービス担当者へも大きな影響が起こり得る。

　法律上，使用者は労働者の健康や安全に配慮する義務があり（労働契約法第 5 条），訪問看護師への具体的な配慮が求められる。また，2015（平成 27）年 12 月からは，毎年 1 回ストレスチェックを実施することが訪問看護事業者に義務づけられている（労働安全衛生法の改正により，労働者が 50 名以上の事業所が対象。契約期間が 1 年未満の労働者や，労働時間が通常の労働者の所定労働時間の 3/4 未満の短時間労働者は義務の対象外）。

　メンタルヘルス不調にはさまざまな症状があり，気分の落ち込みや自信喪失，不安，体がだるい，疲れがとれない，息苦しいなどもある。生活リズムや服装の乱れなどの行動の変化，気分の過度の高揚，目立つ浪費などは周囲に先に気づかれる変化である。現在，診断名は，症状と持続期間および生活上の支障の程度を中心につけられる。主な診断基準として，アメリカ精神医学会が作成した DSM や WHO によってつくられた ICD（国際疾病分類）があり，日本でも広く使われている。こうした診断基準では，病名をつけるうえでは原因は問わないことが基本となっている。社会的な環境やストレスの状態も含めて総合的に診断することは治療方針を決めるうえでとても重要で，同じうつ病という診断がついた場合でも，ストレスがきっかけの場合もあれば，体の病気と関係していることもある。具体的な診断名としては依存症，うつ病，解離性障害，強迫性障害，睡眠障害，摂食障害，双極性障害，適応障害，統合失調症，認知症，パーソナリティ障害，発達障害，パニック障害，PTSD，性同一障害，てんかんが挙げられる。

　メンタルヘルス不調に気づいたら，1 人で悩まないで家族や友人など，身近な人のサポートが必要であるが，相談しにくい場合は地域の公的な相談機関，例えば保健所精神保健センター，医療機関の相談窓口などの保健師や精神保健福祉士などに利用するとよい。利用可能な制度も紹介してくれる。厚生労働省の「こころの健康サポートガイド」（http://

www.mhlw.go.jp/kokoro/docs/supportguide.pdf）を参照されたい。

5　夜間訪問時の安全対策

　訪問看護は 24 時間体制で，緊急訪問も行い，重度者・重症者への対応や看取り期にある利用者への訪問看護も期待されている。

　訪問看護では，ほとんどの場合 1 人で訪問して看護判断し看護を行っているが，夜間訪問時の安全・防犯対策としては，複数名の同行訪問が望ましい。セキュリティサービスの導入や，夜間は男性看護師が訪問する，夜間の緊急訪問は運転手つきで待機させるなどの対策が必要に応じて行われる。

6　利用者から受けるハラスメント等への対応

　訪問看護師には利用者個人の尊厳を守ることや個人情報の保護，守秘義務が課せられており，「児童虐待の防止等に関する法律」「高齢者虐待の防止，高齢者の養護者に対する支援等に関する法律」「障害者虐待の防止，障害者の養護者に対する支援等に関する法律」により，未然に虐待を防止するために相談に応じ，虐待を発見したら市町村等に通報する努力義務を負っている。

　一方，訪問看護事業者は訪問看護師が安全な環境で業務ができるような「安全配慮義務」がある。認知症や精神科疾患，介護負担のストレスなどから訪問看護師へのハラスメントとなっていることもあり，利用者と訪問看護師の双方を守る立場から，管理者は 2 人訪問などの対策を立てる必要がある。利用者の尊厳が守られて主体性が尊重されるとともに，訪問看護師の安全や尊厳も守られてこそ，よりよいケアの実践と信頼関係の構築につながるだろう。

　2016 年 11 月に日本訪問看護財団が開設後 1 年以上の会員訪問看護ステーション 1513 カ所を対象に行った安全管理に関する実態調査（回収率 47.4％）によると，過去 6 カ月間に暴力，暴言，各種ハラスメント，ペット被害にあった職員がいると答えた訪問看護ステーションは 33.5％で，暴言，セクシャルハラスメント，ペット被害，暴力，威圧的な態度，ケアの拒否などが挙げられている。

　対策としては，「複数名の同行訪問」「セキュリティサービスの導入」「GPS 付の携帯を持たせている」「夜間の緊急時訪問などは運転手つきで待機させる」が多く，その他としては「緊急通報システムの導入」「GPS 付の社用車の採用」「防犯ベルの携帯」が挙げられている（図Ⅲ-1-4）。訪問看護事業所はスタッフ同士が互いに報告や相談がしあえる話しやすい雰囲気であること，ハラスメントなどが発生した場合は管理者がすぐに抗議し，被害を受けたスタッフのメンタルヘルスケアや心身のサポート，受け持ち交代などの対応をする。主治医やケアマネジャーと相談して訪問終了とすることも考える。

　また，訪問看護事業所単独での対応が難しいときは，訪問看護管理者連絡会，地域包括支援センターや市の職員・民生委員等すべての関係者を巻き込んで対応策の検討を行う。近隣や役所，警察などとは日頃からの関係づくりが重要である。

図Ⅲ-1-4　ハラスメントへの訪問看護ステーションの対策

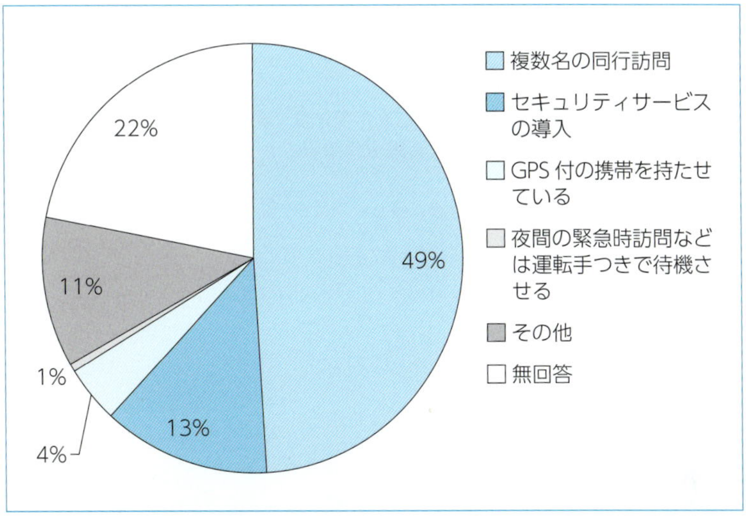

凡例:
- 複数名の同行訪問
- セキュリティサービスの導入
- GPS付の携帯を持たせている
- 夜間の緊急時訪問などは運転手つきで待機させる
- その他
- 無回答

グラフの値: 49%, 13%, 4%, 1%, 11%, 22%

[日本訪問看護財団]

7　職場内でのハラスメント防止

　職場内では管理者もスタッフも互いの人格を尊重しあうこと，かけがえのない同僚であるという認識をもち，偏見なく個性を認め合うことが基本となる。ハラスメントには，性的嫌がらせ・言動や差別などのセクシュアルハラスメント，上司など優位な地位を利用して嫌がらせや人権を傷つけるパワーハラスメントのほか，教育上優位な地位にあるものが指導拒否などを行うアカデミックハラスメント，性差別のジェンダーハラスメント，医師などによる患者・その家族への心ない発言や行動を指すドクターハラスメントなどがある。

　ハラスメントを受けた場合は，被害を深刻にしないために，我慢しないで勇気をもって行動し，はっきりと自分の意思を相手に伝えることである。身近な信頼できる人に相談する。そこで解決することが困難な場合には，法人内に設置されている相談窓口に申し出る。ハラスメントを受けた日時，内容等について詳しく記録しておき，できれば第三者の証言を得ておくとよい。もし，自分の周りで被害にあっている場面を見かけたら，見過ごさずに行為者に対し注意をうながすか，相談窓口等に相談することが大切である。

引用文献

1）宮崎和加子編著（2016）：在宅ケア リスクマネジメントマニュアル 第2版，p.18, 22, 151，日本看護協会出版会.
2）Spath, P.L. 東京都病院協会診療情報管理委員会監訳（2008）：よくわかる医療安全ガイドブック，p.2，学研メディカル秀潤社.
3）河野龍太郎（2014）：医療におけるヒューマンエラー 第2版 なぜ間違える どう防ぐ，p.30, 83, 84，医学書院.
4）厚生労働省個人情報保護委員会（2017）：医療・介護関係事業者における個人情報の適切な取扱いのためのガイダンス.
5）厚生労働省：腰痛対策. http://www.mhlw.go.jp/new-info/kobetu/roudou/gyousei/anzen/dl/1911-1_2d.pdf

6）厚生労働省(2009)：介護作業者の腰痛予防対策のチェックリストについて．http://www.mhlw.go.jp/bunya/roudoukijun/dl/checklist_a.pdf

| 参考文献 |

- 日本訪問看護財団（2016）：平成30年度介護・診療報酬改定の要望に関するアンケート調査.
- 日本訪問看護財団監（2016）：新版 訪問看護ステーション開設・運営・評価マニュアル 第3版，日本看護協会出版会.
- 佐藤美穂子（2017）：訪問看護に優しい環境が，優しい地域をつくる，訪問看護と介護，Vol.22，No.11，p.845.

2 感染管理

1 感染予防および対策の基本 ―スタンダードプリコーション

1 概　念

　スタンダードプリコーションは 1996 年に米国疾病予防管理センター（Centers for Disease Control and Prevention：CDC）が提唱した感染症の標準予防策である。2007（平成 19）年に「隔離予防策のための CDC ガイドライン」として改訂版が発表され，在宅医療，外来診療，長期ケアなどすべての医療現場にその適用が拡大するとともに，標準予防策に「呼吸器衛生/咳エチケット」「安全な注射処置」「特別な腰椎穿刺処置における感染対策」が，また感染経路別予防策では「防護環境」などが新しい項目として加わった。

　これは，すべての患者に対して標準的に行う疾患非特異的な感染予防策である。感染症の有無にかかわらず，すべての人の汗を除く血液，体液，分泌物，排泄物，損傷のある皮膚，粘膜には感染性があるものとして対応することで，患者および医療従事者双方に対する感染の発生を減らすねらいがある。

2 手指衛生

　皮膚には無数の微生物，細菌，真菌，およびウイルスなどが存在する。これらはヒトの手を介して伝播する。この伝播を防ぐ最も有効的な感染対策が手指衛生である。

　医療従事者の手指には，病原体が容易に付着しやすい。そのため，防止対策のうち「感染経路の遮断」において手指衛生は最も重要で基本的な手段であり，医療関連感染の発生や拡大を未然に防ぐことにつながると考えられる。

　特定の状況や目的に応じて，手指衛生の種類と使用する洗浄薬や消毒薬を選択する必要がある。まず，目に見えて汚染のある場合は流水と石鹸での手洗いが必要であり，目に見えて汚染のない場合は擦式アルコール製剤による手指消毒が必要である。

　在宅ケアにおいては，自由に手洗いを行うこと，また処置ごとに流水と石鹸による手洗いを行うことが困難な場合がある。その場合，擦式アルコール製剤は携行でき利便性に優れている。

　看護師の手指が伝播経路とならないよう，訪問時と訪問終了時，訪問中の処置（排泄介助や清潔操作等）前後には手指衛生を遵守することが必要である。

3 個人防護具—手袋，マスク，エプロン（ガウン），ゴーグルの使用

　個人防護具（personal protective equipment：PPE）は，病原体による汚染を防止するために医療従事者が着用する特殊な衣服や器具をいう。具体的には手袋，マスク，エプロン（ガウン），ゴーグルなどが含まれる。訪問看護師は適切な PPE の選択（表Ⅲ-2-1）と使用方法を理解して着用することが重要である。また PPE を着用するだけでなく，正しい手順で取り外し自分自身が汚染しないようにすることで，感染の予防につながる。

表Ⅲ-2-1　PPE の選択

手　袋	• 湿性生体物質が手に付着する可能性があるとき • 清潔操作時
エプロン	• 湿性生体物質が衣服に付着する可能性があるとき
マスク	• 湿性生体物質が口や鼻に入る可能性があるとき • 湿性生体物質の飛沫が飛ぶと予想されるとき
ゴーグル	• 湿性生体物質が目に入る可能性があるとき

2 感染対策マニュアル

　感染症対策の基本は予防にあるとされている。この予防を確実に行うためにもマニュアルが必要となる。

　感染対策マニュアルには，標準予防策，感染経路別予防策，感染防止技術，職業感染予防策が必要である。また，災害時やパンデミック（感染症の全国的また世界的な大流行）時の対応，療養者や介護者への指導内容も網羅する必要がある。

3 在宅感染管理の特徴

　わが国では，これまで病院主体であった時代が長く続いてきたが，すでに療養の場は在宅へとシフトされてきており，人工呼吸療法，酸素療法，中心静脈栄養法，除痛のための持続注射，腹膜透析など病院で行われていた治療が，在宅で実施されるようになっている。それに伴い，医療知識や経験の少ない家族や介護職が医療器具を利用している療養者の在宅ケアを行っている現状がある。

1 ケアの主体者

　医療知識のない療養者や介護者が初めて見る医療器具を操作する不安や心配は計り知れない。訪問看護師はそのような人々への，感染予防対策，清潔操作，医療物品の管理などについての正しい知識や介護負担の軽減を意識したかかわりが必要となる。

　また免疫力の低下したがん患者，慢性疾患患者，小児等の療養者に対しては，家族がウイルス性疾患等に罹患した場合，同空間で生活することで容易に感染し重篤化するリ

スクが高まる。家族のことや家の構造をよく知る訪問看護師が適切に療養環境や感染対策のアドバイスを行う必要がある。

2 起こりやすいトラブル

ⓐ カテーテル関連

膀胱留置カテーテル

医療関連感染の中でも膀胱留置カテーテルに関連した尿路感染症の出現率は高く，一般的に無症状で経過する。症状がある場合でもカテーテル抜去で改善することもある。しかし，在宅ケアにおいては抜去困難な事例が多い。

カテーテルの挿入や交換は医療従事者が清潔操作で行うが，蓄尿バッグ内にたまった尿の廃棄や管理は療養者本人または介護者が行うため，次のような指導が必要である。

- 処置前後の手洗いを徹底すること。
- カテーテル挿入部（尿道口）の清潔を保持するため陰部洗浄を行うこと。
- ランニングチューブの折れ曲がりがないようにし，蓄尿バッグの位置はカテーテル挿入部位より低い位置にして尿が逆流しないようにすること。
- 蓄尿バッグの尿を廃棄する場合やカテーテルと蓄尿バッグに接続したランニングチューブとの接続部が外れた場合などには，アルコール綿または清浄綿等で拭き，その接続部からの細菌の混入を防止すること。

気管カニューレ

気管カニューレが挿入された場合の喀痰吸引の方法やカテーテルの取り扱いが原因で感染を起こすことも多い。定期的な喀痰吸引に使用するカテーテルの交換，吸引前後の手洗いを励行することが重要である。

中心静脈栄養カテーテル

微生物侵入経路は主に，①汚染薬液，②汚染したハブ（接続），③カテーテル挿入部，の3つがあり，適切な予防策を実施することが重要である。

中心静脈栄養カテーテル挿入部は，発赤や滲出液などの感染徴候を早期に発見するために，毎日観察し，挿入部位の被覆には滅菌ガーゼまたは滅菌・半透過性のドレッシング材を使用し最低でも週に1回の頻度で交換することが必要である。しかし，ドレッシング材が湿った場合や緩んだ場合，目に見えて汚れた場合はその都度交換することが必要である。ドレッシング材が剝がれたときに消毒し，交換しなければならないことを介護者に説明し清潔操作を指導することが重要である。

胃瘻，腸瘻チューブ周辺のスキントラブル

胃瘻・腸瘻チューブやガストロボタンなど経腸栄養法の療養者の場合には，瘻孔周囲への栄養剤や消化液の漏出によるスキントラブル等が起こりやすい。瘻孔は消毒ではなく清潔を保つことが重要である。

また，経腸栄養の場合，口腔ケアの不足や経鼻胃管挿入中の唾液の誤嚥による肺炎等を起こしやすい。

表Ⅲ-2-2　針刺し事故後の対応等

	HIV	HBV	HCV
針刺し事故後の感染率	0.3%	5〜35%	1.8%
療養者の感染症	HIV 抗体陽性	HBs 抗原陽性	HCV 抗体陽性
事故後の対応	・抗 HIV 薬の内服 　1 回目：曝露後 2 時間以内，4 週間継続 ＊抗 HIV 薬を取り扱う医療機関は限られているため平時より確認しておくことが重要である。	・当事者 HBs 抗体陽性：特になし ・当事者 HBs 抗体および抗原陰性：HBs ヒト免疫グロブリン＋HBV ワクチン接種 　1 回目：なるべく 24 時間以内 　2 回目：1 カ月後 　3 回目：3〜6 カ月後	・万一，感染したことがわかったときには，インターフェロン投与を推奨
血液検査	HCV 抗体，AST，ALT（針刺し直後，6 週，3 カ月，6 カ月，1 年）	HBs 抗原・抗体，AST，ALT（針刺し直後，1 カ月，3 カ月，6 カ月，1 年）	HCV 抗体，AST，ALT（針刺し直後，1 カ月，3 カ月，6 カ月，1 年）
特異的な予防法	なし	HBV ワクチン	なし

ⓑ 針刺し（HBV，HCV，HIV）対策

予防の視点

　予防策として，手技や鋭利器材の取り扱いを整備することは重要であるが，さらに訪問看護師は自分の抗体について調べておくことが必要である。これは，抗体の有無によって針刺し後の対応に違いが生じることがあるためである。また，抗体がない場合はワクチン接種にて職業感染曝露のリスクを減らすことも必要である。

実際，針刺しが起きた場合の対応

　報告体制の整備が必要である。針刺しした医療従事者（当事者）は管理者へ直ちに報告する。

　対応については，感染対策マニュアルへの明記はもちろんであるが，管理者がスタッフ全員に周知しておくことが最も重要である。訪問先での事故発生であり，対応が遅れることでの感染の可能性が高いためである。

　また，療養者（曝露源）の感染症の有無・当事者の抗体や抗原の有無の確認を行う。療養者が HIV 抗体陽性者，HBs 抗原陽性者，HCV 抗体陽性者の場合の対応は表Ⅲ-2-2 の通りである。

ⓒ 創傷管理（褥瘡，瘻孔等）

　発赤，腫脹，熱感，疼痛等の感染徴候を介護者へ説明し，感染徴候の早期発見に努め，訪問看護師や主治医へ速やかに報告できるよう指導する。

ⓓ 感染症に対する偏見

　感染症について，偏見や差別をもって患者・療養者等の人権を損うことのないよう配慮しなければならない。そのためには，正しい医学的知識をもつことが必要である。訪問看護師は医療従事者としての倫理，国内外の知見を含め，正しい医学・医療の情報を

療養者・介護者へ提供できるようにすることも重要である。

3　在宅での物品の管理

　具体的なケア物品の処理方法はスポルディング（Spaulding, E.H.）分類，すなわち，クリティカル（無菌野に使用する器材：滅菌），セミクリティカル（粘膜や損傷皮膚と接触する器材：高水準・中水準消毒），ノンクリティカル（粘膜とは接触せず健康な皮膚のみ接触する器材：低水準消毒・洗浄）に応じて滅菌・消毒・洗浄を行う。訪問看護ステーションで消毒を行う場合は PPE の着用が必要である。在宅での洗浄消毒については，具体的な方法（消毒薬の作り方や保存方法・危険性も含めて）を介護者へ指導する必要がある。

ⓐ 衛生材料等の確保

　基本的には，必要な衛生材料は医療機関より処方される。しかし，訪問看護ステーションには災害時や緊急時用として保管する必要があるため，衛生材料の確保を訪問看護ステーションごとに考慮しなければならない。

ⓑ 適切な廃棄方法

　在宅で発生する医療廃棄物は「一般廃棄物」として分類される。

　廃棄物の処理時の感染リスクが高いのは前述した「針刺し」である。この事故を防ぐためには，専用の耐貫通性容器あるいは蓋付きのビンなど頑丈な容器を代替として利用することである。鋭利器材が容器やビンの8割程度になったら，蓋をきちんと閉め医療機関等に廃棄を依頼するなど，鋭利器材の処理については自治体で異なるため廃棄方法については確認することも必要である。そのほかの廃棄物は地方自治体により廃棄方法は異なるが，ビニール袋を二重にしたり，新聞紙等にくるむなど漏れを防ぎ，一般ゴミとして廃棄する。

　2017（平成29）年3月に「廃棄物処理法に基づく感染性廃棄物処理マニュアル」の中で示されたが，形状の観点，排出場所の観点，感染症の種類の観点から感染性廃棄物または非感染性廃棄物を判断しなければならない。この判断の中で医療機関へ委託するのか，または訪問看護ステーションでの廃棄となるのか明確にする必要がある。この場合，訪問看護ステーション自体が処理業者へ依頼する場合もある。

　今後ますます在宅医療への移行が進むにあたり，鋭利器材等の廃棄物が出る場合は療養者個々の廃棄物処理手順書などを作成し，スタッフ間で周知・徹底しておくことも必要である。

4　在宅療養者・家族への感染予防支援

1　手洗い，うがい

　療養者・介護者には手洗いの必要性を十分に説明し，日常的に石鹸と流水による手洗

表Ⅲ-2-3　手洗い，うがいの必要場面

手洗いの必要場面
①帰宅時 ②介護者が療養者に接触する前後 ③処置 (清潔操作) の前後 ④食事介助の前後 ⑤排泄物の取り扱い後 ⑥療養者の環境周囲 (ベッド柵，オーバーテーブルなど) に触れた後 ⑦ PPE 装着前後 ⑧目に見えて汚染がある場合
うがいの必要場面
①帰宅時 ②飲食の後 ③喉に不快感があるとき

いが実施できるよう指導することが重要である。外出より帰宅した場合や処置を実施する前後には手洗いとうがいの励行を指導することも忘れてはならない (表Ⅲ-2-3)。

　手洗いを頻回に実施していると，皮脂が減少して手荒れを起こしやすくなり，皮膚に病原体が定着しやすい状態となる。手荒れを防ぐためにも，ハンドクリームやローション等により保湿に心がけることを指導する必要がある。

2　清潔操作が必要とされる場面

　前項でもふれたが，創傷処置や人工呼吸器療法，中心静脈栄養法，経腸栄養法，気管カニューレ挿入，膀胱留置カテーテル挿入中などの療養者の介護者には，清潔操作を実践する場面がある (3-2「起こりやすいトラブル」p.141 参照)。

　操作の前後には必ず手指衛生が必要である。

3　身体の清潔の保持

　身体が清潔でないと皮膚や粘膜に存在する微生物が増殖し，バリア機能が弱まっている部分から体内へ微生物が侵入し，感染が成立しやすい状況になる。身体の清潔は生理的機能を高め，爽快感やリラックス感が得られることからも維持することが重要である。

4　清潔な環境整備

　床や壁，カーテンなどにも微生物が多数存在する。しかし，それらから直接感染が引き起こされたという確証がなければ，床や壁などの環境の消毒を行う必要はない。通常，家庭で行われる清掃を行い，目に見える汚れを拭き取り，ほこりをなるべく立てないように清潔な環境を保持することは重要である。しかし，環境表面が血液で汚染された場合は，手袋を着用してまず清拭除去したうえで 0.5〜0.05％の次亜塩素酸ナトリウムで汚染された箇所を拭き取る。

5　感染症流行の情報提供

　感染症の流行状況を療養者や介護者にも説明することで，日常生活における留意点を指導することが重要である。地域の感染症流行状況を確認するためには国立感染症研究所や自治体の感染症研究所等のホームページで確認することもできる。

　情報を共有することで感染予防につながるため，情報収集することが必要である。

5　感染対策に関する関係職種との連携

1　多職種との連携（チームでの感染管理）
　―主治医，ケアマネジャー，その他関係職種

　在宅ケアでは，多職種から構成されたチームケアが行われる。それらを支える制度やしくみ，社会資源を理解しながらチームメンバーが共有・連携できる方法を工夫する必要がある。中でも訪問看護師は感染予防策の実践者であり，指導者としてチームをまとめる役割を担うためにも，常に感染の原因や誘因となる可能性を十分に理解しておく必要がある。

　訪問看護師が療養者や介護者より得られた情報を分析し，主治医へ報告することで，早期の治療開始等により感染症の蔓延化や重篤化を防ぐことにつながる。また，療養者を取り巻くサービス等については，ケアマネジャーを通じて関連した職種への注意喚起を行うことやサービスの見直しまたは提供時の留意点を共有することができる。

2　保健所等，行政機関への報告

　医師（医療機関）は，最寄りの保健所長を経由して知事に届け出なければならない（表Ⅲ-2-4）。感染力や罹患した場合の重篤性等に基づき，感染症を危険性が高い順に一～五類に分類している。

3　感染症法の理解

　感染症をめぐる状況の変化や患者がおかれてきた状況を踏まえ，患者等の人権を尊重しつつ，良質かつ適切な医療の提供を確保し，迅速かつ適確に対応することが求められている。2014（平成26）年に感染症法の改正により新たな感染症が二類感染症に追加された〔2015（平成27）年1月21日施行〕。また，政令により二類感染症として暫定的に扱われていた鳥インフルエンザ（H7N9）および中東呼吸器症候群（MERS）が正式に位置づけられ，感染症に関する情報の収集体制が強化された〔2016（平成28）年4月1日施行〕。なお，感染症の種類（感染症法に基づく分類）については表Ⅲ-2-4のとおり。

2 感染管理

表Ⅲ-2-4 感染症の種類（感染症法に基づく分類）　　　　　2016（平成 28）年 4 月施行

類型	感染症名等	性格	届出
一類感染症	エボラ出血熱 クリミア・コンゴ出血熱 痘そう 南米出血熱 ペスト マールブルグ病 ラッサ熱	感染力，罹患した場合の重篤性等に基づく総合的な観点からみた危険性が極めて高い感染症	診断した医師がすべての患者の発生について直ちに最寄りの保健所に届出
二類感染症	急性灰白髄炎 結核 ジフテリア 重症呼吸器症候群（SARS） 鳥インフルエンザ（H5N1） 鳥インフルエンザ（H7N9） 中東呼吸器症候群（MERS）	感染力，罹患した場合の重篤性に基づく総合的な観点からみた危険性が高い感染症	
三類感染症	コレラ 細菌性赤痢 腸管出血性大腸菌感染症 腸チフス パラチフス	感染力，罹患した場合の重篤性に基づく総合的な観点からみた危険性は高くないが，特定の職業への就業によって感染症の集団発生を起こし得る感染症	
四類感染症	E 型肝炎 A 型肝炎 黄熱 Q 熱 狂犬病 炭疽 鳥インフルエンザ（H5N1 及び H7N9 を除く） ボツリヌス症 マラリア 野兎病 その他の感染症（政令で規定）	動物，飲食物等の物件を介して人に感染し，国民の健康に影響を与えるおそれのある感染症（人から人への伝染はない）	
五類感染症	インフルエンザ（鳥インフルエンザ及び新型インフルエンザ等感染症を除く） ウイルス性肝炎（A 型及び E 型肝炎を除く） クリプトスポリジウム症 クロイツフェルト・ヤコブ病 後天性免疫不全症候群 性器クラミジア感染症 梅毒 麻しん メチシリン耐性黄色ブドウ球菌感染症 その他の感染症（省令で規定）	国が感染症発生動向調査を行い，その結果等に基づいて必要な情報を一般国民や医療関係者に提供・公開していくことによって，発生・拡大を防止すべき感染症	侵襲性髄膜炎菌感染症及び風しん，麻しんは直ちに届出。その他は一部 7 日以内に届出等，詳細は厚生労働省 HP を参照 https://www.mhlw.go.jp/stf/seisakunitsuite/bunya/kenkou_iryou/kenkou/kekkaku-kansenshou/kekkaku-kansenshou11/01.html
	新型インフルエンザ 再興型インフルエンザ		

[厚生統計協会（2018）：国民衛生の動向，厚生の指標　増刊・第 65 巻第 9 号　通巻第 1021 号　p138 より改変]

6 在宅で注意すべき感染症と感染予防策および発生時の対応

1 インフルエンザ

原因と感染経路

インフルエンザウイルス（A 型，B 型，C 型）によって発症する。大きな流行の原因となるのは A 型と B 型で，強い全身症状と呼吸器症状が特徴である。感染経路は飛沫感染，接触感染，（空気感染）である。

症　状

突然現れる高熱，頭痛，関節痛，筋肉痛等，全身症状が強いのが特徴で，喉の痛み，鼻汁，咳などもみられる。さらに気管支炎，肺炎，脳炎，また小児では中耳炎，熱性けいれんなどを併発し，重症になることがある。

診断と治療

インフルエンザ抗原検査キットの陽性者には，抗インフルエンザウイルス薬の内服と吸入が行われる。

内服薬としてタミフル®（オセルタミビルリン酸塩），シンメトリル®（アマンタジン塩酸塩），ゾフルーザ®（バロキサビル マルボキシル），吸入薬としてリレンザ®（ザナミビル水和物），点滴薬としてラピアクタ®（ペラミビル水和物）がある。

感染対策

①うがい，手洗いを十分に行う。
②部屋の換気を十分に行う。
③室温・湿度（50～60％）を快適に保つ。
④外出時やケアを行う場合はサージカルマスクを使用する。
⑤十分な休養とバランスのよい食事をとる。
⑥インフルエンザワクチンの接種をしておけば罹患しても症状が軽くなることがある。

発症時の対応

利用者が発症した場合　訪問の順番を最後にする，または重篤患者の訪問後にするなど訪問の順番を変更する。

訪問看護師は自身の手洗いの徹底に加え，療養者・介護者に手洗い・うがいの励行や咳エチケットについても指導しなければならない。

訪問看護師が発症した場合　出勤・訪問は停止とする（例：解熱後 2 日を経過するまで）。症状出現時は直ちに管理者へ報告し，病院を受診することが望ましい。マンパワー不足も懸念されるため，予防内服の検討も必要である。訪問看護ステーションで規程を設けることが必要であるが，過剰対策は避けるべきである。

147

2 結 核

原因と感染経路

結核の原因は，結核菌である。結核菌をもっている人の咳やくしゃみによって，空気中に飛び散る。空中を浮遊する結核菌を吸い込むことにより感染（空気感染）する。結核菌は，感染力が強いので，一度治っても抵抗力が著しく低下したときに再発するおそれがある。

症 状

2～3週間続く咳，ときに血痰や喀血，発熱，寝汗，胸痛，体重減少，倦怠感等がある。

診断と治療

喀痰塗抹検査，核酸増幅法（PDR）検査，喀痰培養検査，胸部 X 線検査，胸部 CT 検査，ツベルクリン反応検査等にて診断される。喀痰塗抹検査の結果が陽性，または喀痰塗抹検査の結果が陰性であった場合に喀痰・胃液または気管支鏡検体を用いた塗抹検査，培養検査または核酸増幅法の検査のいずれかの結果が陽性であり，呼吸器症状があるまたは治療中に排菌量の増加がみられる，さらに不規則治療や治療中断により再発している場合には入院の必要がある。診断後は直ちに専門医療機関へ入院加療することになる。その場合は，タクシーやバス等の公共交通機関での移動は避け，保健所または医療機関からの指示に従うことが重要である。なお，検査結果が出るまでは，不要不急の外出を避け自宅で安静にすることが感染拡大防止につながる。

治療は，抗結核薬療法，必要時は外科的療法を行う。

感染対策

①療養者はサージカルマスク，介護者は N95 マスクを使用する。

②ケアの前後は手洗い，うがいを十分に行う。

③部屋の十分な換気を行い，空気を清浄な状態に保つ。

④個室で療養し，居室の出入り口を開放したままにしない。

⑤トイレ，洗面所はなるべく専用とする。

⑥喀痰はポリ袋に入れて感染性廃棄物とする。

⑦十分な休養とバランスのよい食事をとる。

発症時の対応

主治医が直ちに保健所へ報告する。医師は患者（確定例），無症状病原体保有者・疑似症患者・感染症死亡者・感染症死亡疑い者，これらは直ちに最寄りの保健所へ届け出なければならない。

訪問看護ステーションの管理者は地域の保健所より接触者リストの提示を求められることがあるため職員氏名，接触時間（累計時間），行為（例：喀痰吸引，おむつ交換等），検査（ツベルクリン反応検査，クォンティフェロン®TB ゴールドまたは T スポット®.TB）の実施の有無または結果を文書にて作成しておく必要がある。

3 感染性胃腸炎（ノロウイルス）

原因と感染経路

　ノロウイルスは，主にカキなどの二枚貝の生食により食中毒を起こすが，感染経路として接触感染，飛沫感染，また空気感染も考えられる。少量のウイルスで感染するといわれており，感染者の嘔吐物・排泄物から，食品や手を介して人から人へ感染する。感染者は，症状がなくなってからも，数週間～1カ月程度ウイルスの排出が続くことがある。

症　状

　感染すると1～2日後に発症し，主な症状は，嘔気，嘔吐，下痢，腹痛，発熱（軽度）などで，通常は1～2日で治まるが，高齢者や乳児，重症心身障がい児等では，脱水症状により重症化することがある。

診断と治療

　ノロウイルスの診断は，感染者の便を検体として迅速診断（15分）ができるようになってきた。ノロウイルスに対する治療薬はなく，対症療法として脱水症状を防ぐために十分な水分補給を行い，栄養をとりながら安静を保つ。

感染対策

①加熱が必要な食品（特にカキ等）は中心部までしっかり加熱する（85℃，1分以上）。

②石鹸を使用し流水で十分な手洗いとうがいを励行する。手洗い後はタオルの共用を避け，使い捨てのペーパータオル等を使用する。

③調理器具や食器等は，使用後に洗浄し消毒を行う。この場合，消毒用アルコールは効果が弱く，熱湯か家庭用塩素系漂白剤〔ハイター® やブリーチ（塩素濃度約5％）など〕の次亜塩素酸ナトリウムが効果的である〔0.05％（500 ppm）次亜塩素酸ナトリウム液の浸漬消毒方法：500 mL の水＋家庭用塩素系漂白剤4 mL（ペットボトルキャップ約1杯）に10分間浸漬する〕。

④嘔吐物や便を処理する場合は，使い捨ての手袋，マスク，ガウン（エプロン）を使用し，ウイルスが飛び散らないように処理する。

発症時の対応

　利用者が発症した場合　　個室隔離とし，同居家族または同施設内の他者との接触は最小限とし，物の共有はしない。訪問の順番を最後にすることも必要となる。吐物や排泄物の取り扱いやトイレや室内の清掃について療養者または介助者へ説明する。汚染された衣類や寝具は付着している汚染を洗い流し，市販の家庭用塩素系漂白剤（塩素濃度約5％）を0.1％に希釈し浸漬消毒した後〔0.1％（1,000 ppm）次亜塩素酸ナトリウム液の浸漬消毒方法：500 mL の水＋家庭用塩素系漂白剤10 mL（ペットボトルキャップ2杯）の次亜塩素酸ナトリウム溶液に10分間浸漬する〕，洗濯機で洗濯するよう指導する。介助者には汚染を洗い流すときには手袋・マスクを着用（できればエプロンまたはガウンも着用が望ましい）すること，また洗浄時の跳びはねに留意することの説明も忘れてはいけない。介護者の健康状態も経過観察していく。

　訪問看護師が発症した場合　　発症時は出勤・訪問を停止する。症状が軽快し出勤・

2 感染管理

訪問を再開してもウイルスを排出していることもあるため，使用後のトイレの清掃などに留意し，手洗いの遵守を徹底しなければならない。

4 疥癬

原因と感染経路

疥癬は，疥癬虫（ヒゼンダニ）が人の表皮内に寄生することで起こる。感染経路は，皮膚から皮膚（接触感染）で，角化型疥癬では，ダニが付着した寝具・衣類を介して感染することもある。

症　状

皮膚症状として小さな丘疹，疥癬トンネルがみられる。好発部位は手，指間，腹部，陰部，腋窩，乳房下部などで，激しい痒みがあるのが特徴である。

診断と治療

疥癬トンネルのある部位より虫体，卵を検出し検鏡する。治療は，外用薬のスミスリン® ローション（フェノトリン）を塗布し，ストロメクトール®（イベルメクチン）を内服する。

感染対策

①人から人へ感染する場合，潜伏期間は1週間～1カ月程度であることを念頭に経過観察する。共用の洋式便座などは毎回清拭する。

②掃除・洗濯は普通どおりでかまわない。

③介護者が長時間密着して介護する場合などは，手袋・ガウンを使用する。

④角化型疥癬の場合は，隔離，介護者の手袋・ガウン使用，洗濯物の熱処理（50℃，10分）を行う。

表Ⅲ-2-5　疥癬への対応

対　応		通常疥癬	角化型疥癬
隔離	個室隔離	不要	要
身体介護	手指衛生	要	要
	ガウン，手袋	不要	要
リネン管理	シーツ・寝具の交換	通常どおり	治療開始後に交換
	洗濯物の運搬	ビニール袋か蓋付き容器に入れて運ぶ	落屑が飛び散らないように殺虫剤を噴霧後，24時間はビニール袋の口をしばり密閉する
	洗濯	通常どおり	熱水処理または洗濯後乾燥機を使用する
環境整備	掃除	通常どおり	落屑を残さないようにする（掃除機の使用）
	車椅子	通常どおり	患者専用
入　浴		対策不要	入浴後は水流し

発症時の対応

発生時は速やかに療養者または介助者に対策について説明する（表Ⅲ-2-5）。訪問看護師や介助者は，瘙痒感が出現した場合にはすぐに皮膚科受診すること。

5 梅 毒

原因と感染経路

梅毒の原因菌は，梅毒トレポネーマという病原体の一種である。梅毒トレポネーマが体内に侵入すると，3週間ほどで感染した部位にしこりや腫瘍が出現する。梅毒は，主に性交によって感染（接触感染）する。梅毒に罹患している女性が出産すると母子感染を起こす。

症 状

初期にはしこりやリンパ節の腫れを繰り返し，進行して神経梅毒を起こすと，頭痛，発熱，身体への電撃痛，歩行困難，記憶障害，排尿障害，瞳孔異常などがみられることもある。さらに，水頭症や脳梗塞を引き起こすこともある。

診断と治療

梅毒血清検査で診断する。治療の第一選択薬はペニシリンであるが，ペニシリンアレルギーがある場合は，テトラサイクリンやマクロライド系の抗菌薬を使用する。

感染対策

①療養者がけが等で出血している場合，その血液に直接触れない。

②血液が付着した衣類は，水洗い後，0.05%次亜塩素酸ナトリウム液に30分浸漬してから洗濯する。

③剃刀，歯ブラシ，髭剃り等は，血液が付着することがあるので共用せず専用とする。

④通常の日常的な接触では感染は起こりにくいので過剰な対応はしない。

発症時の対応

医師は症状や所見から梅毒が疑われ，かつ，梅毒患者と診断した場合には7日以内に保健所へ届けなければならない。

万が一，針刺し事故が起きた場合には，当事者は血液検査（針刺し直後と針刺し後1，3カ月後にガラス板およびTPHA）実施にて経過をみる必要がある。また，当事者が予防投与を希望した場合は病院受診とし，抗生物質投与となる。

6 薬剤耐性菌

薬剤耐性薬には，MRSA（メチシリン耐性黄色ブドウ球菌），VRE（バンコマイシン耐性腸菌），MDRP（多剤耐性緑膿菌），PRSP（ペニシリン耐性肺炎球菌），MDRA（多剤耐性アシネトバクター），ESBL（基質特異性拡張型βラクタマーゼ産生菌）等がある。

原因と感染経路

抗菌薬の乱用は薬剤耐性菌の出現につながり，本来，病原性が低いとされる細菌が耐性菌となり，易感染者において重大な感染症を引き起こし，治療が困難となる。

診断と治療

不活化酵素の産生，細胞表層による薬剤透過性の低下，作用点の変化などにより診断される。治療が困難であるため抗菌薬の適正使用等による予防が重要である。

感染対策

隔離やPPEの着用を遵守する必要があるが，在宅ケアにおいては下記に示す場合，隔離は不要と考える。

①数週間抗菌薬の投与をしておらず，目的の耐性菌の培養が繰り返して陰性の場合。

②活発な感染または排膿している傷がない場合。

③保菌はしているが伝播の危険因子（喀痰吸引，膀胱留置カテーテル管理・おむつ交換，創傷処置（褥瘡処置）等の必要）がなくなった場合。

また，使用する器材や器具は本人の居宅専用とし訪問看護ステーションへ持ち帰る器材は最小限にすることが望ましい。持ち帰る場合は洗浄，低〜中水準消毒〔スポルディング分類による (p.143)〕を適切に行う。

また，療養者・介護者に清掃や手洗いに関する指導を行うことが必要である。

発症時の対応

VRE，MDRA発生時は，医師が7日以内に保健所へ届けなければならない。

在宅ケアにおいては保菌対象者が多いため過剰な対応は不要であるが，使用抗菌薬の見直しも必要となる。

7　人工呼吸器関連肺炎 (VAP)

原因と感染経路

気管挿管や人工呼吸器管理開始後48〜72時間以内に発症する肺炎で，もともと肺炎の罹患がない場合である。気管挿管4日目以内の発症は口腔・咽頭細菌叢が原因になることが多く，菌交代によるグラム陰性桿菌やMRSAなどが原因になることもある。

感染経路は，口腔内の分泌物が気管チューブを伝わり気管に流入する場合と，不潔な環境や操作により気管チューブから直接菌が入る場合がある。

症　状

発熱，酸素状態の悪化（低酸素血症），痰の増量，呼吸困難感がみられる。

診断と治療

全身状態の診察と血液検査の炎症反応，画像検査（胸部X線検査，胸部CT検査），細菌培養検査（喀痰，血液）にて診断される。

治療は，検査結果を踏まえた抗菌薬の使用，排痰ケア，栄養管理を行う。

感染対策

①人工呼吸器管理中の体位は，基礎疾患などの状況にもよるが，できる限りセミファーラー位（35〜40度）が望ましい。

②挿管は経鼻より経口挿管が望ましい。

③挿管チューブはカフ上吸引ができるものであれば，カフ圧を25〜30cmH$_2$Oで維持しながら適宜カフ上吸引を行う。

④口腔ケアは専門家の意見も聞きながら，口腔内のブラッシング，洗浄，清拭を行い口腔内の細菌数をコントロールする。

発症時の対応

VAP 発生時は，主治医の指示による抗菌薬の使用や対症療法となる。

参考文献

- 洪 愛子編（2010）：ベストプラクティス NEW 感染管理ナーシング，学研.
- NPO 法人 HAICS 研究会 PICS プロジェクト編（2008）：訪問看護師のための在宅感染予防テキスト―現場で役立つケア実践ナビ，メディカ出版.
- 押川眞喜子編著，坂本史衣（2008）：これだけは知っておきたい！在宅での感染対策―訪問看護のための基本と実践，日本看護協会出版会.
- 廣瀬千也子監（2013）：標準予防策と感染経路別予防策／職業感染対策 第 2 版，中山書店.
- 高木宏明（2000）：地域ケアにおける感染対策―在宅ケア・施設ケア統一マニュアル，医歯薬出版.
- 遠藤光洋，大曲貴夫編（2016）：在宅医療 × 感染症，南山堂.
- 坂本史衣（2008）：基礎から学ぶ医療関連感染対策―標準予防策からサーベイランスまで 改訂第 2 版，南江堂.
- CDC（2009）：カテーテル関連尿路感染予防ガイドライン.
- CDC（2002）：血管内留置カテーテルに関連する感染予防の CDC ガイドライン.
- ICHG 研究会編（2005）：在宅ケア感染予防対策マニュアル 改訂版，日本プランニングセンター.
- 尾家重治監（2011）：薬剤師がアドバイスする在宅介護者のための感染防止マニュアル，メディカ出版.
- 環境省大臣官房廃棄物・リサイクル対策部 2017：廃棄物処理法に基づく感染性廃棄物処理マニュアル.
- 宮崎県看護協会（2013）：宮崎県訪問看護支援事業訪問看護マニュアル.
- 厚生労働省（2004）：感染症法に基づく消毒・滅菌の手引きについて.
- 櫻井 滋編（2013）：らくらくわかる感染対策の教科書―理由がわかる→実践できる→説明できる！，メディカ出版.
- 日本結核病学会治療・予防・社会保険合同委員会（2005 年）：結核の入院と退院の基準に関する見解.
- 厚生労働省：結核に関する施策の歩み．https://www.mhlw.go.jp/shingi/2009/11/dl/s1113-4f03.pdf
- 厚生労働省（2013）：高齢者介護施設における感染対策マニュアル.

3 災害対応

1 災害対応の基本

1 災害の定義

災害対策基本法では，災害を「暴風，竜巻，豪雨，豪雪，洪水，崖崩れ，土石流，高潮，地震，津波，噴火，地滑りその他の異常な自然現象又は大規模な火事若しくは爆発その他その及ぼす被害の程度においてこれらに類する政令で定める原因により生ずる被害」と定義している。

また，災害医療においては，日本集団災害医学会がガン（Gunn, W.）の定義に基づき，「人と環境との生態学的な関係における広範な破壊の結果，被災社会がそれと対応するのに非常な努力を要し，非被災地域からの援助を必要とするほどの規模で生じた深刻かつ急激な出来事」としている。ほかには，「突然発生した異常な自然現象や人為的な原因により人間の社会的生活や生命と健康に受ける被害」[1]，「その地域の対応能力をはるかに超えた，広範囲の物理的破壊により社会システムの機能低下をきたし，地域内での対応が困難となる深刻かつ急激な事態」（Binder, B., 1988）や「利用可能なリソースによる，通常の対応能力を超えた状況」（FEMA US & R operation manual, 1997）などの定義がある。

医療を含む災害対応の特徴は，災害で生じた対応必要量（ニーズ）の増加が通常の対応能力（リソース）を上回った状態であり，対応を困難にする要因でもある。

2 災害の種類

災害は，自然災害と人為災害に大別される（表Ⅲ-3-1）。また，複数の現象が同時または続いて発生する事態を複合災害，大規模な飢饉や経済の混乱，政治的困難や治安上の

表Ⅲ-3-1 災害の種類

自然災害	地震，津波，台風，洪水，集中豪雨，竜巻，強風，火山噴火土石流，地滑り，豪雪，干ばつ，森林火災など地殻変動や気象の変化によるもの
人為災害	大型交通事故，工場爆発，ガス爆発，化学物質の漏洩，放射線事故，大火災，民族紛争，戦争とそれに伴う難民，テロリズム，NBC〔nuclear（核），biological（生物），chemical（化学）を用いた兵器〕など

問題などによる complex humanitarian emergencies，戦争や紛争，難民の発生などによる人道的緊急事態などがある．また，災害に影響された範囲により局地災害，広域災害，激甚広域災害に分類される．

3　災害サイクル

　災害対応は，災害発生直後の対応に注目が集まることが多いが，図Ⅲ-3-1 に示すような災害サイクルというプロセスで認識することが，災害対応計画の立案や評価において重要である．発災からの時間経過で超急性期から慢性期までのプロセスを表現するものと，災害対応の観点から発災期から前兆期までのプロセスを表現するものがある．

　災害時の看護実践もこの災害サイクルに応じた特徴がある．超急性期では，外傷初期看護や冠動脈疾患など内因性疾患も含む救急看護のニーズが増加し，急性期から亜急性期では集中ケアや感染管理，リハビリテーション，メンタルヘルスなどのニーズが増加する．

　また，避難所などの避難者を対象とした地域保健対応では，超急性期には避難者の生命と健康の維持に関するニーズが増加する．急性期から亜急性期では健康問題の最小化や予防を目的とした避難生活環境の整備や健康スクリーニング，啓発活動などのニーズが増加する．亜急性期以降から復興期に至る期間には，仮設住宅入居者らの生活と健康状態のモニタリングやコミュニティ形成を含む災害後の地域医療政策，プログラム開発などが必要となる．

図Ⅲ-3-1　災害サイクル

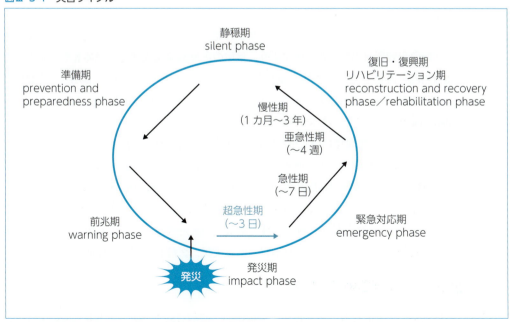

[日本集団災害医学会監修，日本集団災害医学会 DMAT 改訂版編集委員会編集，日本救急医学会・日本救急看護学会編集協力 (2015)：改訂第 2 版 DMAT 標準テキスト，p.7，へるす出版]

4 災害時の医療活動

ⓐ 災害対応の目的

災害対策基本法では「国土並びに国民の生命，身体及び財産を災害から保護するため，（中略）もって社会の秩序の維持と公共の福祉の確保に資すること」，災害救助法では「被災者の保護と社会の秩序の保全を図ること」とそれぞれ第1条で謳われているが，このことから災害医療の目的は，生命，身体の保護，災害に見舞われた人の保護と解釈できる。また，スフィア・スタンダード（人道憲章と人道対応に関する最低基準）では，尊厳のある生活への権利，人道援助を受ける権利，保護と安全への権利を共通の権利としており，人道援助はこれらの権利の保障が目的となる。

ⓑ 災害医療の目標

一般に災害医療の目標は，災害急性期では防ぎ得た死（preventable death），または防ぎ得た外傷死（preventable trauma death）を防ぐことである。その目標達成のための主な対応策として中長期的な目標は，平時の医療機能への回復により地域での医療機関等としての使命を果たすこと，または，災害という危機的な経験を通して，個人や組織，地域が成長へと向かうという目標も想定される。

ⓒ 災害拠点病院と災害派遣医療チーム（DMAT）

阪神淡路大震災で圧挫症候群（クラッシュシンドローム）による防ぎ得た災害死が多く存在したとする教訓から，2001（平成13）年に厚生労働省防災業務計画に災害拠点病院の整備と災害派遣医療チーム（disaster medical assistance team：DMAT）等の体制整備が示された。

都道府県は，災害時の患者受け入れ機能，水・医薬品・医療機器の備蓄機能が強化され，応急用資器材の貸し出し等により，地域の医療施設を支援する機能等を有する災害拠点病院を選定し，災害時医療体制の整備に努めることとされている。2017（平成29）年には災害拠点病院指定要件の一部改正が行われ，事業継続計画（business continuity plan：BCP）の策定が義務づけられた。

DMATとは災害現場にいち早く出動し，災害の超急性期から医療を提供する厚生労働省に登録された医療チームである。活動する災害は，局地災害，広域災害，激甚広域災害に分けられ，被害状況に応じてDMAT事務局により派遣調整が行われる。チームは，医師，看護師，業務調整員で構成され，主な機能は被災地域内での医療情報の収集と伝達，トリアージ・応急治療・搬送，被災地域内の医療機関支援，広域搬送拠点臨時医療施設（staging care unit：SCU）における医療支援，医療救護所や避難所支援等である。

ⓓ 災害派遣精神医療チーム（DPAT）

災害時には被災地域の精神保健医療機能の一時的な低下や災害ストレス等による新たな精神的問題が生じるなど，精神保健医療へのニーズが拡大する。災害派遣精神医療チ

ーム（disaster psychiatric assistance team：DPAT）は，被災地域の精神保健医療ニーズ
の把握，ほかの保健医療体制との連携，各種関係機関等とのマネジメント，専門性の高
い精神科医療の提供と精神保健活動の支援活動を行うために 2013（平成 25）年から運用
が開始された。

e 災害医療コーディネーター

東日本大震災での課題となった保健と医療の連携強化や円滑な医療機能の確保，災害
医療体制のいっそうの充実を図ることなどを目的として，都道府県では災害医療コー
ディネーターの任用が進められている。都道府県の災害医療対策本部等に配置される災害
医療コーディネーターと，地域単位で配置される地域災害医療コーディネーターとがあ
る。

f 災害時の医療対応の原則：CSCATTT

前述したように災害対応は，災害で生じた対応必要量（ニーズ）の増加が通常の対応能
力（リソース）を上回った状態である。したがって，災害対応の実施にあたっては，①ニ
ーズの全体像を迅速に把握すること，②リソースの全体像を迅速に把握すること，③制
限されたリソースでの対応となることから優先される事項や優先度の高い人にリソース
を投入し被害の最小化を目指すこと，④不足する資源を調達することが要点となる。

災害現場での優先事項・優先順位を示した原則に，DMAT も採用しているイギリスの
MIMMS（Major Incident Medical Management and Support）による CSCATTT がある。
CSCATTT は，① Command & Control〔指揮・統制（調整）〕，② Safety（安全），③
Communication（情報伝達），④ Assessment（評価），⑤ Triage（トリアージ），⑥ Treat-
ment（治療），⑦ Transport（搬送）で，CSCA で全体を評価し，TTT に進むということ
を示している。さまざまな現場で適用可能な原則として日本でも広く活用されている。

g 危機対応に必要な 5 つの機能

アメリカでは，現場指揮システムであるインシデント・コマンド・システム（incident
command system：ICS）と呼ばれる標準化されたマネジメントシステムが広く導入され
ている。危機管理において，ICS では図Ⅲ-3-2 に示す 5 つの機能が不可欠であるとして
いる。日本の災害対応計画では，指揮者と実働に焦点が当てられてきた傾向があるが，現
場対応に planning（計画）で“考えて”，logistics〔資源（調達）〕で“手に入れて”，finance
（財務・総務）で“支払う”という機能を兼ね備える必要がある。

h 避難所・福祉避難所

切迫した災害の危険から命を守るために避難する場所として，あらかじめ市町村が指
定した施設・場所を指定緊急避難場所という。災害により住宅を失った場合などにおい
て，一定期間避難生活をする場所と，あらかじめ市町村が指定した施設を指定避難所と
いう。なお，寺院等を活用して自主的に避難所運営を行っている場合を自主避難所，自
宅で避難している場合を在宅避難や自宅避難という。

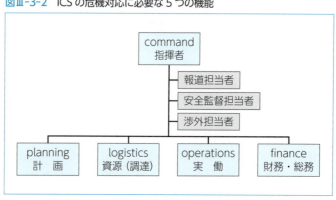

図Ⅲ-3-2　ICSの危機対応に必要な5つの機能

　東日本大震災で避難所環境の課題があったとして，内閣府は2013（平成25）年に避難所における良好な生活環境の確保に向けた取組指針，2016（平成28）年に避難所におけるトイレの確保・管理ガイドラインを示した。また，災害対応でのジェンダー配慮や意思決定の場への女性の参画を推進することなどを目的として，2013（平成25）年に男女共同参画の視点からの防災・復興の取組指針が示された。

　福祉避難所とは，中越地震，能登半島地震，中越沖地震の経験から生まれた概念で，一般の避難所では生活が困難な要配慮者（高齢者，障がい者，乳幼児その他の特に配慮を要する者）が滞在できるよう体制や環境を整備した避難所のことである。2016（平成28）年に福祉避難所の確保・運営ガイドラインの見直しが行われた。内閣府が自治体を対象に調査した結果では，福祉避難所の指定状況は45％（2014年10月現在，1,741自治体）であった。東日本大震災では，住民や要配慮者への福祉避難所の周知不足が指摘された[2]。

大規模災害時の保健医療活動に係る体制の整備について

　2012（平成24）年に厚生労働省医政局長通知等により，災害時における医療体制の充実強化がなされ，救護班（医療チーム）の派遣調整や被災都道府県における保健師チーム等の派遣調整が行われてきた。しかし，2016（平成28）年の熊本地震において，医療チーム，保健師チーム等の間における情報共有に関する課題が指摘され，2017（平成29）年には各都道府県に対し大規模災害時の保健医療活動に係る体制の整備に関する通知が発出された。その通知には，保健医療活動チームの派遣調整，保健医療活動に関する情報の連携，整理および分析などの総合調整を行う保健医療調整本部の設置，また避難所等での保健医療活動の記録および報告のための統一的な様式を示すことが明記された。被災者の診療録の様式については，「災害診療記録報告書」（2015年2月，災害時の診療録のあり方に関する合同委員会），避難所の状況などに関する記録の様式については「大規模災害における保健師の活動マニュアル」（2013年，日本公衆衛生協会・全国保健師長会）を参考とすることが望ましいとされた。

　さらに，2018（平成30）年3月に「災害時健康危機管理支援チーム：DHEAT（Disaster Health Emergency Assistance Team）の活動要領が通知され，被災地の医療体制がより強化された。

❶ 災害応急対応従事者の安全確保

　東日本大震災では，救助に向かった消防や自主参集で病院へ向かった医療関係者等が津波の犠牲となった。岩手県，宮城県，福島県の消防団員の死者・行方不明者の数は254名に上っている（2012年9月11日現在）[3]。

　東日本大震災の教訓から，2013（平成25）年に災害対策基本法の一部改正が実施され，同法第50条の2には，「災害応急対策の実施の責任を有する者は，法令又は防災計画の定めるところにより，災害応急対策に従事する者の安全の確保に十分に配慮して，災害応急対策を実施しなければならない」と明記された。

❷ 事前の安全対策

　前述したように，災害時には対応必要量（ニーズ）の増加が通常の対応能力（リソース）を上回った状況となる。したがって，事前対策の方向性は，ニーズの最小化と資源の最大化である。医療関係者が死傷する事態は，ニーズを増やし資源を減らすことになることから，自宅や所属組織での安全対策に万全を期す必要がある。また，避難勧告等が発令されたとしても，立ち退きをしないことにより被害を受けるのは本人自身であることなどの理由により，行政による避難勧告等には強制力は伴っていない[4]。医療関係者自身も自らの命を守る責任は個人にあると認識し，災害発生には自らの命を守る行動ができるよう教育や訓練を積み重ねておくことが重要である。

　さらに，被災地域の医療ニーズを増やさない努力として，災害時に困難が予測される療養者に災害対応への備えや対処について指導を行うことも有益であろう。特に，災害発生時に必要な情報を迅速かつ的確に把握することが困難で，安全に自ら避難することが難しい避難行動要支援者等，リスクの高い人の安全確保や避難行動に関する事前対策は，被害の拡大や医療ニーズの増加を予防する観点から重要である。2016年の台風10号による岩手県での被害を受け，内閣府は「避難準備情報」を「避難準備・高齢者等避難開始」に変更した。台風や大雨など予測可能な場合には，避難に時間を要する人（高齢者，障がいのある人，乳幼児連れの人など）は安全な環境での早めの避難を開始することが望ましい。

5　災害看護の基本

❸ 災害看護の定義

　日本看護協会は，災害とは，「自然災害や人災と呼ばれる，不測の時に，多くの人々の生命や健康が著しく脅かされる状況であり，地震や火災などによる一次的な被害だけでなく，二次的な生命・健康への脅威を含む」と定義している。

　日本災害看護学会は，災害看護とは，「災害に関する看護独自の知識や技術を体系的にかつ柔軟に用いるとともに，他の専門分野と協力して，災害の及ぼす生命や健康生活への被害を極力少なくするための活動を展開すること」と定義している。

ⓑ 災害時の看護実践で抑えておきたいポイント

ニーズとリソース（資源）の把握と優先度の判断

　災害時の看護は災害対応の特徴と同様に，災害で生じた看護対応必要量（ニーズ）の増加が通常の看護対応能力（リソース）を上回った状況で実践される。したがって，ニーズとリソースの不均衡状態の中で，看護ニーズを迅速に把握し優先度を判断して制限された資源を迅速に分配するという思考が基本となる。

　多数の傷病者が発生している状況では，一次トリアージや二次トリアージという手法を用いて，医療ニーズの全体像の把握と優先度の判断が迅速に行われる。また，平時の入院患者数を上回る入院患者をケアする場合には，看護ニーズの全体像を把握し優先度を判断して制限された看護のリソースを分配する（表Ⅲ-3-2）。どのような看護場面であっても，この思考プロセスを原則として対処することは被害の最小化や計画的な課題解決につながる（表Ⅲ-3-3，表Ⅲ-3-4）。

　東日本大震災時に，汚泥で汚染された傷病者が多数搬入された医療機関では，清潔援助のニーズとリソースから判断し，1人につきペーパータオル1枚の資源配分とした。その1枚のペーパータオルで実施可能，かつ優先されることは感染予防であると判断して口唇や鼻腔周囲の清拭をまずは行ったという事例がある。また，熊本地震で被災したあ

表Ⅲ-3-2　看護ニーズと看護資源の把握と優先度の判断

ニーズ	リソース（資源）
患者生命維持に関するケア　　　　　　優先度高	＜リソース：人，物，情報，お金＞ ①資源を把握する ②優先されるニーズに資源を分配する 　その際に5W2Hを明確にする 　　Who, When, Where, What, Why, 　　How, How much ③不足している資源の調達 　・不足している資源を把握 　・どこに，誰に連絡・調整すれば調達可能か 　　を明らかにする ④資源管理
苦痛緩和に関するケア	
健康維持・管理に関するケア	
心理・社会面に関するケア　　　　　　低	

表Ⅲ-3-3　医療機関全体の看護ニーズと看護資源の把握

ニーズ	リソース（資源）
患者 　外来患者数・疾病傾向や程度 　入院患者数・疾病傾向や程度 　入院患者の重症度や看護度 　患者搬送（転入・転出）状況　　　　など 看護職 　勤務状況（人員不足や休憩・休日の取得 　状況） 　健康状態（心身の状態）　　　　　　など 診療環境 　診療環境やライフラインの損壊 　医療機器や医療材料の不足 　医薬品の不足 　他職種の勤務状況　　　　　　　　　など	＜リソース：人，物，情報，お金＞ ①資源を把握する ②優先されるニーズに資源を分配する 　その際に5W2Hを明確にする 　　Who, When, Where, What, Why, 　　How, How much ③不足している資源の調達 　・不足している資源を把握 　・どこに，誰に連絡・調整すれば調達可能か 　　を明らかにする ④資源管理

表III-3-4　避難所での看護ニーズと看護資源の把握

ニーズ	リソース（資源）
医療ニーズ（人数と程度） 　医療依存度 　医療・ケアの必要性 介護・福祉のニーズ（人数と程度） 　要介護レベル 　障害の種類や程度 避難所環境 　組織体制とシステム 　ライフライン 　衛生環境 　生活環境 　物資の不足や管理状況　　　　　など	＜リソース：人，物，情報，お金＞ ①資源を把握する ②優先されるニーズに資源を分配する 　その際に5W2Hを明確にする 　　Who, When, Where, What, Why, 　　How, How much ③不足している資源の調達 　・不足している資源を把握 　・どこに，誰に連絡・調整すれば調達可能か 　　を明らかにする ④資源管理

る自治体では，仮設住宅入居者への健康管理支援計画立案にあたって，全体のニーズ把握と優先度の判断という思考プロセスを取り入れたことで混乱していた思考が整理されていった。

　このように災害時の看護実践では，集団を対象として，その対象となる集団のニーズとリソースの把握，ニーズの優先度の判断，優先されるニーズから現存する看護資源を分配し，不足な資源を調達して全体のニーズへの対応を実現していくプロセスで展開することが必要となる。

平時の看護実践能力・アセスメント能力の重要性

　平時にできないことは災害時にもできない，と災害現場での活動を通して実感するところである。災害時の看護実践は，平時の標準化またはルチーン化された業務遂行では対応できないことが多く臨機応変に創意工夫した対応が求められる。しかし，臨機応変や創意工夫というのは，何でも，どのようにでも変更してよいということではなく，誤ってはいけない原則がある。原則を誤らず安全な看護を実践するためには，平時から何のために何をしているのか，なぜこのような方法で実践しているのかなど，根拠やメカニズムを理解し論理的に思考する能力が必要となる。特に血液検査や生理機能検査，画像診断，ME機器による各種モニタリング等の物的資源が不足する環境では，解剖生理学や病態生理学，フィジカルアセスメントに基づく臨床推論などの技能は重要となる。

リーダーシップの重要性

　なぜ，災害対応でリーダーシップが重要なのか。そのことを端的に表現しているのが「マネージャーはものごとを"正しく行う"，リーダーは"正しいことをする"」[5]というマネジメントとリーダーシップの本質とされる言葉である。マネジメントとリーダーシップは，どちらも重要であることは言うまでもない。しかし，根本的な違いとして，マネジメントするとは義務や責任を引き受け実行することであり，マネージャーは実務能力に基づき"効率的"に行動するとされる。これは計画に基づき，ある一定の方法や手法を用いる行動である。東日本大震災で多くの人々が最善を尽くしてもなかなか事態が好転していかなかったことの要因の一つにマネジメントの限界があったととらえることができる。想定された計画やhow-toでは想定を超えた事態に対処できなかったということである。

リードするとは人を感化し，方向や進路，行動，意見などを導くことであり，リーダーはビジョンと判断に基づき"効果的"に行動するとされる。マネジメントの概念よりもリーダーシップの概念は広い。したがって，計画やhow-toでは十分に対処できない事態では，その時，その場にいる人が，正しいことは何かと考え判断し，効果を生み出すリーダーシップが求められることになる。それは，リーダーというポジションが与えられた人だけに求められることではなく，その対応にあたるすべての人に求められる思考と行動でもある。被災者や被災地にとって正しいこととは何かと考え続ける善行，人や組織等の調和に配慮した調整力，実行可能な最善策の実現に向けていく情熱と覚悟が必要となる。そして，本質や目的を見失わない努力も重要である。例えばトリアージを行うことは手段や方法であって目的ではない。目的は，最大多数の命を救うことである。また，避難所に仕切りをすることは手段や方法であって目的ではない。目的はプライバシーを保護することである。本質や目的を見失うことは手段の目的化につながる。

そして，どんなに優れた組織やシステムが存在しても，それを運用していくのは人であり人格である。「リーダーシップは人格の問題である。人格はたえず進化していく。リーダーになるプロセスは，調和のとれた人間になるプロセスとほとんど変わらない」[6]。

災害時にリーダーシップを発揮するためには，知識や技術の獲得にとどまらず，平時から調和のとれた人間を目指し自らを律することも重要な備えとなる。また，リーダーシップは変革者という側面があり危険な行為であるともいわれる。安全にリーダーシップを発揮するためには，自分と他者，人々を取り巻く環境を客観的にモニタリングできる能力，多角的または複眼的に状況をとらえる能力，方略を考える能力，リーダーシップスタイルを変幻自在にコントロールしながら行動できる能力などが必要となる。

被災者であり支援者である

広域または激甚広域災害での被災地域では，自らも被災者でありながら支援者としての活動が求められる。さらにはインフラやライフラインの破壊・損壊した環境での生活や職務の遂行となり，避難所で生活しながら職場へ通うという事態も想定される。

東日本大震災の被災地では，行政や医療関係者等の被災地内支援者の抑うつ感や無力感，慢性疲労，アルコール依存などが指摘されている。また，熊本地震では災害による直接死を災害（震災）関連死が上回っており，災害によるストレスや災害後の生活環境と健康問題との関連が指摘されており，このことは看護職にとっても無縁ではない。

心理的応急処置（psychological first aid：PFA）では，援助者のストレスを軽減し，疲労を最小限に防ぐことは，常に最良の援助を提供するために必要であるとしている。対策としては，業務ローテーションと役割分担の明確化，援助者のストレスや住民の心理的な反応についての教育，心身のチェックと相談体制，被災現場のシミュレーション，業務の価値づけが有効とされている。事前の対応計画の立案とともに被災現場のシミュレーションとなり得る教育や訓練を実施することは，被災者を救うのみならず看護職をも救うことにつながると認識して，平時から備えていくことが重要である。

2 訪問看護における災害対策

1 災害時の訪問看護のポイント

　訪問看護の対象である在宅療養者は，災害により生活インフラに被害が及ぶと健康の危機に直面するため，迅速な安否確認と対応が必要である。生活インフラに被害がなくても，家族が介護できなくなる，通常受けている在宅支援サービスが中断されるなどにより療養者の健康に変化が起こり，在宅療養の継続が困難になる場合もある。災害対策を考えるには，発災直後から3日間の対応に重点をおき，できるだけ具体的に起こり得る状況をイメージし，療養者と家族が対応すべき事項，近隣者に依頼すべき事項，専門職が対応すべき事項を整理し，療養者と家族に対する減災への備えと被災してもケアが継続できる体制を日頃から整備する必要がある。

　訪問看護師は，療養者の病状や家族の介護力，居宅の構造や近隣地域の特徴などを把握しており，災害による被害や生活リズムの変化が療養者と家族にどのような影響を及ぼすかをアセスメントし予測する能力をもつ。訪問看護計画に災害の視点を加え，日々のかかわりの中で療養者と家族の自助力を高めることが，災害による二次的被害を最小限に抑えることにつながる。

ⓐ 災害発生時のフローチャート，マニュアル作成のポイント

　地震を想定した災害発生時行動マニュアル[7]を図Ⅲ-3-3に示す。在宅療養者は特に発災直後の生命維持管理が重要であることから，発災から3日間を5段階のステージに区分し，各ステージにおける行動と日頃の準備について整理したものである。近年，異常気象による豪雨，竜巻，土砂崩れなどによる被災も頻発しており，気象情報から避難の必要性やタイミングを判断し行動することも求められるようになった。避難勧告等に関するガイドライン[8]を参考に，避難情報の意味や伝達経路についても理解しておく必要がある。

　訪問看護の利用者の特徴や居住地，訪問看護ステーションの立地条件などから起こりやすい災害を想定し，発災から3日間に焦点をあてた行動と日頃の準備について事業所内で話し合い，災害発生時のフローチャート，個別の災害支援マニュアル，訪問看護ステーションの災害対策マニュアルを作成する。

地域の防災計画における訪問看護ステーションの役割

　各地方自治体（都道府県や市町村）は災害対策基本法（第40条）に基づき，防災のために処理すべき業務などを具体的に定めた地域防災計画を作成している。2013（平成25）年には「避難行動要支援者の避難行動支援に関する取組指針」が策定され，避難行動要支援者の把握，情報の共有，個別計画策定，地域の共助力の向上などの取り組みが進められている。各地方自治体は，これに基づき避難行動要支援者名簿を作成しているが，災害時に活用できる名簿にするためには，リスト作成にとどまらず，要支援者の生活実態について関係機関から情報を収集し，具体的な支援を講じる必要がある。訪問看護ステーションは，疾患や障がいなどに応じた対処方法，避難の準備に必要な物品，避難所で

3　災害対応

図Ⅲ-3-3　災害（地震）発生時行動マニュアル

災害発生時に何が起こるのか，自分は何をすべきか，日頃からのイメージづくりが大切！

◆家具や照明器具，医療機器などの倒壊
- 医療機器類の散乱・破損
- ガラスによるけが
- 脱出・交通経路の遮断

生活インフラの遮断
- ガス→火災，お湯が沸かせない
- 電気→医療機器類・電話が使えない
- 水道→清潔が保持できない

支援者も被災者に
- 自分の身は，自分で守ることができるように支援する！

	災害発生 0〜2分	災害発生 2〜5分	災害発生 5〜10分	災害発生 10分〜半日	災害発生 半日〜3日	災害発生 3日以降
現状	とにかく，自分と家族の身を守ろう！	何よりも，出火防止！あわてず落ち着いて行動しよう 火の始末をしたらわが家の安全確認！家族の身の安全は？医療機器の安全は？	トリアージ どこで過ごす？どうやって過ごす？治療は必要？支援は必要？	隣近所と親戚で安否を確認しあい助け合おう！ 個人や家族だけでは活動に限界がある隣近所で協力しあって乗り越えよう！	2〜3日は，自分たちでしのごう！ 生活インフラや食料の流通が途絶えても自分たちでしのげる備えを日頃から 病状の安定を図り支え合おう！	地域力を活かした復旧を進めよう！ 通常の生活に戻るためには，地域のみんなが相互に協力し，行政機関や支援サービス提供機関が協働することが大切
対策	わが家の安全点検をしよう！ ①耐震診断を受けよう ②家具類の固定・補強や落下防止を強化しよう ③療養室の安全スペースを確保しよう ④ストーブなど火気器具・危険物の管理・保管に注意しよう ⑤医療機器類の管理に注意しよう	いざというときのために，日常点検と訓練を欠かさずに！ ①防災訓練に参加しよう ②蘇生バッグなどを日常的に活用しよう ③医療機器の日常点検を実施しよう ④バッテリーなどの代替機器類の確保と日常点検を実施しよう	落ち着いて判断し，行動できる準備と訓練をしよう！ ①日常的に症状のアセスメントをしよう ②救急処置の訓練に参加しよう ③救出用具の準備をしておこう ④緊急時の支援体制を確認し，連絡網をつくっておこう	普段から隣近所の協力体制をつくっておこう！ ①定期的に家族で防災会議を開こう ②隣近所に自分たちの状況を知ってもらおう ③災害用連絡方法の確認をしておこう ④緊急連絡先のリストを作成しよう ⑤電力会社・消防などの協力体制の確認しておこう	日頃から"暮らしを守る"と"命を守る"備えを！ ①療養者と家族に合った防災用具の備蓄をしよう ②医療用災害バッグの準備と日常点検をしよう ③日常的に外出を実施し，外の環境に慣れておこう	平常時から地域づくり活動に取り組もう！ ①地域の会議に積極的に参加して，災害時の対応を話し合おう ②支援サービス提供者（訪問看護事業所など）と災害時の対応を一緒に考えよう ③自分たちがどのような行動ができ，隣近所にどのような支援が提供でき，求められるのかイメージしておこう

[小西かおる（2009）：在宅重症療養患者にかかる緊急・災害時の支援体制の構築に関する研究（主任研究者　小西かおる），厚生労働省科学研究費補助金健康安全・危機管理対策総合研究事業平成20年度総括研究報告書，p.142]

過ごす際の留意点などの具体的な情報提供を行うことができるため，療養者を中心とした地域の健康危機管理を推進する機関としての役割をもつ。

災害発生時のフローチャート—訪問看護師の安全が最優先

発災（地震）から安全確保までのフローチャート（例）を図Ⅲ-3-4に示す。発災時には，訪問看護師として利用者のことを真っ先に考えがちだが，まず自らの安全を最優先に考えることを忘れてはならない。訪問看護師の安全が確保されなければ，安心して利用者の支援に臨み，利用者の健康を守り生活を支えることはできない。

そのためにも，職員の居住地や家族構成等の実情に配慮した活動体制を日頃から話し合う機会を持つ。職員が帰宅難民にならないよう，台風等の予測可能な場合は早めの帰宅または自宅待機等の措置をとるなどの取り決めをしておく。訪問途中に被災することもあるため，訪問車にも必要物品を備えておく。

災害時の行動は，災害の規模，訪問看護師が災害時にどこにいるか，利用者の被災の状況によって判断が異なる。特に，利用者宅へ移動中，あるいはすでにケアを行ってい

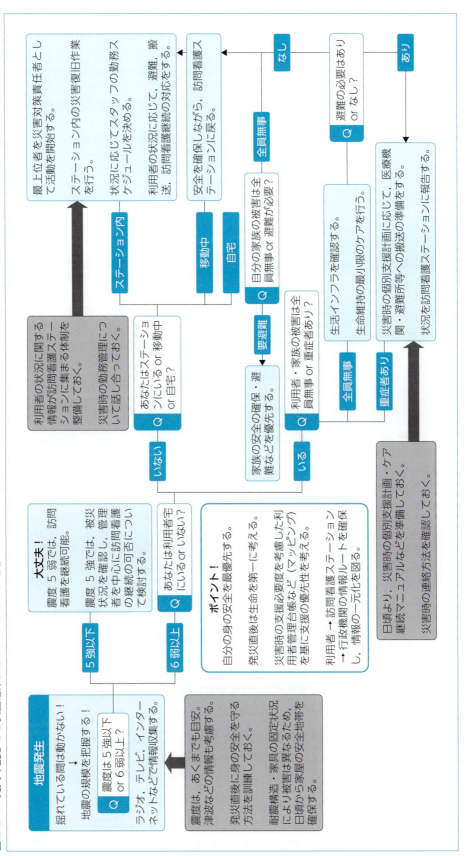

図Ⅲ-3-4 発災(地震)から安全確保までのフローチャート(例)

3 災害対応

表Ⅲ-3-5　訪問看護ステーションが備えるべき災害支援の体制（構造要件）

項　目	分　類	下位項目	解釈・確認方法
1　運営方針	1) 災害理念	①組織の理念・運営方針	事業所としての災害支援に対する理念または基本方針が明文化されていること。また，それが職員・利用者に明示されていること（事業所内掲示・パンフレット等への記載など）
	2) 組織構成	②理念・運営方針に基づく組織図	事業所の組織図があること。また，災害時の支援の実態に即していること
		③災害に対するケア提供の方針	訪問看護の基準（看護基準，看護業務マニュアル，プロトコル，ガイドライン等）の中で，災害に対するケア提供の基本的な考え方が記載されていること
2　人事管理	1) 人員配置	④災害支援の専門性を有する職員配置	災害支援について研修を受けた看護師が雇用されている。また，その処遇（責任・権限の賦与，適切な給与体系等）に配慮されていること
		⑤職員の負担軽減に配慮した配置	職員の身体心理的負担に配慮した配置を行っていること
	2) 職員教育	⑥災害支援についての知識・技術の向上	災害支援について専門性を有す看護師が災害支援について知識・技術の向上を行うための研修が計画的になされていること（研修計画の有無）
		⑦災害支援に関する助言・指導	災害支援について専門性を有する看護師または外部識者が事業所内の職員に対して助言・指導・協力する体制があること
3　支援提供管理	1) 支援の標準化	⑧災害支援のケアのプロトコル	災害支援のケアのプロトコル，基準・手順，業務マニュアル等があること
		⑨災害支援体制の評価	災害支援についてカンファレンス，自己点検，プロトコルの見直し等の活動が定例的に（計画的に）なされていること
	2) 支援体制	⑩災害時における24時間ケア提供体制	利用者に対して災害時の訪問体制があること
		⑪災害支援に対する医療機器の整備	災害支援に必要な機器類（蘇生バッグ，吸引器，バッテリー類等）を整備しており，定期的にメンテナンスしている（医療機関や医療機器メーカーからの借用体制も含む）
	3) 連携体制	⑫災害支援に関する関係機関への支援	災害支援に関して，他機関から研修・実習を受け入れる体制があること。または，必要に応じて他機関に助言・指導等を行う体制があること
	4) 広報	⑬災害支援に関する情報の整備・発信	災害支援に関する最新の情報を入手する体制があること。また，整備した情報，実績等を発信する体制があること
		⑭災害支援の普及・啓発	災害支援に関して地域住民等からの相談に対応していること。地域住民，サービス提供機関を対象とした広報活動が行われていること（情報媒体がある）
4　療養者管理	1) 療養者管理	⑮災害支援に対応した療養者管理体制	災害時における利用者の支援必要度（重症度，医療機器利用状況，家族介護力等）を考慮した利用者管理台帳等があり，見直し等の活動が定例的（計画的）になされていること

る場合は，利用者を気遣うがゆえに事業所に戻る際の判断が難しくなる。災害時の事業所としての方針を明確にし，フローチャート（例）を参考にあらゆる災害の状況を想定し，職員が迷わず判断できるように日頃から話し合っておく。

訪問看護ステーションが備えるべき災害支援の体制

災害支援体制の整備に向けた事業所の構造要件を表Ⅲ-3-5，利用者へのケア要件を表Ⅲ-3-6 に示す。災害に対する事業所の運営方針を明確にし，職員の実情に配慮した活動体制を整備する。職員が災害に関する正しい知識を得て，災害時の活動や備えについて話し合う環境をつくる。発災時はすぐに利用者への支援が提供できないため，利用者と

表Ⅲ-3-6　訪問看護ステーションが備えるべき災害支援の体制（ケア要件）

項　目	下位項目	解釈・確認方法
1　支援方針	①災害対策の理解	災害対策についての認識・理解を定期的にアセスメントし，必要に応じて情報提供・助言・指導する体制があること
	②災害支援方針の意思決定	災害時における療養の場や支援方法等について家族間で話し合い，意思決定できるよう支援し，その内容を記載する体制があること
2　安全性の管理	③家屋の安全性のアセスメント	家屋構造（耐震診断，家具配置等）や立地条件等から，安全性を定期的にアセスメントし，必要に応じて情報提供・助言・指導を受ける体制があること
	④居宅における安全地帯の確保	居宅内の安全地帯について定期的にアセスメントし，居室の選定や家具配置等について情報提供・助言・指導する体制があること
3　医学的管理	⑤安全な医療処置管理	症状アセスメント，医療処置管理をプロトコルに基づき実施し，家族らが安全に評価・実施できるように，定期的な指導・管理を行う体制があること
	⑥医療機器類の日常点検	医療機器，衛生材料等の日常管理，定期的なメンテナンスを実施し，家族らが安全に評価・実施できるように，定期的な指導・管理を行う体制があること
4　準備と訓練	⑦防災訓練	火気器具・危険物の日常管理，消火・避難訓練などの防災訓練に参加する，または，居宅内で実施する支援を定期的に行う体制があること
	⑧救急処置訓練	身体状態の悪化，けが等に対して，蘇生，救急処置，脱出などの救急処置訓練に参加する，または，居宅内で実施する支援を定期的に行う体制があること
5　協力体制の構築	⑨災害連絡対応手順の整備	緊急連絡網，連絡手順，処置手順等を作成し，災害時の連絡方法を含め定期的に確認，修正を行う体制があること
	⑩災害時の救護施設の確保	身体状態や被災の程度に応じた避難所，救護施設，入院施設等の場所，移動方法などについて，定期的に具体的な取り決めの確認をする体制があること
6　物品の整備	⑪防災用具の整備	暮らしを守る物品（食料・水等），救出用具等の必要物品についてアセスメントし，定期的に点検・補充を行う体制があること
	⑫医療用バッグの整備	命を守る物品（蘇生バッグ，バッテリー，代替医療機器等），救急処置などの必要物品についてアセスメントし，定期的に点検・補充を行う体制があること
7　地域参加	⑬外出支援	通院，散歩，旅行などを日常的に実施できるように支援し，居宅以外での生活に必要な知識・技術・物品等のアセスメントを定期的に行う体制があること
	⑭近隣の協力体制の確保	近隣住民に利用者の状況や支援方法について理解・協力が得られるよう，必要に応じて情報提供・助言・指導を行う体制があること
	⑮地域の協力体制の整備	地域の支援体制について理解し，支援グループ等へ参加できるよう，必要に応じて情報提供・助言・指導を行う体制があること

家族の自助力を高め，近隣の協力が得られるような日頃の備えに重点をおいた支援を提供する。

ⓑ 災害時に備える医療機器・材料の管理

在宅人工呼吸療法，在宅酸素療法，経管栄養法における代替医療機器などの準備について**表Ⅲ-3-7**に示す。人工呼吸器や酸素ボンベなどの医療機器は，災害時の対応に関する情報が供給会社から得られるように支援する。吸引チューブなどの衛生材料については，主治医と災害対策について話し合う機会を設け，災害時に必要な物品を確保し，定期的に点検・補充できるようにチェックリストを作成し管理する。

災害時に医療機器が正しく作動しているか，利用者・家族が判断でき，代替医療機器を活用できるよう，定期的に作動状況の確認や点検の指導・助言を行う。

医療機関などに避難が必要になってもケアが継続できるように，ケア方法や留意点などを写真や図表を用いてわかりやすく示した個別のケアマニュアルを作成し，非常用物

3 災害対応

表Ⅲ-3-7 代替医療機器などの準備

品　目	種　類	個　数	保管場所
在宅人工呼吸療法			
手動式蘇生バッグ			
外部バッテリー（予備電源）			
予備の呼吸器回路一式			
人工鼻			
予備の気管カニューレ			
予備のＹ字ガーゼ			
ディスポ手袋			
滅菌精製水			
蒸留水			
消毒薬			
アルコール綿			
注射器			
携帯用吸引器			
吸引チューブ			
在宅酸素療法			
酸素ボンベ			
予備の酸素ボンベキャリー			
電池			
鼻カヌラ・マスク			
延長チューブ			
経管栄養法			
予備胃瘻チューブ			
イリゲーター			
延長チューブ			
蒸留水			
注射器（カテーテルチップ）			
経管栄養剤			

品とともに持ち運べるように準備しておく。

ⓒ 停電対策

　日常生活には電気で作動するものが多く，カードキー，温水洗浄便座，FAX機能付き電話機などは停電により機能しなくなる。あらかじめ停電時に作動するか確認し，必要に応じてバッテリーや蓄電器，代替品を準備する。電動ベッドやエアマットなどの福祉用具が動かなくなると，利用者の健康状態や介護に影響を及ぼす。供給会社に停電時の取り扱いについて情報を得て対策を考えておく。

　発電機は，使用中に発生する排気ガスに有毒な一酸化炭素が含まれるため，室内での使用は危険であり，屋外でも換気が悪い場所では使用しない。パソコンなどの精密機器は，周波数が安定しない発電機を使用すると誤作動，故障の原因となるため，正弦波イ

ンバーター搭載の発電機を使用することが望ましい。発電機はガソリンで駆動するものと，カセットガスで駆動するものがある。ガソリンは取り扱いに注意が必要なため，カセットガスのほうが望ましい。使用の範囲と安全な取り扱い方法を十分に検討したうえで準備する必要がある。

2　訪問看護ステーションの防災対策

災害による被害は，災害の原因や規模によっても程度が異なるが，地形や交通状況，地域住民の自助・共助の考え方，地域関係機関の分布や協力体制などにも影響を受ける。

ⓐ 災害時支援者マップの作成—災害時支援の優先度の検討

地域のハザードマップは，国土交通省のハザードマップポータルサイト[9]から入手することができる。訪問看護ステーションおよび利用者の立地条件を確認し，影響が大きい災害の種類や被害予測の状況を把握する。ハザードマップに利用者の情報を記し，療養状況や災害に対する準備状況などから災害時支援の優先度を検討し，個別のケア計画や訪問看護ステーションの防災計画に反映させる（表Ⅲ-3-8）。地域防災拠点，広域避難場所，福祉避難場所，地域医療救護拠点，医療機関などへの移動や避難生活について，利用者と家族が具体的に考える機会をつくる。避難行動がとれない利用者については，行政機関の担当者とともに対応を検討する。

ⓑ 情報収集・伝達方法の確認

安否確認や遠方の親戚や知人と連絡をとるために，電話，メール，SNS は欠かせない

表Ⅲ-3-8　在宅療養者の把握内容の枠組み

項　目	内　容
①療養者の基本情報	住所，氏名，電話，メールアドレス 生年月日，血液型等
②家族の支援体制	家族構成，年齢，健康状態，介護力，仕事の有無等
③療養者の身体状況	医療処置管理，特定症状（呼吸障害等） 栄養管理，コミュニケーション方法，ADL 等
④利用制度	介護保険要介護認定，障害者手帳，難病認定，年金，手当等
⑤災害時連絡	災害時連絡網，災害時連絡の確保，避難所，搬送医療機関，他地域の家族連絡先等
⑥医療機器	人工呼吸器，在宅酸素供給器，吸引器，経管栄養，点滴等
⑦福祉機器	車椅子，文字盤，杖，手すり，介護用ベッド，エアマット等
⑧療養支援体制	専門医，かかりつけ医，訪問看護，訪問介護，緊急時訪問，病床確保，通所施設等
⑨備蓄と非常用持ち出し物品	代替医療機器，予備の衛生材料，予備薬，バッテリー，栄養剤，防災袋等
⑩家屋の耐震	耐震度，住居内の完全地帯の確認，居住階，非常階段等
⑪支援区分	自力避難，介助避難，医療機関搬送，他地域の家族避難等

通信手段となる。電話局の交換機や電話線，携帯電話の基地局がダメージを受けていなければ，通信は可能である。公衆電話は非常時の通信手段を確保する目的から通信規制は行われないため，比較的容易に通信が確保できる。停電によりテレフォンカードが使えないこともあるので10円玉を多めに準備しておくとよい。非常用電話を設置しているコンビニエンスストアが近隣にあるか確認しておくことも重要である。通信規制が行われると携帯電話はつながりにくくなる。災害用伝言ダイヤル（171）やWeb171を体験利用し，災害時の情報伝達・収集手段を確認しておく。

災害時に支援を提供している関係機関が一斉に安否確認を行うと，利用者は各機関からの安否確認に繰り返し答えなければならなくなり，通信が混乱する原因にもなる。また，利用者が避難所などに移動すると連絡がとれなくなることもある。利用者からの安否の情報を集める方法や情報の流れについて，関係機関と取り決めをしておくと混乱が少なくなる。職員についても災害時の連絡手段や伝達方法，指示命令系統や役割分担について日頃から話し合っておく。

C 利用者・家族への指導・支援

安全なスペースの確保

地方自治体では，耐震診断・改修の支援事業を実施しているところもある。家屋の倒壊を防ぐとともに，大きな家具の転倒や重たい物の落下によるけがをしないよう，家屋内外の危険な個所を点検し，安全なスペースを確保する（表Ⅲ-3-9）。

初動対応と応急手当の訓練

自分の身を守る方法，火災が起こった場合の消火方法や避難方法，医療機器類の作動確認と代替医療機器類の使用方法，けがや熱傷などの応急手当方法など，発災時に必要な対処方法や物品の使用方法について，日常的に訓練し確認する機会をもつ。

避難の判断と持ち出し物品の準備

台風や大雨など気象情報により予測が可能な災害と，大地震では避難の判断は異なる。むやみに非難するとかえって命取りになることもあり，パニックによる二次被害の発生につながる。まず，身の安全を確保して正確な情報を入手し，状況に応じた避難行動がとれるように日頃から災害対策について話し合う機会をもつ。

表Ⅲ-3-9　安全なスペースの確保チェック

項　目
1　療養ベッドの上に倒れこむような照明・家具の配置をしていないか？
2　部屋の出入り口付近や廊下階段などに家具類を置いていないか？
3　地震時の出火を防ぐため火気の周辺に家具を置いていないか？ 　　（酸素ボンベは火気から遠いところに管理しているか？）
4　カーテンや布団類は防火素材のものを選んでいるか？
5　家具の上にガラス製品やテレビ等落下すると危険なものを置いていないか？
6　重いものを下のほうに収納し，倒れにくくしてあるか？
7　前のめりより，後ろもたれ気味に家具を置いているか？
8　代替機器，予備の衛生材料等は最も安全で見つかりやすいところに置いているか？

表Ⅲ-3-10　非常用持ち出し品の整備

	品　目	内　容	個　数
飲食に関するもの	非常食		
	飲料水		
	缶切り		
	栓抜き		
	紙皿，紙コップ		
	ナイフ		
	ライター		
	ポリタンク		
	携帯コンロ		
	鍋		
救出・避難に関するもの	防災ずきん		
	軍手		
	ヘルメット		
	懐中電灯		
	雨具		
	ガムテープ		
	救急薬品		
	ホイッスル		
保清に関するもの	着替え		
	おしぼり		
	ハンカチ/タオル		
	ティッシュ		
	生理用品		
	おむつ		
	携帯トイレ		
保温に関するもの	寝袋		
	保温シート		
	使い捨てカイロ		
情報・連絡に関するもの	携帯用ラジオ		
	携帯電話		
	連絡先リスト		
生活費に関するもの	現金・小銭		
	貯金通帳・印鑑		
身分証明に関するもの	免許証		
	健康保険証		
個別性の高いもの	めがね		
	コンタクトレンズ		
	入れ歯		
	補聴器		

避難の際に持ち出す3日分の必要物品を普段から非常持ち出し袋などにまとめ，枕元や玄関などで入り口近くのすぐに取り出せる場所に用意する。非常持ち出し袋は家族の人数分を準備し，生活を守る物品（食料，貴重品，衣類，日用品など）と命を守る物品（代替医療機器類，衛生材料，医薬品など）を定期的に点検・補充し，個別のケアマニュアルとともにまとめておく（表Ⅲ-3-10）。

d 訪問看護ステーションに備えておく物品等

被災地外からの支援体制や物資供給体制が整い，生活インフラが復旧するまでの当面の間に必要となる物品は，利用者・家族が備蓄できるように支援する。一方で，訪問看護ステーションの災害時の活動方針や利用者・家族への支援範囲に応じて，訪問看護ステーションに備えておく物品を準備し，定期的に点検する。情報収集に必要な物品，職員の水・食料・生活に必要な物品，利用者のケアや救急救護に必要な物品，壊れた窓などを補修するための工具類，物資などを運搬する道具などを加えておくとよい（表Ⅲ-3-11）。また，訪問車両のガソリンを常に補給しておくことも欠かせないことである。

表Ⅲ-3-11　訪問看護ステーションに備えておく物品等

	品　目
通信・情報	携帯ラジオ，携帯電話充電器，PCバッテリーなど
職員の飲食・生活物品	非常食（3日分），飲料水（3日分） 毛布，寝袋，タオル，ポリ袋，ラップ，割りばし，洗濯ばさみ，ロープ，懐中電灯，ランタン，乾電池，ライター，ろうそくなど
利用者のケアや救護物品	医療機器，医療・衛生材料など
安全対策・家具等補修用品	ヘルメット，軍手，マスク，段ボール，ガムテープ，ビニールテープ，ブルーシートなど
運搬用具	自転車，台車，ワゴン，ポリタンクなど

e 地域の防災対策への参画

地域防災拠点の整備状況や自治会などの防災組織の活動を知り，関係機関と連携しながら防災対策を進めていく。療養者の防災対策を推進するためには，地域住民に療養者への理解を深め，協力しやすい体制を地域単位で構築する必要がある。地域の災害対策の委員会などと協働し，療養者が参加しやすい避難訓練，避難所での療養者への配慮など，訪問看護師の専門的立場から療養者への災害対策を提案していくことが望まれる。

また，個々の訪問看護ステーションの努力にとどまらず，訪問看護ステーション協議会などの職能団体において，災害対策の研修会や防災対策マニュアルの作成などに取り組み，災害対策の基準化，資質の向上を図り，地域の防災対策のリーダとしての役割を担うことが期待されている。

引用文献

1) Jones N, Sumith G, Wagner R：Morbidity and mortality in the Loma Prieta Earthquake：A review of recent findings. In：Research Accomplishments 1986-1994. National Center for Earthquake Engineering Research. Buffalo, New York, 1994, pp.95-106. ／日本集団災害医学会監修，日本集団災害医学会 DMAT 改訂版編集委員会編集，日本救急医学会・日本救急看護学会編集協力（2015）：改訂第 2 版 DMAT 標準テキスト，p.2，へるす出版.

2) 内閣府（2013）：避難に関する総合的対策の推進に関する実態調査結果報告書．http://www.bousai. go.jp/kaigirep/houkokusho/hinan_taisaku/houkoku.html

3) 消防庁（2018）：東北地方太平洋沖地震（東日本大震災）について，第 157 報，平成 30 年 3 月 7 日． http://www.fdma.go.jp/bn/higaihou_new.html

4) 内閣府防災担当（2015）：避難勧告等の判断・伝達マニュアル作成ガイドライン.

5) Bennis, W., Nanus, B. ／伊東奈美子訳（2011）：本物のリーダーとは何か，海と月社，p.5.

6) 前掲書，p.13.

7) 小西かおる（2009）：在宅重症療養患者にかかる緊急・災害時の支援体制の構築に関する研究（主任研究者　小西かおる），厚生労働省科学研究費補助金健康安全・危機管理対策総合研究事業平成 20 年度総括研究報告書，p.142.

8) 内閣府防災担当（2017）：避難勧告等に関するガイドライン①―避難行動・情報伝達編．http://www. bousai.go.jp/oukyu/hinankankoku/h28_hinankankoku_guideline/pdf/hinankankokugaidorain_01. pdf

9) 国土交通省：ハザードマップポータルサイト．https://disaportal.gsi.go.jp/

参考文献

- 内閣府防災担当（2015）：避難所の運営等に関する実態調査（市区町村アンケート調査）調査報告書.
- 厚生労働省（2012）：福祉避難所指定状況調査結果
- 心理的応急処置（サイコロジカル・ファーストエイド：PFA）フィールド・ガイド．http://apps.who. int/iris/bitstream/10665/44615/18/9789241548205_jpn.pdf

IV

訪問看護対象論

ねらい

訪問看護の対象の特性が理解できる。

目　標

1. 在宅療養者の特性が理解できる。
2. 在宅療養者を支える家族の特性
   および支援のあり方が理解できる。
3. 在宅療養者および家族を取り巻く地域・環境
   （社会資源等）が理解できる。

1 訪問看護の対象

1 法的な対象者の定義

　現在の訪問看護制度は，主に介護保険制度と医療保険制度において位置づけられており，利用者の状況に応じてそれぞれの保険制度のもとで実施されている。

1 介護保険制度による訪問看護の対象者

　介護保険制度で訪問看護が利用可能なのは，65歳以上の第1号被保険者で要支援または要介護認定者と，40歳以上65歳未満の第2号被保険者で老化に起因する16特定疾病（表IV-1-1）に該当する要支援・要介護認定者である。

表IV-1-1　介護保険法で定める特定疾病

①がん（医師が一般に認められている医学的知見に基づき回復の見込みがない状態に至ったと判断した者に限る）　　②関節リウマチ　　③筋萎縮性側索硬化症　　④後縦靱帯骨化症　　⑤骨折を伴う骨粗鬆症　　⑥初老期における認知症　　⑦進行性核上性麻痺，大脳皮質基底核変性症およびパーキンソン病　　⑧脊髄小脳変性症　　⑨脊柱管狭窄症　　⑩早老症　　⑪多系統萎縮症　　⑫糖尿病性神経障害，糖尿病性腎症および糖尿病性網膜症　　⑬脳血管疾患　　⑭閉塞性動脈硬化症　　⑮慢性閉塞性肺疾患　　⑯両側の膝関節または股関節に著しい変形を伴う変形性関節症

[介護保険法施行令第1章第2条より]

2 医療保険による訪問看護の対象者

　医療保険では，65歳未満の健康保険加入者，介護保険による訪問看護サービス利用者に該当しない者が対象となる。医療保険による訪問看護の対象者は表IV-1-2のとおりである。なお，介護保険法の適用が優先されるため，介護保険で訪問看護を利用できる場合は，医療保険での利用はできない。ただし，介護保険の要支援者・要介護者であっても，表IV-1-3の「厚生労働大臣が定める疾病等」に該当する者，認知症を除いた精神科訪問看護の対象者，主治医より特別訪問看護指示書が交付された者は医療保険での利用となる。2014（平成26）年度より精神科訪問看護の利用者は，65歳以上の要支援・要介護認定者を含め，すべて医療保険の対象となった。

表IV-1-2　医療保険による訪問看護の対象者

- 40 歳未満の医療保険加入者
- 40 歳以上 65 歳未満の 16 特定疾病患者以外の者
- 40 歳以上 65 歳未満の 16 特定疾病患者の者で要介護者・要支援者でない者
- 65 歳以上で要介護者・要支援者でない者
- 要支援・要介護者のうち
  - ・厚生労働大臣が定める疾病等の者
  - ・精神科訪問看護の対象者（認知症を除く）
  - ・主治医より特別訪問看護指示書が交付された者

表IV-1-3　厚生労働大臣が定める疾病等

- 末期の悪性腫瘍
- 多発性硬化症
- 重症筋無力症
- スモン
- 筋萎縮性側索硬化症
- 脊髄小脳変性症
- ハンチントン病
- 進行性筋ジストロフィー症
- パーキンソン病関連疾患（進行性核上性麻痺，大脳皮質基底核変性症，パーキンソン病〔ホーエン・ヤールの重症度分類がステージ 3 以上であって生活機能障害度が II 度又は III 度のものに限る〕）

- 多系統萎縮症（線条体黒質変性症，オリーブ橋小脳萎縮症，シャイ・ドレーガー症候群）
- プリオン病
- 亜急性硬化性全脳炎
- ライソゾーム病
- 副腎白質ジストロフィー
- 脊髄性筋萎縮症
- 球脊髄性筋萎縮症
- 慢性炎症性脱髄性多発神経炎
- 後天性免疫不全症候群
- 頸髄損傷
- 人工呼吸器を使用している状態

2　特徴的な対象者の考え方（療養者および家族）

　訪問看護の提供の場は「居宅」とされ，主に療養者が生活する場において，療養者およびその家族へ看護を提供する。病院や施設とは異なり，療養者と家族が生活する場では，家族の存在はより大きな位置を占める。また家族は，療養者の生活において重要な役割を担っている場合も多い。家族はあらゆる面で療養者に大きな影響を与え，また家族も療養者の存在から大きな影響を受けている。訪問看護サービスは，療養者に対する主治医の指示書によって開始されるが，療養者だけではなく，互いに影響しあっている療養者と家族を対象者とする。

　在宅看護の一つの方法である訪問看護は，生活の場における日々の営みが，病気や障がいによって阻害されることを可能な限り防ぎ，療養者と家族の生活を支え，暮らしの場におけるQOLの維持・向上を目指すことがその主要な目的である[1]。訪問看護では，療養者および家族を対象とし，それぞれの身体的側面だけでなく生活状況や思い・希望を十分に把握しながら，療養者本人と家族のQOLの維持・向上に向けて看護実践を行っていく。

| 引用文献 |

1）渡辺裕子監，上野まり，他編（2015）：家族を基盤とした在宅看護論―I 概論編 第 4 版，p.17，日本看護協会出版会．

2 在宅療養者の特性

1 地域・在宅（住まい）で暮らす生活者であるという視点

　訪問看護は，介護保険法では「居宅要介護者」または「居宅要支援者」について，健康保険法では「居宅において継続して療養を受ける状態にある者」について，それぞれ「その者の居宅において看護師等により行われる療養上の世話又は必要な診療の補助」を行うと定義されている。この居宅とは日常住んでいる住まいのことであるが，ここには自宅のほかにサービス付き高齢者向け住宅や有料老人ホームなどの居住系施設も含まれている。訪問看護は，自宅をはじめとした療養者が暮らす居宅などで看護を提供しており，今後は居宅系施設で生活する訪問看護利用者も増えてくると考えられるが，ここでは自宅で生活する療養者を中心に考えていきたい。

　訪問看護の対象である療養者は，乳児，幼児，児童，中学・高校生，青年，壮年，中年，高齢者のすべてのライフサイクルにある人である。療養者は病気や障がいとともに，心理学者のハヴィガースト（Havighurst, R.J.）やエリクソン（Erikson, E.H.）などが提言しているような発達課題をもちながら，家庭をはじめ学校・職場，地域といった社会の中で立場や役割をもって生活している。

1 家庭での役割

　家庭は，家族が生活をともにする場である。家族のライフサイクルにおいて，家庭は子育ての場になることも介護の場になることもあり，また家事（食事，掃除，洗濯，買い物），介護，地域との付き合いなど，さまざまな活動の場となる。家族は，家庭の中で親子，夫婦，兄弟姉妹，祖父母，孫といった，それぞれのライフサイクルに対応した立場にあり，互いの関係の中で役割を果たしている。前述の心理学者ハヴィガーストは発達課題として，壮年期に育児の遂行，家庭の心理的・経済的・社会的な管理，中年期に経済力の確保と維持，子どもの精神的な成長の援助，老いていく親への適応を挙げている[1]。またわが国においては，子育て世代の共働き夫婦の割合が増え，老年期の祖父母が孫の育児に関する役割を担っていることもある。

　療養者は病気や障がいがありながら，家庭で家族とともに生活している。中年期において，疾患によって経済的な役割が果たせていなくとも子どもの成長にかかわる役割を果たせる場合もある。また老年期において，直接孫の体に触れるような育児支援ができなくとも，見守りや話をすることで孫に対する役割を果たせる場合もある。療養者には，

それぞれのライフサイクルに対応した，あるいはそれぞれの家族同士の関係の中で認識
している立場，役割がある。現在わが国は，超高齢社会へと進む中で世帯形態も変化し，
一般世帯数の中では単独世帯が最も多くなっている[2]。その背景には，独居高齢者の急
増，非婚化・晩婚化による成人の一人暮らし世帯の増加などがあるが，このような一人
で日常生活を送っている独居者は，生活をする上で必要な役割を基本的には一人で担っ
ている。また独居者であっても，離れた場所で生活する家族に対して，子育てや介護な
どにかかわる役割をもっている場合もある。

2 学校・職場での役割

　わが国では，就学前から幼稚園や保育所など，6歳から15歳までは小学校・中学校の
義務教育，その後も高等学校や大学，短大，専修学校などの高等教育機関で集団生活を
経験することが多い。このような学校の集団の中では児童，生徒，学生としての立場や
役割がある。所属するクラス，あるいはクラブ活動などの課外活動においても立場や役
割をもっている。各集団での所属年数が長くなれば，リーダーとしての立場や役割をも
つこともある。

　また，多くは青年期以降に職業を選択し仕事に就くが，それぞれの職業・職場の中で
も同僚・部下，上司といった立場や役割がある。一般には，職業の経験を積むことによ
って立場や役割は拡大し，責任が重くなることが多い。生活の中で仕事の占める割合が
高く，仕事そのものにやりがいを感じている場合もある。

3 地域での役割

　地域には，隣人，普段の近所づきあいや子育てなどを通じての知人，友人の中で，長
い年月を過ごしているうちに自然に形づくられた立場や役割がある場合がある。

　また，町内会や地域活動などでの社会的な立場や役割もある。ハヴィガーストは，壮
年期は家庭以外の集団で市民としての責任を引き受ける[3]としており，わが国においても
地域における自治会・町内会を中心とした活動では，壮年期以降が中心となることが多
い。中には子ども会，青年団，消防団など，若い世代が役割をもって活動する場もあり，
地域で若い世代が立場や役割をもつこともある。

*

　療養者は疾患や障がいがありながらも，家庭，学校，職場，地域などで立場や役割を
もった生活者であることを理解することが重要である。療養者それぞれの個性や家族背
景には違いがあり，同じ年代，同じ疾患であっても，社会での立場や役割は一人ひとり
違ってくる。立場や役割をもつことが生きがいにつながることも多く，療養者がそれまで
培ってきた人生観，生活スタイルを尊重し，家庭，学校，職場，地域を含めた社会での
立場や役割が果たせるよう支援していくことが，訪問看護の目的であるQOLの向上につ
ながる。

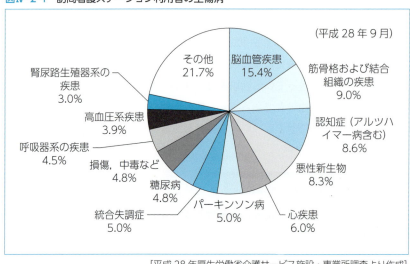

図Ⅳ-2-1　訪問看護ステーション利用者の主傷病

[平成28年厚生労働省介護サービス施設・事業所調査より作成]

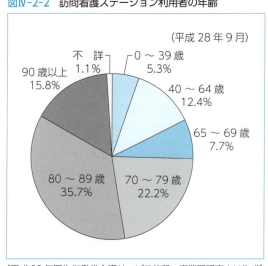

図Ⅳ-2-2　訪問看護ステーション利用者の年齢

[平成28年厚生労働省介護サービス施設・事業所調査より作成]

2　訪問看護利用者の実態

1　主な傷病からみた訪問看護利用者

　訪問看護ステーション利用者の主傷病をみると，脳血管疾患が最も高く，次いで筋骨格系および結合組織の疾患，認知症，悪性新生物，心疾患となっている（図Ⅳ-2-1）。

2　年齢別にみた訪問看護利用者

　図Ⅳ-2-2は訪問看護ステーション利用者の年齢の割合である。年齢別にみると，80〜

図Ⅳ-2-3 小児（0〜9歳）の訪問看護利用者数

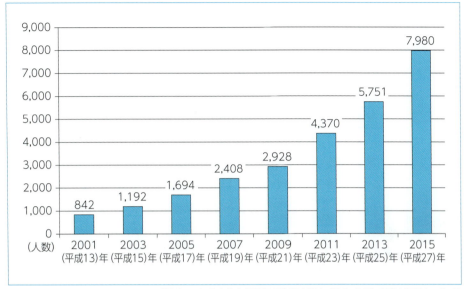

［平成27年中央社会保険医療協議会総会（第312回）審議会資料より作成］

89歳が35.7％と最も多い。65歳以上の利用者が80％以上を占めており，訪問看護は高齢者の利用が多いことがわかる。

一方0〜39歳の訪問看護利用者の割合は5.3％であるが，図Ⅳ-2-3をみると，訪問看護ステーションからの訪問看護を受ける小児（0〜9歳）は年々増加している現状がある。2015（平成27）年の小児の訪問看護利用者数は7,980人であるが，2001（平成13）年に比べ9.5倍になっている。小児医療の急速な進歩により，日常的に医療機器と医療ケアを必要とする子どもたちが急速に増えていること[4]や，現在の小児の訪問看護利用者が今後も訪問看護を継続していく可能性が高いことなどから，引き続き小児を含めた若い世代への訪問件数は増加していくと考えられる。

3 制度からみた訪問看護利用者

2016（平成28）年9月中の訪問看護ステーション利用者のうち，介護保険での利用者は70.4％，健康保険等の利用者は29.6％[5]と，介護保険での利用者が圧倒的に多く，また図Ⅳ-2-2からも訪問看護は介護保険による高齢者の利用が多いことがわかる。

図Ⅳ-2-4の上図は，介護予防サービスの要支援別利用者数の構成割合を示している。枠で囲まれた部分が介護予防訪問看護ステーションを利用する要支援者の割合であり，要支援1が32.6％，要支援2が66.5％と，要支援2の利用者が2倍以上を占めている。また，ほかの介護予防サービスに比べ，介護予防訪問看護ステーションは要支援2の利用者の割合が高い傾向にあることがわかる。

図Ⅳ-2-4の下図は介護サービスの要介護度別利用者数の構成割合を示している。枠で囲まれた部分が訪問看護ステーションを利用する要介護者の割合であり，要介護2が24.9％と最も多く，続いて要介護1，要介護5となっている。また，ほかの介護サービスに比

2　在宅療養者の特性

図Ⅳ-2-4　要支援別利用者数の構成割合（介護予防サービス）と要介護度別利用者数の構成割合（介護サービス）

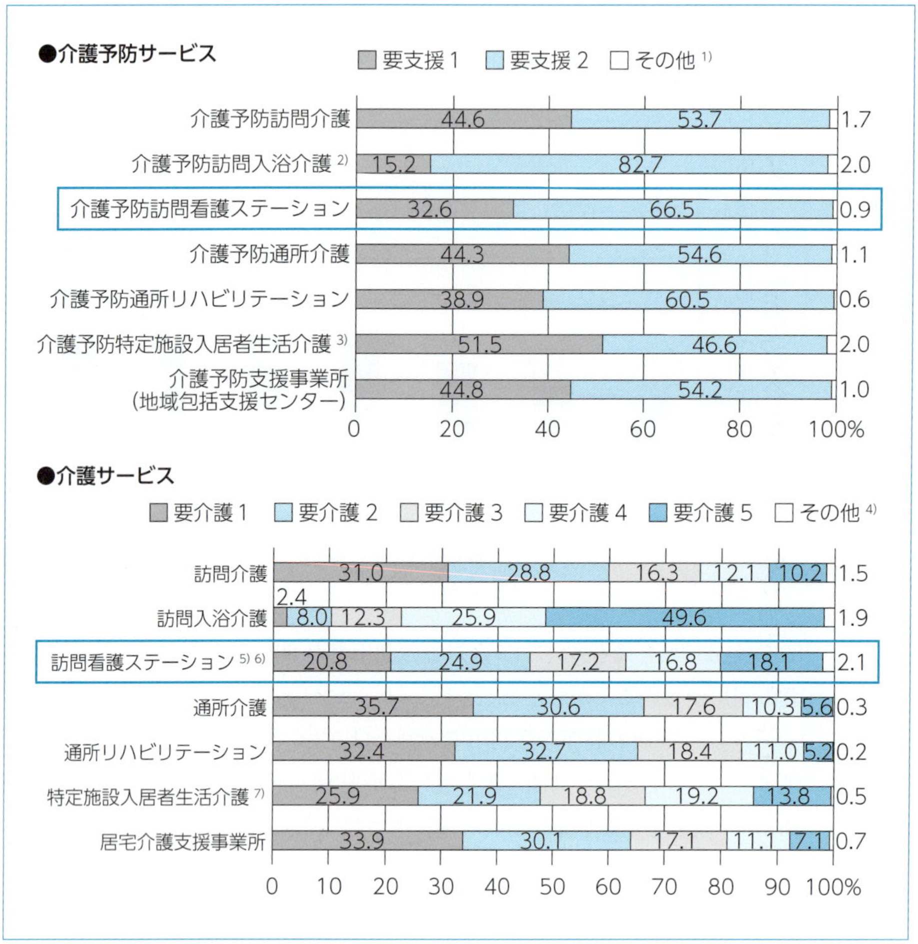

●介護予防サービス　　■要支援1　■要支援2　□その他 1)

サービス	要支援1	要支援2	その他
介護予防訪問介護	44.6	53.7	1.7
介護予防訪問入浴介護 2)	15.2	82.7	2.0
介護予防訪問看護ステーション	32.6	66.5	0.9
介護予防通所介護	44.3	54.6	1.1
介護予防通所リハビリテーション	38.9	60.5	0.6
介護予防特定施設入居者生活介護 3)	51.5	46.6	2.0
介護予防支援事業所（地域包括支援センター）	44.8	54.2	1.0

（0　20　40　60　80　100%）

●介護サービス　　■要介護1　■要介護2　□要介護3　□要介護4　■要介護5　□その他 4)

サービス	要介護1	要介護2	要介護3	要介護4	要介護5	その他
訪問介護	31.0	28.8	16.3	12.1	10.2	1.5
訪問入浴介護	2.4 8.0	12.3	25.9	49.6		1.9
訪問看護ステーション 5) 6)	20.8	24.9	17.2	16.8	18.1	2.1
通所介護	35.7	30.6	17.6	10.3	5.6	0.3
通所リハビリテーション	32.4	32.7	18.4	11.0	5.2	0.2
特定施設入居者生活介護 7)	25.9	21.9	18.8	19.2	13.8	0.5
居宅介護支援事業所	33.9	30.1	17.1	11.1	7.1	0.7

（0　10　20　30　40　50　60　70　80　90　100%）

注　1)「その他」は，要支援認定申請中等である。
　　2)「介護予防訪問看護ステーション」は，健康保険法等のみによる利用者を含まない。
　　3)「介護予防特定施設入居者生活介護」は9月末日の利用者数である。
　　4)「その他」は，要介護認定申請中等である。
　　5)「訪問看護ステーション」は，健康保険法等のみによる利用者を含まない。
　　6) 訪問看護ステーションの「その他」は，定期巡回・随時対応型訪問介護看護事業所との連携による利用者含む。
　　7)「特定施設入居者生活介護」は，9月末日の利用者数である。
　　　　　　　　　　　　　　　　　　　　［平成28年厚生労働省介護サービス施設・事業所調査の概況］

べ，訪問看護ステーションは要介護度の高い利用者が比較的多いことがわかる。

4　自立度・認知症からみた訪問看護利用者

　療養者がどのくらい自立した日常生活を送ることができるかを判定する指標として，表Ⅳ-2-1 の「障害高齢者の日常生活自立度（寝たきり度）判定基準」を使用することが多い。図Ⅳ-2-5 をみると，訪問看護ステーション利用者の日常生活自立度は，「屋内での生活はおおむね自立しているが，介助なしには外出しない」ランク A が32.5%と最も多かった。また，「独力で外出可能」な障害なしとランク J があわせて約25%，「屋内での生

表Ⅳ-2-1　障害高齢者の日常生活自立度（寝たきり度）判定基準

生活自立	ランク J	何らかの障害等を有するが，日常生活はほぼ自立しており独力で外出する。 　　1．交通機関等を利用して外出する。 　　2．隣近所へなら外出する。
準寝たきり	ランク A	屋内での生活はおおむね自立しているが，介助なしには外出しない。 　　1．介助により外出し，日中はほとんどベッドから離れて生活する。 　　2．外出の頻度が少なく，日中も寝たり起きたりの生活をしている。
寝たきり	ランク B	屋内での生活は何らかの介助を要し，日中もベッド上での生活が主体であるが座位を保つ。 　　1．車いすに移乗し，食事，排泄はベッドから離れて行う。 　　2．介助により車いすに移乗する。
	ランク C	1日中ベッド上で過ごし，排泄，食事，着替えにおいて介助を要する。 　　1．自力で寝返りをうつ。 　　2．自力では寝返りもうたない。

[平成 3 年 11 月 18 日 老健 102-2 号厚生労働大臣官房老人保健福祉部通知]

図Ⅳ-2-5　訪問看護ステーション利用者の日常生活自立度

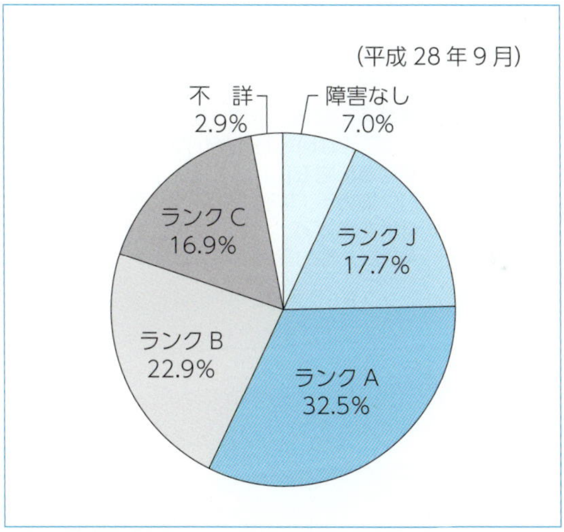

注　6 歳未満は除く。
[平成 28 年厚生労働省介護サービス施設・事業所調査より作成]

活に介助を要し，ベッド上での生活が主体である」いわゆる寝たきりが，ランク B とランク C をあわせて約 40％を占めている。

　認知症の状況を，表Ⅳ-2-2 の認知症高齢者の日常生活自立度判定基準のランク別に見ると，介護保険による訪問看護ステーション利用者の 8 割以上に認知症があることがわかる（図Ⅳ-2-6）。さらに年齢別にみると，認知症のある人の割合は加齢とともに増えており，特に 80 歳以上では 25％以上，4 人に 1 人がランクⅢ以上の重度となっている。

3　訪問看護が必要な在宅療養者の特徴

1　医療的ケア

　2016 年 9 月の訪問看護ステーション利用者 58 万 5938 人に提供した看護内容を図Ⅳ

2　在宅療養者の特性

表Ⅳ-2-2　認知症高齢者の日常生活自立度判定基準

ランク	判定基準	みられる症状・行動の例	判定にあたっての留意事項
Ⅰ	何らかの認知症を有するが，日常生活は家庭内及び社会的にほぼ自立している。		在宅生活が基本である，一人暮らしも可能である。相談，指導等を実施することにより，症状の改善や進行の阻止を図る。
Ⅱ	日常生活に支障を来たすような症状・行動や意思疎通の困難さが多少見られても，誰かが注意していれば自立できる。		在宅生活が基本であるが，一人暮らしは困難な場合もあるので，日中の在宅サービスを利用することにより，在宅生活の支援と症状の改善及び進行の阻止を図る。
Ⅱa	家庭外で上記Ⅱの状態が見られる。	たびたび道に迷うとか，買物や事務，金銭管理などそれまでできたことにミスが目立つ等	
Ⅱb	家庭内でも上記Ⅱの状態が見られる。	服薬管理ができない，電話の応対や訪問者との対応など一人で留守番ができない等	
Ⅲ	日常生活に支障を来たすような症状・行動や意思疎通の困難さが見られ，介護を必要とする。		日常生活に支障を来たすような行動や意思疎通の困難さがランクⅡより重度となり，介護が必要となる状態である。「ときどき」とはどのくらいの頻度を指すかについては，症状・行動の種類等により異なるので一概には決められないが，一時も目を離せない状態ではない。在宅生活が基本であるが，一人暮らしは困難であるので，夜間の利用も含めた居宅サービスを組み合わせることによる在宅での対応を図る。
Ⅲa	日中を中心として上記Ⅲの状態が見られる。	着替え，食事，排便，排尿が上手にできない・時間がかかる。やたらに物を口に入れる，物を拾い集める，徘徊，失禁，大声，奇声をあげる，火の不始末，不潔行為，性的異常行為等	
Ⅲb	夜間を中心として上記Ⅲの状態が見られる。	ランクⅢaに同じ。	
Ⅳ	日常生活に支障を来すような症状，行動や意思疎通の困難さが頻繁に見られ，常に介護を必要とする。	ランクⅢに同じ。	常に目を離すことができない状態である。症状・行動はランクⅢと同じであるが，頻度の違いにより区分される。家族の介護力等の在宅基盤の強弱により在宅サービスを利用しながら在宅生活を続けるか，又は特別養護老人ホーム・老人保健施設等の施設サービスを利用するかを選択する。施設サービスを選択する場合には，施設の特徴を踏まえた選択を行う。
M	著しい精神症状や周辺症状あるいは重篤な身体疾患が見られ，専門医療を必要とする。	せん妄，妄想，興奮，自傷・他害等の精神症状に起因する問題行動が継続する状態等	ランクⅠ～Ⅳと判定されていた高齢者が，精神病院や認知症専門棟を有する老人保健施設等での治療が必要となったり，重篤な身体疾患が見られ老人病院等での治療が必要となった状態である。専門医療機関を受診するよう勧める必要がある。

[2006年4月3日 老発第0403003号厚生労働省老健局老人保健課長通知]

-2-7の上図に，医療処置にかかる看護内容を下図にそれぞれ示した。

　看護内容では，病状観察が最も多く，次いで本人の療養指導，リハビリテーション，家族等の介護指導・支援，身体の清潔保持の管理・援助が多くなっている。

　医療処置にかかる看護は35万5049人に提供されており，訪問看護ステーション利用者全体の60.6%が，在宅での療養生活を続けるうえで医療的ケアが必要な状態であった。具体的な医療処置にかかる看護の内容は，服薬管理・点眼等の実施が最も多く，次いで

図Ⅳ-2-6 年齢別階級別認知症の状況の構成割合（介護保険法による利用者）

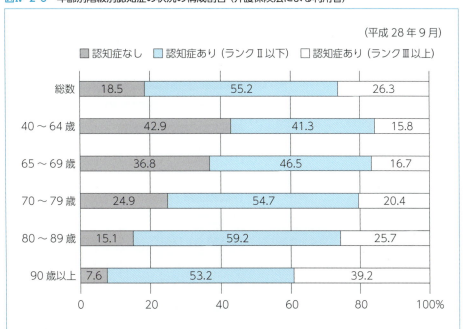

注 1）認知症の状況には，不詳を含まない。
2）認知症のランクは，「認知症高齢者の日常生活自立度判定基準」による。
［平成28年厚生労働省介護サービス施設・事業所調査の概況］

褥瘡の予防・処置，管理，浣腸・摘便，緊急時の対応，気管内吸引・その他吸引，膀胱留置カテーテルの交換・管理が多くなっている。

訪問看護は，介護度の高い介護保険での利用者が多く，利用者の4割以上が寝たきりの状態であることなどから，上記のように医療的ケアが6割以上の療養者に提供されている。訪問看護を利用する療養者の生活を支えていくうえで，医療的ケアは欠かすことができない。

2 寝たきりや全身状態の低下による病状悪化・合併症

前述のように，訪問看護の利用者は，65歳以上の高齢者が8割以上を占めている。高齢者は，加齢による身体機能の低下をすべて避けることはできないが，適切な対応により予防や回復が可能な場合もある。ここでは高齢期の身体管理という点から，寝たきりや全身状態の低下によって起こる主な症状悪化・合併症についてみていく。

a サルコペニア

サルコペニア（sarcopenia）とは，加齢に伴う筋力の低下，または老化に伴う筋肉量の減少のことであり，2010年にヨーロッパのワーキンググループ（European Working Group on Sarcopenia in Older People：EWGSOP）により，「進行性かつ全身性の筋肉量と筋力の減少によって特徴づけられる症候群で，身体機能障害，生活の質（QOL）の低下，死のリスクをともなうものである」と定義された[6]。またEWGSOPはサルコペニア

2 在宅療養者の特性

図Ⅳ-2-7 訪問看護の内容（複数回答・医療処置に係る内容を除く）と医療処置に係る訪問看護内容（複数回答）

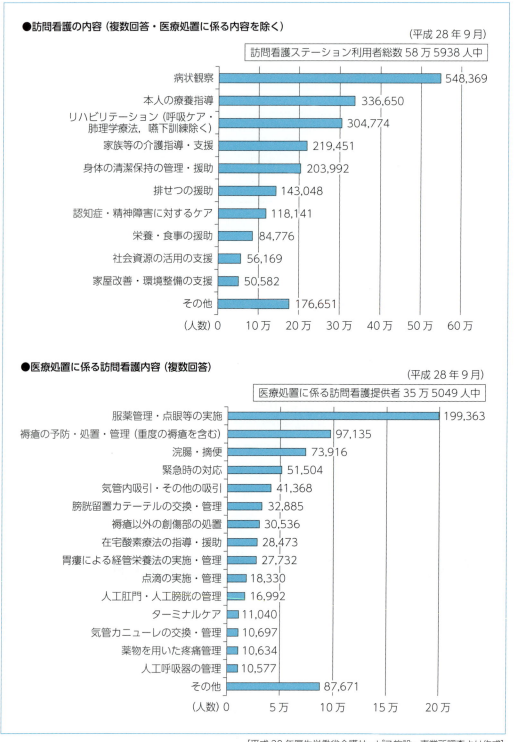

[平成28年厚生労働省介護サービス施設・事業所調査より作成]

診断に対するアルゴリズムを提唱している[7]。

サルコペニアは，年齢が関与した「原発性サルコペニア」と，活動量・疾病・栄養が関与した「二次性サルコペニア」に分類される[7]。このうち，活動量と栄養によるサルコペニアは，リハビリテーションと栄養管理で予防や回復が可能である[8]。

b ロコモティブシンドローム

ロコモティブシンドローム（locomotive syndrome，運動器症候群）とは「運動器の障がいによる移動機能の低下した状態」をいい，2007年に日本整形外科学会が提唱した[9]。

筋肉，骨，関節，軟骨，椎間板といった運動器のいずれか，もしくは複数に障がいが起き，歩行や日常生活に何らかの支障をきたしている状態を指す。したがって，サルコペニアはロコモティブシンドロームに含まれる[10]。

運動習慣と正しい食習慣によって予防や回復が可能であるが，運動器の痛みや違和感が強い場合は受診が必要な場合もある。日本整形外科学会は，広くロコモティブシンドロームを予防啓発するため，パンフレットやWEBサイトを作成している[9]。

c フレイル

フレイル（frailty）とは，加齢のために身体機能を支える恒常性維持機構が低下し，ストレスに抗う力が低下，健康障害に対する脆弱性が高まった状態であり，身体的フレイルのほかに，認知的フレイル，精神的フレイル，社会的フレイルも存在する[11]。

フレイルの診断には，Friedらによる評価基準（表IV-2-3）が一般的に用いられている。

表IV-2-3　Friedらによるフレイルの評価基準

1. 体重減少
2. 主観的疲労感
3. 日常生活活動量の減少
4. 身体能力（歩行速度）の減弱
5. 筋力（握力）の低下

[公益財団法人長寿科学振興財団健康長寿ネット]

表IV-2-4　国立長寿医療研究センターの研究によるフレイル評価基準

評価項目	評価基準
1. 体重減少	「6か月間で2〜3kg以上の（意図しない）体重減少がありましたか？」に「はい」と回答した場合
2. 倦怠感	「（ここ2週間）わけもなく疲れたような感じがする」に「はい」と回答した場合
3. 活動量	「軽い運動・体操（農作業も含む）を1週間に何日くらいしていますか？」及び「定期的な運動・スポーツ（農作業も含む）を1週間に何日くらいしていますか？」の2つの問いのいずれにも「運動・体操はしていない」と回答した場合
4. 握力	利き手の測定で男性26kg未満，女性18kg未満の場合
5. 通常歩行速度	（測定区間の前後に1mの助走路を設け，測定区間定5mのときを計測する）1m/秒未満の場合

[国立長寿医療研究センター（2014）：フレイルの進行に関わる要因に関する研究（25-11），長寿医療研究開発費平成26年度 総括報告書, p.2]

表Ⅳ-2-5　生活不活発病の症状（心身機能低下）

Ⅰ．全身に影響するもの	Ⅱ．体の一部に起こるもの	Ⅲ．精神や神経の働きに起こるもの
1．心肺機能低下 2．起立性低血圧 3．消化器機能低下 　a．食欲不振，b．便秘 4．尿量の増加 　→血液量の減少（脱水）	1．関節拘縮 2．廃用性筋萎縮・筋力低下 3．廃用性骨萎縮 4．皮膚萎縮（短縮） 5．褥瘡 6．静脈血栓症→肺塞栓症	1．うつ状態 2．知的活動低下 3．周囲への無関心 4．自立神経不安定 5．姿勢・運動調節機能低下

［大川弥生（2013）：「動かない」と人は病む―生活不活発病とは何か，講談社現代新書，p.153，講談社より一部改変］

評価基準 5 項目のうち，3 項目以上該当した場合はフレイル，1～2 項目該当した場合は前フレイル（プレフレイル），該当項目が 0 の場合は健常とされる。

　日本において 2016 年度に国立長寿医療研究センターで行われた，フレイルの進行にかかわる要因に関する研究によるフレイル評価基準は，表Ⅳ-2-4 のとおりである。Fried らの評価基準と同様 5 項目のうち，3 項目以上該当する場合はフレイル，1～2 項目該当する場合はプレフレイル，いずれにも該当しない場合は健常または頑健となる[12]。

　フレイルは，食事，整容，更衣，排泄，移動，入浴といった基本的日常生活動作（BADL：Basic Activity of Daily Living）が自立している状態であり，運動と栄養によってある程度の予防と回復が可能である[13]。2014 年度のフレイルに関する研究調査（国立長寿医療研究センター）では，フレイル高齢者には，脳卒中の既往，糖尿病の併存，骨粗鬆症や変形性膝関節症の併存や既往，疼痛や失禁，運動習慣のないことなどが特徴として関連することや，慢性疾患の併存がフレイル状態を促進している[14]ことが明らかになっている。さらに，フレイル高齢者に運動と栄養の介入を実施したところ，フレイル状態の改善には，運動という介入方法が付加された際に最も大きな効力を示す[13]ことも明らかになっている。

ⓓ 生活不活発病（廃用症候群）

　「生活不活発病」とは，日常生活における活動の低下や制限により，心身機能が低下することであり，原因疾患による障がいではなく，「廃用」，すなわち「（体の機能を）用いない・使わないこと」によって起こる二次的障害である。以前は「廃用症候群」とされたが，「生活が不活発」という原因がそのまま用語として使われるようになってきている。

　主な症状を表Ⅳ-2-5 に示す[15]が，大きく「Ⅰ．全身に影響するもの」「Ⅱ．体の一部に起こるもの」「Ⅲ．精神や神経の働きに起こるもの」に分けられ，Ⅱの関節拘縮や筋萎縮などは比較的知られている。

　Ⅰの心肺機能低下は，耐久力を中心とした総合的体力が低下することであり，生活不活発病の初期症状の一つである「疲れやすさ」もこれが主な原因である。またⅢ1～3などのように周囲への関心や知的活動の低下，あるいは「うつ」傾向が起こることで，一見「認知症」のように見えることもある。このような多様な症状があまり知られていないため，生活不活発病が発生していても気がついていなかったり，一部の症状にだけ注意が片寄り疾患全般に適切に対応されていなかったりする場合が多い。

　その早期発見・早期対応のためには，日頃から生活が不活発であれば生じているはず

という観点で療養者にかかわり，明らかな症状に対してだけでなく，生活の不活発にな
る主な理由をとらえ，「動きにくいから動かない→ますます動きにくくなる」という悪循
環を予防・改善することが重要[14]である。

3　在宅リハビリテーション

　前述したサルコペニア，ロコモティブシンドローム，フレイル，生活不活発病は，高齢
者に起こりやすい全身状態の低下による病状悪化・合併症である。特に訪問看護では高
齢者の利用が多いため，常にこれらの症状を念頭におきながら，予防的視点をもって療
養者にかかわる必要がある。また症状に対してだけでなく，筋力の低下，運動器の障が
い，活動量の減少などの状態が起こる原因を適切にアセスメントし，改善されるよう療
養者の生活を見直していくことも重要である。

　訪問看護利用者の半数以上は，屋内の生活はおおむね自立しており，運動と栄養によ
って全身状態の低下による病状悪化の予防・回復が可能な状態にあると考えられる。療
養者が在宅での生活を継続できるよう，在宅での運動や栄養管理を行うために状況に応
じて理学療法士，作業療法士，言語聴覚士，管理栄養士，薬剤師，歯科衛生士などの多
職種と連携・協働しながら，在宅で個別のリハビリテーションを行っていくことも重要で
ある。多職種連携において訪問看護師は，療養者のサルコペニアやフレイルなどのリス
クを適切にアセスメントし，必要な専門職に対し情報提供や援助の依頼をすることが求
められる[16]。

4　エンドオブライフケア

　エンドオブライフケアは，1990年代にアメリカやカナダで高齢者医療と緩和ケアを統
合する考え方として提唱され，全人的ケアを指している。エンドオブライフケアは，がん
のみならず認知症や脳血管障害など慢性的な経過をたどりながらも生命を脅かす疾患を
対象としたケア[17]である。

　在宅におけるエンドオブライフケアの対象者の特徴は，がんだけでなく，脳血管障害，
神経難病，心不全，腎不全などの疾患があること，高齢者が多いことである。特に非が
ん療養者の場合，急性増悪と改善を繰り返して徐々に悪化するため，比較的長期間に及
ぶことが多い。在宅では医療者ではなく，家族が24時間介護をしている場合が多く，長
期間に及ぶ療養者の医療処置や管理を家族が不慣れながらも行っている実態がある。

　わが国は超高齢社会を迎え，社会保障制度が本格的に「病院中心から地域中心の医療
制度」に転換していく中，自宅で死を迎えたいと希望する人も増えており，ますますエン
ドオブライフケアを必要とする療養者は増えていくと考えられる。

4 サービス利用者としての在宅療養者の特性

1 「利用者」と「患者」

　病院内看護では，疾患に罹患し治療を目的とした人を看護することから，看護の対象に対し「患者」という言葉を用いる。一方，訪問看護は，療養者および家族のQOLの維持・向上を目指すことが主要な目的であり，訪問看護サービスを利用している療養者，つまり病気や障がいをもちながらも在宅で自分らしく生活している「療養者（利用者）」が看護の対象となる。

2 主体は療養者

　I-2-2「訪問看護の特性」(p.14-16) でも述べられているが，病院や施設での看護とは異なり，訪問看護は自宅をはじめとした療養者・家族の生活の場が看護の提供の場となる。病院や施設は非日常的で規制の多い集団生活の場であることが多いが，家庭をはじめとした生活の場は，療養者にとって住み慣れた場であり，自分らしく自分のペースで生活することができる場である。訪問看護が展開される自宅をはじめとする生活の場は，療養者・家族の主体性が尊重され，価値観が認められる場である。

　病院や施設での看護師と患者・家族の立場が逆転し，利用者（主）である療養者と家族に対して看護師は訪問者(客)になる。訪問看護師は療養者の生活の場に入ることを意識し，相手に受け入れてもらえるような姿勢をもって，信頼関係を築いていくと同時に，療養者の主体性を尊重しながら，本人や家族の意思決定を支える姿勢が必要[18]である。

3 サービス選択の自由・自己決定権

　訪問看護サービスの利用者である療養者は生活者であり，自分の意思や考えを他者から規制されることなく，自分の思いに沿って自由に日常生活を送る権利をもっている。療養者本人だけでなく，その家族も同じように自由に日常生活を送る権利をもっている。したがって訪問看護師には，療養者や家族の主体的な生活を規制する指示を出したり，指導をしたりする権利はなく，訪問看護の対象である療養者と家族が，それぞれの思い・希望に沿った生活を送ることができるよう看護を提供する役割がある。

　訪問看護では，利用者がそれぞれの思い・希望に沿った生活を送ることができるよう，療養者と家族がそれまで培ってきた人生観，生活スタイルを尊重し，主体性を引き出しながら，住み慣れた自宅や地域におけるQOLを最大限引き上げられるよう看護を提供する必要がある。また，療養者や家族が内容をよく理解したうえで，自らの選択や意思によって治療や訪問看護を含めたサービスを利用できるようにするため，それぞれの利用者に合わせた十分な説明を行うことが大切である。

引用文献

1）R.J. ハヴィガースト／児玉憲典，飯塚裕子訳（1997）：ハヴィガーストの発達課題と教育―生涯発達と人間形成，p.143-158，川島書店［Havighurst, R.J.（1971）：Developmental Tasks and Education, 3rd edition, Chicago］
2）総務省統計局（2015）：人口等基本集計結果，平成27年国勢調査．http://www.stat.go.jp/data/kokusei/2015/kekka.html
3）前掲書1），p.150.
4）前田浩利編（2013）：実践!!小児在宅医療ナビ，p.6，南山堂．
5）厚生労働省（2016）：平成28年厚生労働省介護サービス施設事業所調査の概況3．訪問看護ステーション利用者の状況．http://www.mhlw.go.jp/toukei/saikin/hw/kaigo/serrice16/dl/kekka-gaiyou_03.pdf
6）葛谷雅文，雨海照祥編（2013）：栄養・運動で予防するサルコペニア，p.60，医歯薬出版．
7）前掲書6），p.3-4.
8）若林秀隆（2015）：在宅でサルコペニア，ロコモ，フレイルからの悪循環を断ち切るには？，訪問看護と介護，Vol.20，No.7，p.546.
9）日本整形外科学会サイト：新概念「ロコモティブシンドローム（運動器症候群）」．https://www.joa.or.jp/public/locomo/index.html
10）葛谷雅文（2014）：サルコペニアおよびロコモティブシンドロームにおける栄養の重要性，臨床栄養，Vol.124，No.3，p.277.
11）前掲書8），p.545.
12）公益財団法人長寿科学振興財団：フレイルの診断．https://www.tyojyu.or.jp/net/byouki/frailty/shindan.html
13）前掲書8），p.545.
14）国立長寿医療研究センター（2014）：フレイルの進行に関わる要因に関する研究（25-11），平成26年度 総括報告書，p.3-5.
15）公益財団法人日本障害者リハビリテーション協会 情報センター 障害保健福祉研究情報システム：生活不活発病に気をつけよう．http://www.dinf.ne.jp/doc/japanese/resource/bf/fukappatsu
16）永野彩乃（2015）：在宅で行うサルコペニア，フレイルの評価と対応，訪問看護と介護，vol.20，No.7，p.553.
17）長江弘子（2014）：これからの在宅ケアの方向性を示すエンド・オブ・ライフケア，日本在宅ケア学会誌，Vol.18，No.1，p.5.
18）島内節，亀井智子編著（2014）：これからの在宅看護論，p.10，ミネルヴァ書房．

参考文献

● ハヴィガースト R.J. ／荘司雅子監訳（1995）：人間の発達課題と教育，p.260-277，玉川大学出版部［Havighurst, R.J.（1953）：Human Development and Education, Chicago］
● 石垣和子，上野まり編（2017）：在宅看護論 改訂第2版，p.34-47，南江堂．
● 河野あゆみ編（2016）：在宅看護論 第4版，p.63-74，メヂカルフレンド社．
● 秋山正子，他（2017）：在宅看護論 第5版，p.40，医学書院．
● 杉本正子，眞舩拓子編（2016）：在宅看護論 第6版，p.80，ヌーヴェルヒロカワ．
● 林 泰史監（2015）：写真でわかるリハビリテーション看護 改訂第2版，p.12-17，インターメディカ．
● 公益財団法人日本訪問看護財団監，田中道子，前田浩利編著（2015）：小児・重症児者の訪問看護―Q&Aと事例でわかる訪問看護，中央法規出版．

3 在宅療養を支える家族の特性

1 家族の定義

　「家族」とは個々人によってさまざまにイメージされるものであり，「家族」ととらえる家族成員も個々人によって異なる。「家族」の定義も，各専門領域で焦点をあてる側面に応じてさまざまに定義されている。日本の家族社会学者の森岡[1]は，家族を「夫婦，親子，きょうだいなど少数の近親者を主要な成員とし，成員相互の深い感情的かかわりあいで結ばれた，幸福（well-being）追求の集団である」と定義している。家族を援助の対象としてとらえていくには，家族を取り巻く社会的・文化的背景を理解していく必要があるため，家族社会学の定義を用いることも多い。鈴木[2]は，「社会学の家族の定義の特徴は，その時代の社会に一応適応し，機能している典型的な家族の特性を最大公約数的に集約したものであるという点である。それに対して，看護学において対象となる家族の特徴はむしろ，その社会の枠から一時的にしろ逸脱したり，不適応に陥って援助を求めていることが多いという点がある」とし，看護が対象とする家族は，婚姻や血縁など親族ネットワークを超えて，療養者との間に切っても切れない情緒的なつながりを共有している存在[3]として「家族」をとらえていく必要性を示している。よって，家族看護の立場からは，以下の定義が挙げられる[4]。

　「家族とは，絆を共有し，情緒的な親密さによって互いに結びついた，しかも，家族であると自覚している，2人以上の成員である」〔フリードマン（Friedman, M.M.）〕。

　「家族とは，強い感情的な絆，帰属意識，そしてお互いの生活にかかわろうとする情動によって結ばれている個人の集合体である」〔ライト（Wright, L.M.）ら〕。

2 わが国の家族の特徴

　家族は，家族を取り巻く社会的・文化的背景に影響を受けており，時代や社会の変化に伴って，家族のあり様も変化し続けている。

1 家族のあり様の変遷

　わが国の家族のあり様に大きな影響を与えた旧民法の「家」制度は，個人よりも家族という集団に大きな価値がおかれ，家父長制で封建的な家族構造の中で，家族成員は「家」のために尽くすことが求められていた。戦後この制度が廃止され，個人としての価

値に重きがおかれるようになったことで,「家族」に対する考え方も変化してきた。しかし,「家」を守るという意識は薄れつつあるものの,現在でもなおその考えは引き継がれているところがある。

また,戦後,第一次産業から第二次産業,第三次産業へと就業者が移行していくに伴い,核家族化が進行していった。経済成長が進む中で,誰もが結婚し,夫は家族を養い,妻は専業主婦として家事,育児に専念し,2〜3人の子どもがいる家族が,「標準的家族」としてとらえられるようになった。その後,女性の社会進出や男女平等思想の広まり,1990年代以降のバブル崩壊による経済成長の低迷など,個人,家族を取り巻く社会の大きな変化に伴い人々の意識も変化してきた。結婚や出産などにより自分自身の新たな家族を形成することは,個人の選択によるものとする考えが一般的になってきており,未婚の増加や婚姻関係を結ばない事実婚という形態,子どもをもたないカップルや同性のカップル,離婚の増加と子どもを連れた再婚による新たな家族の形成,さらにペットも家族の一員ととらえるなど,家族のあり様は多様化している。

2　現在のわが国の家族の特徴

少子高齢化が加速していく中で,家族形態も変化してきている。2016(平成28)年国民生活基礎調査結果によると,1世帯当たりの平均世帯人員は2.47人と減少の一途をたどっている。世帯構造別で見ると,「三世代世帯」は減少し,「夫婦と未婚の子のみの世帯」が全世帯の29.5%と最も多いものの,「単独世帯」「夫婦のみの世帯」の割合が年々増えてきている。また,65歳以上の者のいる世帯(熊本県を除く)は,全世帯の48.4%を占め,その中でも「単独世帯」「夫婦のみ世帯」が増えてきている(図Ⅳ-3-1)。

図Ⅳ-3-1　65歳以上の者のいる世帯の世帯構造の年次推移

	単独世帯	夫婦のみの世帯	親と未婚の子のみの世帯	三世代世帯	その他の世帯
昭和61年	13.1	18.2	11.1	44.8	12.7
平成元年	14.8	20.9	11.7	40.7	11.9
4	15.7	22.8	12.1	36.6	12.8
7	17.3	24.2	12.9	33.3	12.2
10	18.4	26.7	13.7	29.7	11.6
13	19.4	27.8	15.7	25.5	11.6
16	20.9	29.4	16.4	21.9	11.4
19	22.5	29.8	17.7	18.3	11.7
22	24.2	29.9	18.5	16.2	11.2
25	25.6	31.1	19.8	13.2	10.4
28	27.1	31.1	20.7	11.0	10.0

注:1) 平成7年の数値は,兵庫県を除いたものである。
　　2) 平成28年の数値は,熊本県を除いたものである。
　　3)「親と未婚の子のみの世帯」とは,「夫婦と未婚の子のみの世帯」及び「ひとり親と未婚の子のみの世帯」をいう。

[厚生労働省(2016):国民生活基礎調査の概況]

家族のあり様が多様化していることに加え，家族集団そのものは小規模化しているうえ，単独世帯，高齢世帯が増加していることは，家族内の資源がますます乏しくなってきていることを示している。家族が介護を要する家族成員の在宅療養を支えていくということは，家族の生活全体にかかわる深刻な出来事となり，容易に介護負担を高め，危機的状況に陥りやすい危険もはらんでくる。

3 家族形態の変化などによる在宅療養者の家族に生じやすい課題

1 介護を担うマンパワーの不足

介護者は，療養者の健康管理をはじめ，心身の状態に応じた日常生活に必要な支援など，療養者自身のセルフケア不足を補うことが期待される。家族の小規模化は，介護を分担していく家族成員が少ないために，介護者にかかる負担はより大きなものになる。さらに，以下のようなさまざまな問題を生じさせている。

ⓐ「老老介護」「認認介護」「病病介護」

介護する側，される側ともに，高齢であったり，認知症や健康課題を抱えていることも多くなっている。かろうじて生活できている状態であったり，どちらか一方の健康状態が悪化すると，たちまち生活が成り立たなくなるという事態も生じる。

ⓑ「多重介護」や「シングル介護」と「介護離職」

1人で複数の要介護者を介護する「多重介護」や非婚者が親を介護する「シングル介護」など，主介護者となる家族成員は，自身の生活や仕事を二の次にして介護を担っていかなければならない状況もみられている。仕事と介護の両立が困難になることで離職せざるを得なくなる「介護離職」によって，家族生活を営むための経済基盤を大きく揺るがす事態となってしまうこともある。介護生活が一段落しても再就職することが困難な場合も多く，不安定で脆弱な経済基盤での生活が余儀なくされ，子ども世代の生活は困窮するといった状況を招いてしまうという問題もある。

ⓒ「ダブルケア」や「ヤングケアラー」

晩婚化や出産年齢の上昇に伴い，同時期に介護と育児の両方に直面する「ダブルケア」や，親の就業や高齢化などにより未成年の子どもが介護を担わなければならない「ヤングケアラー」の問題も生じている。「ヤングケアラー」の問題は，年齢に不釣り合いな役割，責任を担わざるを得ないことで，心身の発達や就学，就職などに影響を及ぼしてしまうこともある。

ⓓ「男性介護者」

従来，家事や介護は女性が担うことが多かったが，近年，男性が配偶者や親の介護を

担うことが増えている。その場合，介護に加え，慣れない家事を行わなければならないこともあり，ストレスを高めやすい。女性に比べ近隣や地域との交流が少ないことも多く，自分1人で抱え込み，孤立しがちであるうえ，介護を仕事ととらえ，介護方法へのこだわりや他者からの支援を受け入れることへの抵抗が強くなる傾向があり，容易に介護困難な状況に陥りやすい。また，療養者が，男性の慣れない介護を受けることに抵抗を示すこともあり，療養者と介護者との関係にも影響を及ぼしやすい。平成28年度「高齢者虐待の防止，高齢者の養護者に対する支援等に関する法律」に基づく対応状況などに関する調査結果によると，虐待者の62%が男性であり，虐待に発展するリスクも高いという問題が潜んでいる。

2　育児や介護にかかわる世代間伝承機会の減少

三世代世帯の減少や少子化，地域社会とのつながりの希薄化などから，身近で育児や介護，人の老いや死を見つめる体験をすることが乏しくなっている。そのため，日常生活を通して，親から子へ，子から孫へと世代間でさまざまな状況に対する考え方や生活の知恵などが伝承されにくい現状がある。また，家族内のコミュニケーション不足が懸念されている中，家族の間でも家族成員個々人の価値観や生活を大切にするようになってきたことや，療養者との関係性も影響し，療養者を含む家族成員間で意見の相違が生じることも多々ある。よって，療養者の状態の変化に柔軟に対応しながら介護していくことは，容易なことではない。近年，療養者の意思が尊重され，希望する生を全うできるよう，エンディングノートの作成やアドバンス・ケア・プランニング（ACP）の取り組みの必要性が言われている。

3　家族外のソーシャルサポート活用に対する抵抗

日本の歴史的背景から派生した，家族の「ウチ」と「ソト」とを明確に区別する特有の概念は今なお根強く残っており，プライバシーにかかわる意識の高まりもあいまって，外部からのソーシャルサポートの活用を困難にしている家族もいる。育児や介護を家族内で抱え込み，対処しきれなくなったとき，「虐待」や「介護殺人」といった悲しい結果を生み出してしまう危険もはらんでいる。

4　家族の機能・役割・特徴

家族は地域社会における集団の一つとして，家族内外に対して，さまざまな家族機能を果たしていくことが期待されている。家族に期待される機能もまた，国や地域など家族を取り巻く環境や社会の変化に対応しながら変化している。

また，家族が円滑に，効果的に家族機能を果たしていくことが，家族の健康につながる。WHO憲章の前文において，「健康とは，病気でないとか，弱っていないということではなく，肉体的にも，精神的にも，そして社会的にも，すべてが満たされた状態」[5]と

謳われている。しかし，家族の健康は，家族成員個々が健康であることにとどまらない。WHO も「家族の健康 familial health は，健康 health やよく調和のとれた状態 well-being の促進に関して，家族が第一義的な社会的な行為の主体 social agent として重要な機能を内包している」[6]とし，家族の健康の概念を，家族機能の状態で捉えている。

1　看護の視点からみた重要な家族機能

フリードマンは，看護の視点から重要な家族機能として，「情緒機能」「社会化と地位付置機能」「ヘルスケア機能」「生殖機能」「経済的機能」の 5 つを挙げ，「ヘルスケア機能」を，健康的で機能的な家族には欠かせない中心的な機能[7]として位置づけている。

2　家族機能遂行上の役割

健康な家族生活を維持・促進していくために，個々の家族成員は，さまざまな役割を分担して家族機能を遂行している。

家族機能を遂行していくための役割として，家事を担う役割，所得を得る役割，介護や養育する役割，情緒的統合を支える役割，親族や地域等と交渉する役割などがある。これらの役割は，家族内に健康問題が生じるなど，家族のおかれる状況の変化に応じて，家族成員間で柔軟に役割移行を行いながら遂行されている。役割移行が円滑にいかない場合には，その役割にかかわる家族成員に負担がかかり，家族内にさまざまな不調和が生じてくる。そして，家族機能の遂行に支障をきたし，健康な家族生活を維持していくことが困難になってくる。

また，家族はほかにも家族内における地位に応じた役割（夫−父親役割，妻−母親役割，子ども−きょうだい役割など）や，家族の関係性を基盤にしたその家族特有の役割（決定者，調和者，仲介者としての役割など）も担いながら，家族機能を遂行している。

3　家族の発達課題を通した家族内役割の習得

家族は成長，発達していく集団であり，家族としての発達課題を有し，それぞれの段階に応じて達成しなければならない課題がある。その取り組みを通して，家族成員は家族として必要な役割を習得しながら，対処力を身につけ，家族機能を強化していく。

表Ⅳ-3-1 で示す家族の発達課題は，核家族を基盤としているため，家族のあり様が多様化している現在においては，すべての家族に適用していくことが難しくなっている。しかし，一つの指標としていくことで，家族内の役割習得状況や対処力，家族機能の状況などをとらえていくことができる。

4　地域社会における家族の役割

家族は，地域社会との相互作用を通して，社会の変化に対応しながら，社会を変化さ

表Ⅳ-3-1　核家族の発達段階と基本的発達課題

発達段階	基本的発達課題
新婚期 (結婚から第1子誕生まで)	• 双方の出生家族から自立し，新しい生活様式を築き上げる • 出生家族とのかかわりを維持しつつ，夫婦としての絆を深める • 双方の親族や近隣との新たな社会関係を築く
養育期 (乳幼児をもつ家族)	• 育児という新たな役割を獲得し，乳幼児を健全に保育する • 夫婦という二者関係から子どもを含んだ三者関係への変化を受け入れ，新しい生活のあり方を再構築する • 家事・育児の分担に関する夫婦のルールを築く • 必要に応じて保育サービスなどの社会資源を活用する • 祖父母と孫との関係を調整する
教育期(前期) (学童期の子どもをもつ家族)	• 子どもに大切な家族の一員であるという感覚を与え続けながら子どもの社会性の発達を促す • 子どもが自分の手元から離れる不安や心配を乗り越え，学校生活や友人関係で子どもが直面する問題の解決に適切な手助けをする • 学校などの地域社会とのつながりを強化する
教育期(後期) (10代の子どもをもつ家族)	• 子どもの自由や責任を認め，開放的なコミュニケーションに努め，子どもと親との間にゆるやかな絆を形成する • 子どもからの拒絶を受け入れることを学ぶ • 次第に焦点を子どもから配偶者に移し，夫婦を基盤とした将来の家族の発達段階の基礎を築き始める • 両親は生活習慣病の予防に努める
分離期 (子どもを巣立たせる時期)	• 親離れ，子離れにともなう喪失感を克服し，親子が並行してこれからの課題を達成する • 子どもが巣立った後の老後の生活に向けて，生活設計を具体的に検討する • 更年期障害や生活習慣病のコントロールに努める
充実期 (夫婦二人暮らしの時期)	• 夫婦が新たに出会い直し，夫婦の関係性を強化する • 加齢にともなうさまざまな変化を受け入れ，無理のない新しい生活スタイルを構築する • 地域活動に参加し，これまでの豊かな生活経験を社会的に活かす • 子どもの配偶者やその親族などとの新たな関係を構築する • 老親の介護問題に夫婦で取り組む
完結期 (配偶者を失ったあとの時期)	• 配偶者を失った喪失の現実との折り合いをつける • 一人で暮らす生活や新たに同居し始めた子どもたちとの生活に適応する • 他者からの支援を受けるという新たな経験を通じて社会性を維持・拡大させる

［渡辺裕子監 (2018)：家族看護を基盤とした在宅看護論—Ⅰ概論編　第4版, p.105, 日本看護協会出版会］

せていく力も有している[8]。家族機能を果たしていくことによって，地域社会に対しても文化的・社会的な安定をもたらしていくとともに，地域社会そのものの存続を保障する重要な役割を担っている。

5　現代の家族が抱える問題

　家族のあり様の多様化や家族の小規模化，少子高齢化は，家族機能の脆弱化をもたらしている。家族機能を果たしていくために，個々の家族成員が多重役割を担わざるを得ず，容易に役割過重や負担を招き，役割遂行を困難にして機能不全に陥る危険を秘めている。

5 家族関係の特徴

1 家族システムの特性

　家族は，家族内外の人々，地域社会と常に相互作用し，影響しあいながら成り立っている関係にあり，一つのまとまったシステムとしてとらえていく必要がある。そして，家族システムには，以下の特性がある。

①家族成員間は，循環的円環的に影響を及ぼし，家族成員個々の変化は，必ず家族全体の変化となって現れる。

②家族の力は，家族成員間の相互作用による相乗効果によって，家族成員個々の力の総和以上のものになる。

③家族は，家族内外の変化に対応しながら，安定状態を取り戻そうとする。

④家族成員は，一人ひとり独立した存在であると同時に，家族内において夫婦，親子，きょうだいなどに分かれた階層があり，各々の立場に応じた役割が期待されている。

2 家族成員間の情緒的関係

　家族成員間には，愛着や反発，無関心といった情緒的な関係がみられる。家族成員間の従来からの関係性は，療養者の療養のあり方や介護にかかわる考え方，家族の対処力に大きく影響する重要な要因となる。

3 家族内の勢力関係

　家族内には指揮統率システムがあり，家族のリーダーやキーパーソンなどの勢力関係が存在する。家族は，この関係をもとに意思決定し，対処していく。

　また，キーパーソンとは，家族を統率していくために重要な役割を担っている家族成員を指すが，具体的にどのような役割をイメージしているかは，用いる人によって異なる。どのような状況に対するキーパーソンなのかを共通認識していくとともに，状況に応じてキーパーソンとなる家族成員は異なることを理解しておく必要がある。

4 親族との関係

　人は，生まれ育った家族に加え，結婚などにより自身の新たな家族を築いていくことで，親族ネットワークを広げていく。1つの家族内で対処できない状況に陥った場合，親族が最も身近なサポート源となる。

6 家族と地域社会の関係

　地域社会は家族にとって生活の場であり，その地域にあるサービスや住民のネットワ

ークを活用しながら家族生活は営まれている。よって，家族の生活の存続や質は，大きく地域社会のあり方に規定されることになる。

1　近隣との関係

近隣住民同士が生活共同体として町内会や自治会などを組織し，家族と同様に互いに助け合い，支え合う相互扶助の風習がある。しかし，時代の変化とともにこの風習は薄れており，家族と近隣とのつながりは希薄になっている。地域包括ケアシステムの構築にあたっては，家族と近隣との関係を再構築していくことも重要となる。

2　職場や学校などとの関係

家族成員個々は，成長発達の過程で学校や職場など地域の中に存在する他の集団にも所属しながら交流範囲を広げ，個別的に友人関係を形成する。友人関係は，家族成員個々にとっての重要なサポート源になる。

7　家族への支援のあり方

家族の一員が健康課題を抱え，介護を必要とする状態で在宅療養を継続していくことは，家族全体にさまざまな影響を与える。介護することによって，家族内の絆が強まり，家族の対処力を高めていくなどのプラスの側面もあるが，介護が負担となり，他の家族成員の健康を損ねたり，本来の役割遂行への支障や家族関係に歪みを生じさせたりと，家族のQOLが脅かされるマイナスの側面もはらんでいる。よって，療養者のみならず，家族全体がどのような状況にあるのかをとらえ，療養者を含めた家族全体を支援していく必要がある。

1　看護者の姿勢

家族は，本来自らの力でさまざまな状況に立ち向かい，意思決定し，対処していく力を有している。看護者は，家族の力を信じ，家族の主体性と潜在的な能力を引き出すことを目指して，家族に寄り添い，支援していく必要がある。家族の示すありのままの言動を受け止め，その思いに添って労いつつ，可能な限り家族のペースに合わせて，家族の意向を護れるように配慮しながら，よりよい状況へと向かっていけるように支援していく。

そのためには，家族を看護者自身の価値観や医療者の立場でとらえることなく，その家族のありのままの姿を理解するように努め，家族とパートナーシップを築いていくことが重要となる。

2 家族全体の状況の把握

　家族を支援していくためには，療養者の健康状態や生活状況のみならず，家族に起こっている出来事によってどのような影響が及ぼされているのか，家族成員個々についても情報収集しながら，家族の関係性にも着目し，家族全体の状況を把握していくことが必要である。また，現在の状況だけに焦点をあてるのではなく，これまで家族はどのように過ごしてきたのか，今後どのような状況になっていくと考えられるのか，「過去−現在−未来」の時間軸でとらえていくことが重要となる。

3 家族の強み，対処力，家族のニーズの把握

　家族のこれまでの生活状況や過去に経験した大きな出来事に対して，どのように対処してきたのかなど，家族の歴史を振り返っていくことで，家族の強みや家族が培ってきた力，対処力，価値観などが見えてくる。さらに，家族の発する言葉や行動だけにとらわれず，言動の背景にある思いや文脈を丁寧に聴き取っていくことによって，家族に対する理解が深まり，家族の潜在的なニーズもとらえられるようになる。

4 在宅療養を支える家族への支援の目標

　家族が療養者の生活を支えていくためには，療養者を含む家族成員個々の健康状態がよりよい状態で維持できるように支援していくことが不可欠である。そして，療養者と他の家族成員双方のQOLを維持，向上できるように支援していくことが大きな目標となる。

5 具体的な支援の内容

　家族が主体的に，自らの力を発揮しながら，「療養者の生活を支える」という課題に取り組んでいけるように，家族の状況に応じて以下の4つの働きかけをもとにして支援していく。

ⓐ 家族成員個々への働きかけ

　家族成員個々の抱えるさまざまな思いを受け止めながら，情緒的な安定が図れるように支援することや，健康状態を悪化させないよう，必要なセルフケア行動がとれるように支援すること，現状に対する認識を深め，介護技術の修得などができるように教育的にかかわること，肯定的なフィードバックをしながら課題に取り組む意欲を高めていけるように支援することなどである。

ⓑ 家族の関係性への働きかけ

　家族成員間のコミュニケーションの活性化を図り，相互理解が深まるように支援しながら，家族成員間の情緒的関係を調整することや，役割分担の調整を援助することなど

である。

ⓒ 家族システムに対する働きかけ

ⓐ, ⓑの働きかけと並行して，療養環境・生活環境を整え，家族機能を円滑に遂行していけるように，家族の合意形成・意思決定を支援することや対処力を強化していくこと，また，家族が介護とのバランスをとりながら発達課題を達成できるように支援することなどである。

ⓓ 家族外部への働きかけ

家族が，親族や家族外のソーシャルサポートを適切に活用できるように支援することに加え，地域で不足しているサービスがある場合には，関係機関に働きかけ，必要な支援を提供できる体制づくりやサービスの質向上に向けた取り組みなどを協働していくことも重要である。

| 引用文献 |

1）森岡清美，望月 崇（1997）：新しい家族社会学 四訂版，p.4，培風館.
2）鈴木和子，渡辺裕子（2012）：家族看護学—理論と実践 第4版，p.28，日本看護協会出版会.
3）渡辺裕子監（2018）：家族看護を基盤とした在宅看護論—I 概論編 第4版，p.102，日本看護協会出版会.
4）前掲書2），p.29.
5）公益社団法人 日本WHO協会：世界保健機関（WHO）憲章. https://www.japan-who.or.jp/commodity/kensyo.html
6）浅野みどり（2018）：系統看護学講座 別巻 家族看護学，p.32，医学書院.
7）Friedman, M.M.／野嶋佐由美監訳（1993）：家族看護学—理論とアセスメント，p.305，へるす出版〔Friedman, M.M.（1986）：Family Nursing：Theory and Assessment.〕
8）野嶋佐由美監（2005）：家族エンパワーメントをもたらす看護実践，p.96，へるす出版.

4 在宅療養者および家族を取り巻く地域

1 地域の定義・特性

「地域」とは，区切られたある範囲の土地，あるいは政治・経済・文化のうえで一定の特徴をもった空間の領域[1]であるが，看護における「地域」とは，地域に区切られた一定区域（area）のみではなく，人々の生活の場としてのコミュニティ（community）を意味している[2]。看護における地域の単位の主なものとして，小中学校区，市町村，都道府県，国などがある。例えば，地域包括ケアシステムは，おおむね30分以内に必要なサービスが提供される日常生活圏域（具体的には中学校区）を単位として展開されている。

日本地域看護学会は，2014（平成26）年に地域看護学について，「健康を支援する立場から地域で生活する人々のQOLの向上とそれらを支える公正で安全な地域社会の構築に寄与することを探求する学問である」と定義し，「実践領域である行政看護，産業看護，学校看護，在宅看護で構成されている」としている[3]。また地域看護学だけでなく，地域看護の目的・対象・方法についても表Ⅳ-4-1のように定義している。

また，同学会は，地域看護で扱う「地域」の概念として，表Ⅳ-4-2の4つの側面をもつ[4]ことを確認している。

表Ⅳ-4-1　地域看護の目的・対象・方法

- 地域看護学の目的は，健康の維持，増進，回復，健康状態の悪化の予防，安らかな死の実現をとおして，すべての人々のQOLの向上とそれらを支える公正で安全な地域社会の構築に寄与することである。
- 対象は，地域で生活する多様な健康レベルにある個人や家族，ならびに集団，組織，地域であり，各々相互に関連していると捉える。
- 目的を達成するために地域看護が用いる方法は，個人や家族の生活を支え，セルフケア能力の向上を図り，人々の主体的な問題解決能力を促進し，さらに，地域の人々と協働して資源の開発や調整を行い，また，健康政策の形成を含め，環境の整備を図ることである。

[日本地域看護学会地域看護学学術委員会（2014）]

表Ⅳ-4-2　地域看護で扱う「地域」の概念

①生活の場としての「地域」とは，生活概念に着目したとらえ方で，生活は日常生活だけではなく，労働や学習も含む広い人間活動を指す。
②環境としての「地域」とは，個人や家族の健康やQOLに影響を与えるものとしての見方である。
③対処力としての「地域」とは，アセット（asset）といわれるもので，健康現象を変革していくための資源となる。
④看護の対象としての「地域」とは，看護職がどこに所属するかによって自治体・機関・施設等を指し，活動の対象としてとらえている。

[日本地域看護学会地域看護学学術委員会（2014）]

訪問看護制度に基づく訪問看護は，訪問による在宅看護の実現であり，地域看護の一部分である。在宅看護は，支援対象を地域で生活する人々の中でも，患者（療養者）やその家族としており，健康レベルが療養中であるために，予防レベルは二次予防や三次予防が焦点[5]になる。地域看護の目的・対象・方法に照らし合わせて改めてとらえてみると，在宅看護は，療養者と家族の生活を支え，セルフケア能力の向上を図り，主体的な問題解決能力を促進することによって，QOLの向上を目指す活動であり，訪問看護も同じ目的をもった活動ということになる。

訪問看護師が，療養者と家族の生活を支え，暮らしの場におけるQOLを維持・向上させていくためには，都道府県および市町村の行政サービスをはじめ，地域の関係機関や社会資源の情報などについて知る必要がある。訪問看護の提供の場には，自宅だけではなく地域の介護保険施設なども含まれており，訪問対象の地域にはどのような機関や社会資源があるのか把握しておくこと必要がある。

同時に療養者やその家族は，住み慣れた生活の場がある地域社会から影響を受けながら生活していることを理解する必要がある。どんな場所に住んでいるのか，どんな気候なのかといった自然環境に基づく地域性はもちろんのこと，そこで育まれる人間関係や行動様式，食習慣から言葉づかい，仕事や人生に対する価値観などの文化的な点からも，人は大きな影響を受けている[6]。したがって訪問看護においても，療養者と家族の価値観やライフスタイルとともに，その地域の文化にも目を向けることが大切であり，個人的な価値観が，その地域社会の風土や産業に由来する価値観から大いに影響を受けている[7]場合もあることを理解することが重要である。

2 地域の機能・役割（在宅療養に影響を与える環境）

療養者により適切な訪問看護サービスを提供するためには，その地域の機能や役割を把握し，地域の特性を理解することが必要になる。表IV-4-3の地域の機能や役割を把握するためのアセスメント項目について，それぞれの項目の必要性を具体的に考えていきたい。

ⓐ 地理的環境

まず，訪問看護サービスを提供する地域の気象の特徴，気象災害の有無，坂などの高低差を含めた地理的環境について知る必要がある。高低差の大きい地形では高齢者や障がい者の移動には困難が伴い，外出がしにくいと考えられる。また大気の状態とその地域に多い疾患との関連など，自然環境，地域の環境などについても知ることが予防につながる可能性もある。

ⓑ 人口動態

対象となる地域に生活する人々について知る必要がある。地域には若い世代が多いのか，単身者が多く生活する地域なのか，全国平均と比べると高齢者が多いのかなど，現在の人口数と構成割合を知ることが重要である。これらを知ることが，将来的な人口の

4　在宅療養者および家族を取り巻く地域

表Ⅳ-4-3　地域の機能や役割を把握するための主なアセスメント項目

(1) 地理的環境	気候：気象の変化，気象災害の有無など 地勢：坂などの高低差，へき地・離島など 自然環境：大気の状態や緑地の有無など 地域の環境や生活状況：住宅，工場，高層ビル，繁華街など
(2) 人口動態	人口数：人口の増加・減少など 人口構成割合：世帯構成，老年人口の割合など
(3) 歴史・文化・習慣・気質	歴史的経過の中で形成される地域の特徴 住民・地域のものの見方・考え方，住民の連帯感，慣例行事，食習慣，情報収集の方法など
(4) 政治・経済	政治：住民の政治参加の有無，保健医療福祉の政策，地域行政の重点課題など 財政基盤：主要産業，住民の就業状況・失業率，商店の充実度など
(5) 安全・交通	道路，鉄道・バスの公共交通網，生活における交通（移動）手段，福祉サービスの移動手段，主要幹線道路などの位置，避難経路の確認など
(6) 教育・レクリエーション・集いの場	場所：文化・教育施設（公民館，図書館など），住民が集う場など 内容：対象年齢，どういったことが行われているかなど
(7) 保健医療・社会福祉・介護保険にかかわる機関など	保健サービス提供機関：保健所，保健センターなど 医療サービス提供機関：病院，診療所，訪問看護ステーション，薬局など 社会福祉にかかわる機関：社会福祉施設，精神保健福祉センターなど 介護保険にかかわる機関：地域包括支援センター，居宅介護支援事業所など その他：介護保険外のサービス提供機関など

予測も含めた地域の実状にあった訪問看護サービスの展開にもつながる。

ⓒ 歴史・文化・習慣・気質

　祭りなどの慣例行事や習慣などをはじめとする地域の特徴は，過去から現在に至るまでの歴史的時間の経過の中で形成されている。地域の特徴や文化は，そこで生活する人々のものの見方・考え方，習慣，住民の気質にも関連し，それらの療養生活への影響についても検討する必要がある。地域の歴史や文化，生活している人の考え方や連帯感，長年の習慣などを把握することが，療養者の生活や価値観に沿った訪問看護サービス提供につながっていく。

　例えばある地域では，鎌倉時代から続く神社の祭りを住民は楽しみにしている。特に高齢者はこの祭りに毎年参加することを生きがいとし，祭りの時期が近づくと商店街に集まり，賑やかに過ごすことを楽しみにしていた。訪問看護師はこういった地域の特徴を把握し，この地域の要支援の高齢者を訪問する際，次の祭りも自分の足で歩いて参加することを本人と一緒に確認して目標とし，足の筋力低下や転倒を予防する援助を実施していた。これは，その地域の歴史・文化・習慣の特徴を考慮した援助としてとらえることができる。

ⓓ 政治・経済

　市町村の財政状況や重点課題は，介護保険制度や市町村が住民に対して提供するサービスの充実度にも関連する。そのため，対象となる地域の行政が掲げる理念や基本目標，取り組みについて把握する必要がある。住民が地域の行政にかかわる意思決定に参加しているか，行政に住民の意見が反映されやすいかなどを把握することによって，地域住

民と行政の関係性が見えてくることもある。

また，対象である地域の経済的な背景についても知ることが重要である。その地域の代表的な産業，経済基盤，雇用場所，失業率，住民が買い物をしている場所などについて知ることにより，経済的に活気ある地域なのかどうかがわかる。地域の経済状況は，行政の財政にも影響するため，その地域の療養者の生活にかかわってくることが多い。

e 安全・交通

地域に生活する人々が外出や買い物の手段として利用している交通手段は何か，バスやタクシーは利用しやすいか，安全な歩道や自転車専用道はあるかなどを知ることにより，対象とする地域の外出にかかわる生活の状況を理解することができる。また，地域の主要な幹線道路や安全な橋の位置など，防災面から避難経路などとして機能する道路や場所を知っておくことも必要である。aで述べた地理的環境と合わせて安全と交通に関する情報を把握し，移動が困難な療養者の避難方法も念頭におきながら，緊急時に防災機関などとスムーズに協力，連携できるようにしておくことが重要である。

f 教育・レクリエーション・集いの場

対象となる地域には，伝統文化の保存・継承に関連した施設や，図書館，公民館などといった住民のための文化・教育施設はあるだろうか。対象となる地域の住民同士が，集まって話をしたり楽しんだりする場や，そういった場で具体的に行われていることを知ることは，療養者と家族の協力者を検討したり，社会参加を考えたりする際に役立つ。また，療養者を含めた地域住民の健康面や生活面などのニーズを把握・支援するうえでも有効である。

g 保健・医療・福祉サービス提供機関など

対象となる地域の住民が利用できる保健所・保健センター・病院・診療所・薬局などの保健医療サービス提供機関，社会福祉施設・精神保健福祉センターなどの社会福祉にかかわる機関について把握する必要がある。さらに地域包括支援センター・居宅介護支援事業所・介護保険施設などの介護や介護予防にかかわる機関についても把握し，それぞれの機関が提供するサービス内容とともに，従事している専門職について具体的に知ることが，地域で活動していくうえで有効な多職種連携につながる。

h 健康にかかわる地域の特徴

これまでの地域のアセスメント項目で把握した内容から，対象となる地域の住民の健康にかかわる強み，あるいは問題について，今後予測されるものも含めて把握しておくことが必要である。さらに，それらの強みをさらに維持・強化する方策や問題の解決方策についても把握・検討していくことも重要である。

3 地域の社会資源の種類とその活用

地域をアセスメントしていく過程において，療養者やその家族の QOL を維持・向上していくために有効な社会資源を検討するために，療養者が利用できるサービスの種類・内容・活用方法について知ることは重要である。社会資源を活用する際には，地域によって社会資源の整備状況には違いがあることを認識しておく必要がある。

ここでは，訪問看護が必要な療養者が利用することの多い地域の社会資源の主なものについてふれる。

1 介護にかかわる社会資源

a フォーマルな社会資源

公的機関や専門職によって提供される制度化されたサービスや支援といった介護にかかわるフォーマルな社会資源（サービス）の主なものとして，介護保険制度におけるサービス給付がある。そのサービスの内容については，I-3「訪問看護をめぐる諸制度」(p.23)を参照されたい。市町村の担当部門とともに，地域包括支援センターが具体的な相談に応じており，介護保険制度以外にも，高齢者等を対象にした住宅改修費助成，緊急通報システムのサービスなど，市町村等が条例を設け実施しているものもある。

また「地域包括ケアシステム」では，介護保険などの社会保険制度や公的サービスに加え，ボランティアや住民組織の活動である「互助」や市場サービスの購入も含めた「自助」も位置づけられている。

b インフォーマルな社会資源

制度化されていないインフォーマルな社会資源としては，地域包括ケアシステムにおける「自助」(市場サービス購入等) や「互助」(ボランティアや住民主体の活動) が挙げられる。

近年，「地域包括ケアシステム」の構築に向けた動きが加速している中，「自助」に該当する，高齢者の QOL を高めるための介護保険外サービスが少しずつ増えてきている。介護保険外サービスは，比較的元気な段階の高齢者を対象にしたものから，生活支援や介護予防が必要な高齢者を対象としたもの，さらには介護が必要な高齢者を対象としたものまで幅広くある。このような介護保険外サービスの把握方法には課題もあるが，今後はこういったサービスや地域包括ケアシステムづくりも視野に入れながら，療養者を支援していく必要がある。

2 障害福祉にかかわる社会資源

ⓐ 障害者総合支援法

2012（平成24）年に障害者自立支援法の改正により障害者総合支援法が成立し，障害福祉サービスに係る給付に加え，地域生活支援事業による支援が明記され，それらの支援を総合的に行うこととなった。障害者総合支援法では，障がいの多様な特性その他の心身の状態に応じて必要とされる標準的な支援の度合を総合的に示すものとして，「障害支援区分」が定められている。

障害福祉サービスの対象は障害者自立支援法成立以前，「身体障害」と「知的障害」のある人であったが，2005（平成17）年の同法成立により「精神障害」が加わり，さらに2010（平成22）年の改正により「発達障害」にも広がった。そして障害者総合支援法により，障がい者の範囲に「難病等」が加わっている。

障害者総合支援法における給付・事業の体系を図Ⅳ-4-1に示す。障害者総合支援法における給付・事業は，市町村に実施主体を一元化し，都道府県がバックアップするしくみになっている。

図Ⅳ-4-1 障害者総合支援法における給付・事業

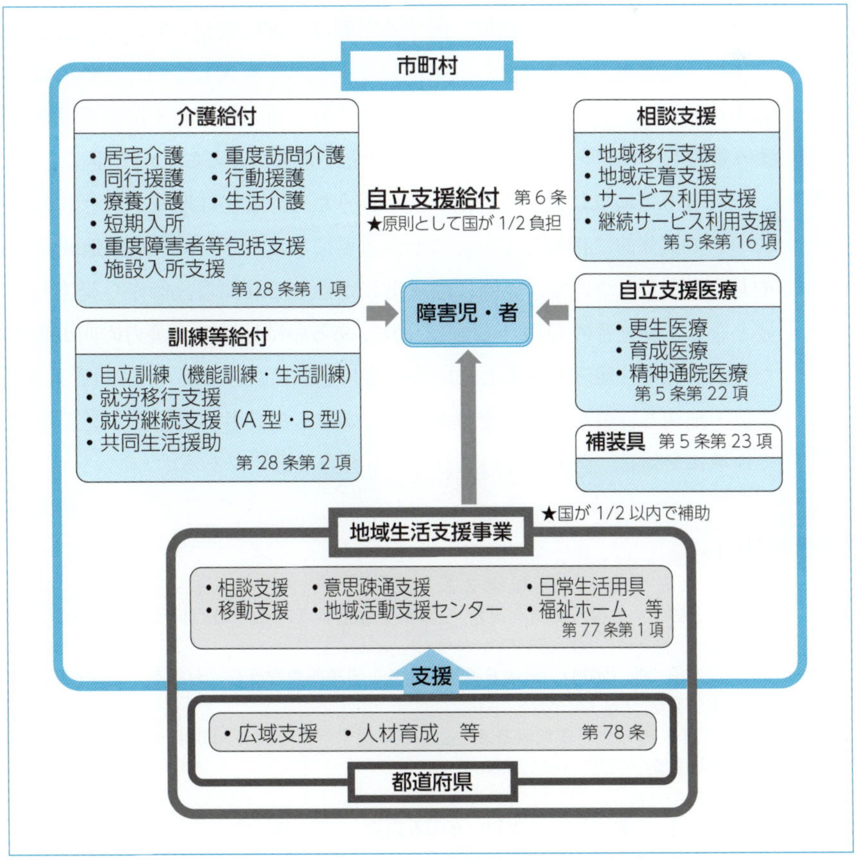

※自立支援医療のうち，精神通院医療の実施主体は都道府県および指定都市.

[内閣府 (2018)：平成28年度版障害者白書，p.100]

ⓑ 身体障害者福祉法

　身体障害者福祉法の実施主体は市町村である。同法第4条の定義による，身体障害者手帳の制度があるが，手帳の申請窓口は市町村で，交付は都道府県知事が行う。身体障害者障害程度等級表が身体障害者手帳交付の基準となり，手帳の交付を受けた者は身体障害者福祉法の援護を受けることができる。

3　成人・高齢者を対象とした健康増進事業

　成人・高齢者の健康生活を守るための保健医療制度・対策の一つとして，健康増進事業がある。具体的には，健康増進法によって定められた対象に対し，がん検診，歯周病疾患検診，骨粗鬆症検診，肝炎ウイルス検診，健康手帳の交付，健康教育，健康相談，機能訓練，訪問指導が行われている。これらは主に市町村が実施をしている。

　また，高齢者の医療の確保に関する法律によって，医療保険者により特定健康診査・特定保健指導も実施されている。

4　情報の活用と発信

　社会資源を中心とした地域に関する情報は，常に変化している。日頃の訪問看護活動の中で，療養者と家族に対し効果的にサービスを導入していくためには，常に新しい情報を得ていく必要がある。そのためには必要な新しい情報を関係者と共有・利用できるよう整理し，保管・更新していく役割やしくみをつくることが大事になる。

　社会資源は地域によって整備状況が違うため，まずは地域それぞれの社会資源の情報について具体的に把握していくことが重要になる。さらに，対象地域に必要な社会資源やしくみなどについて，実際に療養者にかかわる訪問看護師から提案していくことも必要となる。療養者のQOL向上のために，あるいは地域の介護力の向上のためにどういった社会資源や仕組みがあるとよいかを常に念頭におきながら，訪問看護を通じて療養者・家族・地域と日頃かかわる姿勢が重要であり，療養者の実際から必要な社会資源について地域に発信し，開発していこうとする努力が必要である。

| 引用文献 |

1）松村 明編（2006）：大辞林 第3版，三省堂.
2）宮﨑美砂子，他編（2018）：最新 公衆衛生看護学 第2版 2018年版　総論，p.3，日本看護協会出版会.
3）佐伯和子，他（2014）：地域看護学の定義と看護師教育課程における「地域看護学」教育，日本地域看護学会誌，vol.17，No.2，p.67.
4）平成24〜26年度日本地域看護学会地域看護学学術委員会（2014）：地域看護学の定義について，日本地域看護学会誌，vol.17，No.2，p.76.
5）前掲書4），p.77.
6）石垣和子，上野まり編（2017）：在宅看護論，p.37，南江堂.
7）前掲書6），p.38.

V

訪問看護展開論

ねらい

「生活を看る」視点を重視した
訪問看護の展開を理解し，実施できる。

目　標

1. 訪問看護過程が展開できる。
2. 訪問看護の要点を理解し，実施できる。
3. 訪問看護記録を正確に記述できる。
4. 訪問看護記録を法制度に基づき保管できる。

1 訪問看護過程

1 情報収集

1 情報収集のポイント

ⓐ 生活者として対象をとらえる

在宅看護分野における看護の対象者は，地域で暮らす生活者であり，病気の診断や治療を最優先し医療機関の中での生活を余儀なくされている患者とは異なる。したがって，医師による診断結果やこれまでの既往歴，現病の治療方針や安静度が，必ずしも絶対的な条件になるとは限らない。そのことをまず念頭におき，情報収集を行う必要がある。

療養者やその家族は，健常者と同様，自宅で日常生活を送っている。地域で暮らす生活者として最も大切なことは，これまでと同じ安定した生活を継続するということだろう。しかし訪問看護の利用者は，以前と同じ健康な生活の維持・継続が困難になったために，サービスを利用するという選択をした。したがって，日常生活上何が困難と感じているのか，できればどうしたいと思っているのか，何のために訪問看護サービスを利用したいのか，などの情報収集が大切である。

ⓑ 療養者や家族の希望，思いを尊重する

療養者とその家族および介護者には，サービスを利用せずに安定した日常生活を送っていた時期から，訪問看護サービスを利用する状況となった現時点までに，個別性の高い経過がそれぞれにある。そのプロセスの中で，「こんなはずではなかった」「あのときこうしていれば」など，振り返ると悔やまれる事柄も多々あることが予測される。そのような思いに耳を傾け，傾聴しながら，療養者や家族の気持ち，今望んでいること，そして訪問看護への期待が率直に語れるような雰囲気づくりが必要である。

医療機関で入院初日に行われる書式に沿った質問形式の情報収集方法とは異なり，何気ない会話の中で，あるいは会話はしなくても，目に入った場面や生活風景や感じたにおい，空気感から得られる情報もある。また，看護の専門的な意見や見解を前面に出して指導するという姿勢をとることもあまりしない。開かれた質問を中心に，療養者や家族の話をじっくりと聴く姿勢で会話し，その中から必要な情報を確実に把握できるように工夫しながら，ゆったりと情報収集を行う。初回訪問時にすべての情報を入手しようと急がずに，無理のない方法で訪問を重ねながら，徐々に収集していく姿勢で進めていく。

c リスクマネジメントと緊急時対応にかかわる情報

近年，訪問看護の対象となる療養者は，病状が安定して退院し，自宅へ移行する人ばかりではなく，人生の最終段階（エンド・オブ・ライフ）をぜひ自宅で過ごしたいという理由で退院する高齢者やがん末期患者，NICU から呼吸器などの医療機器を持ったまま移行した小児など，病状の変化が予想され，緊急性が高い身体状況であることも珍しくない。初回訪問から次の訪問までに病状が急変したり，時には生命の危険に陥ると判断される場合もある。また，一見病状が安定しているかに見えても，突然，死に至ることにならないとも限らない。したがって，情報収集は無理に急ぐ必要性はないが，万が一に備えて必須となる情報は必ず初回に得ておく必要性がある。

例えば，緊急連絡先，キーパーソンの有無や続柄，主治医やケアマネジャーの連絡先，急変時に対応可能な医療機関と医師の指示や対応方法などである。また急変の可能性が高い療養者の場合には，退院前に入院先に出向き「退院時共同指導」を実施し，療養者の正確な医療情報を主治医から直接得たり，療養者本人のセルフケア能力と家族・介護者の介護力に関する情報を収集したりすることもできる。さらに，退院当日に「退院支援指導加算」を活用して訪問することも有効な方法である。

d 介護予防，重症化予防の視点

わが国は現在，超高齢社会であり，訪問看護の対象となる療養者の多くは後期高齢者である。100 歳を超える長寿者も増加する中で，介護予防や重症化予防の視点から情報を得ておく必要性は高い。

訪問看護の対象者は，医療機関から生活の場に移動した人や入院治療を拒んだり入院が不可能であるなどの理由から生活の場での療養を選択した人々である。したがって予防的な視点なしに在宅生活を継続すると，加齢とともに病状が悪化し重症化するというリスクも高い。そこで訪問看護サービスを利用して，要介護状態になるのを防いだり，要介護状態であっても病状の悪化や再入院を回避し，さらには病状の改善も期待されていることが多い。その期待に応える目的で訪問看護計画を立案し，期待どおりの結果を示すことが，訪問看護の醍醐味といえるだろう。

以上の視点を忘れずに，療養者と家族の情報を得るためのツールとして，記録用紙の項目を活用するとよい。利用者の概要（フェイスシート）の様式例を表V-1-1 に示す。

2　情報の入手先との情報共有

療養者とその家族に関する情報はさまざまな経路から収集できるが，主な情報源と収集方法，情報共有の留意点について以下に説明する。

a ケアマネジャーとの情報共有

訪問看護の利用者の中で最も多いのが，介護保険適用である。介護保険制度では，利用者は原則ケアマネジャーとの契約が必要である。担当ケアマネジャーが，利用者や家

表Ⅴ-1-1　訪問看護記録（フェイスシート）の例

訪問看護記録（フェイスシート）

初回訪問

利用者No.			
フリガナ 氏名	［性別］	［生年月日］	（　　歳）
住　所	〒	TEL：	FAX：
保険情報	医療・介護 / 公費（生保・違心・特定）	要介護度	寝たきり度　認知症
緊急連絡先	氏名：　　　　　　　続柄：　　　　TEL：		
主の医療機関	医療機関名：　　　医師：　　TEL：　FAX： 住所：		
他の医療機関	医療機関名：　　　医師：　　TEL： 医療機関名：　　　医師：　　TEL：		
関連機関名			
診　断　名			
現　病　歴			
既　往　歴			
生　活　歴			
特別な管理			
服薬の状況			
アレルギー	無・有　□食物　□薬物　□その他（　　　）		
感　染　症	無・有　□肝炎　□W氏　□MRSA　□介耐　□その他（　　）		

ADL	臥床	自立・一部介助・全面介助
	保清	自立・一部介助・全面介助
	排泄	自立・一部介助・全面介助
	食事	自立・一部介助・全面介助
	移動	自立・一部介助・全面介助
	その他	

IADL	買物	自立・一部介助・全面介助
	調理	自立・一部介助・全面介助
	掃除	自立・一部介助・全面介助
	洗濯	自立・一部介助・全面介助
	電話	自立・一部介助・全面介助
	金銭管理	自立・一部介助・全面介助
	服薬管理	自立・一部介助・全面介助

特記事項	

居住環境	一戸建て・集合住宅（　　階）/ 持ち家・借家 / エレベーター：無・有 駐車場：無・有（　　台）/ 浴室：無・有 / 便所：洋・和 / 段差：
経済状況	給与所得・年金・生活保護・その他（　　）
介護者等	キーパーソン：無・有（　　）　協力者：無・有（　　）
本人の思い	
家族の思い	

家族状況 ★主介護者	続柄	氏名	年齢	同居・別居	メモ（家族歴など）
			歳	同居・別居	
			歳	同居・別居	
			歳	同居・別居	
			歳	同居・別居	
			歳	同居・別居	
			歳	同居・別居	
			歳	同居・別居	
			歳	同居・別居	

身体状況	

備　考	

記載者　　　　　　　　　　管理者

族などから情報を得てアセスメントしケアプランを作成する際に，訪問看護が必要と判断されると依頼が来る。この場合は，ケアマネジャーからの情報を最初に入手できる。そこで，療養者や家族の生活状況，訪問看護への期待は何か，主治医は誰か，ほかのサービス利用状況はどうか，などの情報は得られる。

訪問看護師は，毎月ケアマネジャーに実績を報告するだけでなく，適宜ケアマネジャーと連携し必要な情報を提供することによって，よりタイムリーに適切なケアプランへの反映が実現できる。

ⓑ 主治医との情報共有

訪問看護サービスを提供するためには，主治医から交付される「訪問看護指示書」が必須である。この指示書に記載されている医療情報（治療方針，与薬内容，在宅療養上の留意点，指示された医療処置など）は，訪問看護には欠かせない重要な情報である。これに対して訪問看護師からは毎月の「訪問看護計画書」および「訪問看護報告書」の提供により主治医とは相互に情報交換し，最新情報を互いに共有することができる。

ⓒ 療養者と家族との情報共有

初回訪問時，あるいはその前の契約締結時に，訪問看護師は，療養者本人や介護者と面会することになる。そこで本人の病状，療養生活環境，療養生活への思い，介護者の状況や介護意欲などについて生の声を聴きながら，必要な情報を早期に収集することができる。また訪問時には，適宜看護師から情報提供することもできる。

ⓓ 医療機関との情報共有

利用者が以前入院していた，またこれから退院する，あるいは外来通院している医療機関からは，病状や治療，検査結果などに関する情報を正確に得ることができる。退院前に退院時共同指導を実施したり，退院前カンファレンスに参加したりすることによって，その場で直接情報交換もできる。また，退院時サマリーにより直近の情報を追加して得る場合もある。退院後に外来通院している場合には，外来看護師や主治医に直接連絡をとって最新情報を入手したり，医療機関によっては退院支援の窓口や相談室を経由して，外来で行った検査結果などの情報を得たりすることも可能である。その際には，必ず利用者本人や家族の了解を得てから，情報は提供されなければならない。

ⓔ 障がい者担当の相談支援専門員との情報共有

介護保険サービスの対象ではない障がい児・者には，医療保険制度による訪問看護が提供されるが，介護保険の認定がなされていない身体・精神・知的障がい者および難病患者には，介護保険のように担当するケアマネジャーはいない。そのかわりケアマネジャーに相当する相談支援専門員がケアプランを立案する。したがって，担当する相談支援専門員から情報を得ることができる。また，訪問看護師も相談支援専門員に必要な情報は了解を得てから提供し，ケアマネジャー同様，よりよい連携をしなければならない。

f 保健所・保健センターとの情報共有

　市町村や都道府県に所属する行政保健師は，地域に暮らす住民の健康を守る公的立場の看護職である。難病患者や，結核など感染症患者には，専門機関である保健所が直接かかわっていることも多い。また先天性疾患や遺伝性疾患などの罹患者の場合，乳幼児期から発達に合わせて，家族単位で市町村の保健師や保健所保健師がかかわり続けていることも多く，長い病歴などについては，本人や家族からの情報よりも，正確で適切な情報が入手できることもある。

g その他のサービス提供者との情報共有

　訪問看護サービスの利用者は，ほかのサービスを併用している場合も多い。介護保険サービスには，訪問介護サービスや訪問入浴介護，通所介護（デイサービス），短期入所生活介護（ショートステイ）などがある。また，精神疾患患者はデイケアや作業所などに，小児では療育センターや特別支援学校などに通っている場合もある。訪問看護師のかかわっていない時間帯に，利用者は地域のさまざまな場で日常を送っているのである。どんなサービスを利用して，より豊かな生活を送ろうとしているのかという視点で，改めて利用者と家族の生活について関心をもつ姿勢が大切である。情報が多いほど，アセスメントの方向性も多様になる。医療的立場からだけでなく，保健・福祉・教育などのそれぞれ異なった視点から情報を得ることによって，看護の対象をより多面的で立体感あるとらえ方ができ，ひいてはより適切な看護計画につながっていく。

3　情報収集の際の倫理的配慮

　利用者や家族介護者などの情報を得る際には，質問したことについて答えたくない場合は答えなくてもよいこと，また，入手した情報は決して他者に漏らすことがないこと，他者と情報を共有する必要があれば，事前に利用者や家族に許可をとってから情報交換すること，訪問看護の目的以外に，個人情報を使用しないことなどについて，初回訪問の際に，利用者や家族介護者に対してわかりやすく説明し確約することが，看護師と利用者との信頼関係構築のために大切である。

2　アセスメント

1　4つの側面から情報をとらえる

　アセスメントの方法には，看護理論などを用いて実施する方法がさまざまあり，訪問看護師の使うアセスメント方法として特に決まったものはない。ここでは，簡易にまとめやすくわかりやすい方法の一つとして，4つの側面から情報を整理する方法[1]を紹介する（図V-1-1）。

　療養者本人がどのような生活を望んでいるのか，家族は何を希望しているのかという

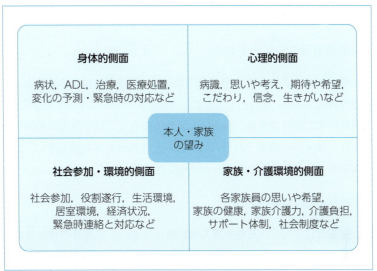

図V-1-1　4側面から情報を整理する

[正野逸子, 本田彰子編 (2018)：関連図で理解する在宅看護過程, 第2版, p.28, メヂカルフレンド社をもとに作成]

療養者や家族の望みや希望を把握して，4側面の中心に位置づける。それに沿うように4側面それぞれの視点からアセスメントする方法である。

a 身体的側面

　診断結果や治療方針，ADL，服薬状況など身体に関するさまざまな情報から，療養者の身体的な課題や目標とする身体状況についてアセスメントする。

b 心理的側面

　病識や療養者の健康についての認識や考え，生きがいや楽しみ，宗教や価値観など，本人自身の人生や生活のとらえ方，将来への希望や思いを正確にとらえ，思いに沿った支援方法についてアセスメントする。

c 社会参加・環境的側面

　地域社会との結びつき，社会参加の場や頻度，家族以外の人々とのかかわり，活動範囲，外出可能な環境整備の必要性の有無についてアセスメントする。

d 家族・介護環境的側面

　同居・別居家族の有無，家族の希望・思い，介護者の有無・健康状態，就労状況・介護意欲・介護能力，サービス利用状況を把握し，介護環境についてアセスメントする。

　以上4側面の情報を側面ごとに整理し，在宅療養継続のためには「どのような課題があるのか」，そして中心にある「希望や思い」に沿うためには「どのようにしたらよいか」という視点で再びアセスメントする。その際，以下の点に留意する。

2 アセスメントのポイント

ⓐ 療養者のもつ強みを知る

　サービスを必要とする療養者にとって，健常者にはできることができないという問題点や課題があり，どうしてもそこに焦点をおきがちになる。しかし，1人でできる動作や機能回復に向けた意欲，あるいは家族の強力な支援や地域の仲間の支援など，療養者や家族には4つの側面それぞれに「強み」と判断できる点も多い。したがって，その「強みをケアにどう活かせるか」という視点でアセスメントすることが望ましい。

ⓑ 家族介護力の課題

　療養者にとって，家族介護力の影響は大きい。介護者の健康状態や介護意欲，介護の代替者の有無，介護への不安，介護技術の有無や理解力の程度など，介護者となる人々の生活状況も多方面から情報を得てアセスメントする必要がある。「できる」「やっている」という言葉をそのまま受け取るのではなく，具体的にどのような介護がなされているのかという実際の介護状況も自分の目で確かめてからアセスメントする。

ⓒ 課題の明確化と共有

　療養者とその家族が，自分自身の課題に気づき，看護師がアセスメントした内容についても共有することが大切である。課題を解決するために今後何をすべきかについて，療養者と家族，ほかのサービス提供者が，それぞれの立場で役割分担し，無理のないケアの継続につなげられるようにする。

ⓓ 物理的環境の調整

　近年国際生活機能分類（International Classification of Functioning, Disability and Health：ICF，図Ⅴ-1-2）の概念が定着し，外出したり他者の訪問を受けたりすることにより，社会参加や活動の機会をもつことの重要性が提示されている。山や坂道が多い国土の日本家屋では，階段や段差がある家も多く，歩行が困難になったり車椅子利用となると，自宅から出なくなりがちである。室内での自由な移動や外出ができるように，社会参加・環境的側面でのアセスメントは欠かせない。

ⓔ 人的（家族・近隣者・地域社会など）環境の調整

　物理的環境だけでなく，社会参加や活動には人との良好な関係がなくてはならない。療養者や家族がこれまで培ってきた親類や近隣，周囲との人間関係が，療養生活にも影響する。過去の関係性を認識しつつ，今後の関係性がより良好に継続できるように，場に応じたキーパーソンを見つけて協力しながら人的環境を整えていくことも必要である。

ⓕ 関係機関・社会資源などの活用

　療養者の暮らす地域には，医療機関や福祉施設をはじめ，保健センターや地域包括支

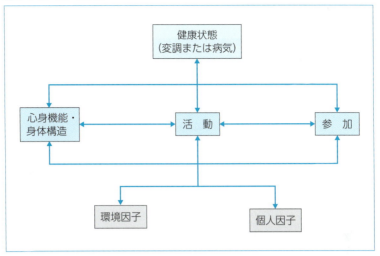

図V-1-2　ICFモデル

援センターなど市町村のサービス機関，その他民間の介護サービス事業所や自治会やボランティア団体，患者会など，社会資源が幅広く存在する。人口や高齢化率，サービス供給状況など地域によってばらつきがあるが，まず，利用できるサービスは何か，どのようなサービスが不足しているのかという視点で，地域を知ることが重要である。活動エリアの地図を用意して関連機関や社会資源をプロットし，事業所に掲示しておく。

訪問看護師の活動の一部として，それぞれの関係機関とつながりをつくっていくことは，療養者や家族にとってもサービス提供の選択肢を広げることにつながる大切な事柄であることを認識し，多職種との連携を深める努力も惜しまずに行う。

3 訪問看護計画立案

1 目標設定と共有

在宅療養生活には，入院生活のように「退院」という期限つきの目標がない。したがって看護目標を立てる際に，年単位の長期目標と，数カ月単位の短期目標（場合によっては中期目標と分けてもよい）の両方の設定をすると，療養者や家族の段階的な目標が理解しやすく評価もしやすい。また在宅療養は，医療の場ではなく生活の場で行われており，療養生活は人生そのものである。つまり短期間の入院生活とは状況が異なり，「今だけ我慢しなければ」「今は諦めよう」と我慢したり諦めたりすることばかりの目標では，人生そのものが苦痛になりかねない。設定された目標が，療養者の日々の生活，すなわち人生の目標として納得できるものであるのか，そのために努力しようと療養者自身が思えることなのかを，本人に確認してよく相談したうえで，目標を設定しなければならない。

家族に対しても同様である。介護を負担と感じている家族に，介護の役割は担ってもらえない。在宅看護においては，まず療養者と家族の希望や思いをよく聴き，ともに話し合い，一緒に目標を設定し共有できなければ，計画の実効性は低くなる。掲げた目標

が「絵に描いた餅」にならないよう注意しなければならない。

2　療養者と家族のセルフケア能力の活用

　アセスメントの項でも述べたが，看護の対象者である療養者の情報として，「できないこと」以上に「できること」である強みを生かすことに注目することが大切である。なぜなら，日々の生活の中で「歩けない」「1人で食べられない」など，できないことばかり考える人生は幸福とは言い難いからである。誰もが生きていて「○○ができる」「□□がしたい」と思うことが生きがいにつながる。「今できること」，つまりすでに獲得されているセルフケア能力に改めて注目し，その能力が低下せずに継続できることを，まず目標にしていくことも大切である。

　家族にしても，これまで当たり前に「できていた」ことよりも，新たに「できなくなったこと」に注目しがちである。しかし，「今できていること」にあえて注目し今後も継続していけることがいかに大切であるかを，再認識できるように働きかける。そのうえで，今はできないが「できるようになりたい」という意欲的な希望を出してもらい，それを目標に掲げて療養者と家族，そして支援する看護師らが一緒に努力することによって，「できること」を増やしていけるように，複数の短期・中期目標の設定とその結果となる長期目標を設定し，関係者間で共有したい。

3　目標と同時に評価指標を設定する

　目標は，達成できることを願って立てるものである。目標に向かって努力した結果，誰が判断しても「達成した」「達成していない」という判断が同じようにできなければ意味がない。そのためには，何をもって「達成した」といえるのかという判断の基準となる評価指標を，目標と同時に設定しておくとよい。また，誰もが同じように評価できるためには，指標となるものに客観性が必要となる。例えばできるだけ数値化されていると判断しやすく，血圧の値や血糖値，酸素飽和度などであれば「収縮期血圧が150 mmHgを超えない」「HbA1cが7.0％以下を維持する」「酸素飽和度は常に95％以上を保つ」など目標値を設定しやすい。

　しかしすべて数値化できるとは限らない。例えば「闘病意欲が低下しない」「介護負担が軽減する」というような目標の場合にはどのような評価指標が妥当だろうか。闘病意欲の変化について，直接療養者に聞いてみて「意欲は変わらない」「介護負担は重くなっていない」ことを確認する方法もあるだろう。あるいは「自ら率先してリハビリテーションを行う」という意欲的言動が継続してみられているかどうかを判断基準にできるかもしれない。介護者の場合には，「大好きな料理教室には欠かさず参加する」「3カ月に1回はショートステイを利用して介護から離れることができる」などの条件を決めたりする方法もあるだろう。このように，何を指標として目標達成を判断するかということを明確にして目標を設定することが大切である。

4　具体的な看護計画の立案と実施方法の確認

　訪問看護を開始してから2，3カ月後，半年後，1年後にそれぞれ「こうありたい」という目標が設定されたら，そのための具体的な訪問看護計画をその都度立案する。訪問看護計画立案時のポイントとして重要なことは，看護計画書を見て誰でも同じようにケアを実施できるということである。訪問看護は受け持ち制で行う場合，チームで行う場合があるが，どちらにしても「○○看護師しかできない」「□□看護師しかわからない」ということになると，訪問看護事業のリスクマネジメントが不十分といわざるを得ない。担当看護師が急に訪問できなくなったときにも，代わりの看護師が同じように訪問看護サービスを提供することができなければ，訪問看護事業は成り立たない。どの看護師の訪問であっても，計画書に沿って訪問先でいつものケアを実施できれば，利用者は安心できる。そのためには訪問看護計画書が重要となる。誰が，いつ，どこで，何のために（なぜ），何を，どのように行うのか，という5W1Hを参考に計画するとわかりやすく，誰もが同じサービスを提供できると考える。入浴や創処置など，文章で表現しにくい場合には，手順書を作成して計画書に添付したり，図や写真で示すなどの工夫をするとより具体的になり，誰もが実施しやすい計画書になるだろう。

　在宅看護の場合には，家族や介護者，場合によっては介護職やリハビリ職など他職種との共同作業が必要となることも多い。例えば「事前に介護職が浴室を掃除して湯船に湯をはっておき，その後訪問した看護師が入浴介助を行う」などの場合である。このようにほかの専門職や家族が担う役割がある場合には，その前に必ず連携する相手の了解をとってから計画に組み込むようにする。

　また在宅では医療機関と異なり，同じケアであってもその家々の個別性に合わせて実施するため使用する物品も手順も多種多様となる。療養者とその家族の価値観や培ってきた文化，療養者が暮らす土地の地域性に合わせたケア方法や手順を尊重しなければならない。したがって具体的な計画書の作成は，必ず療養者本人や家族，そして連携する他職種の了解を得て行う。

5　評価日の設定

　目標を立てたらそれが達成できたか否かについて評価し，必要に応じて計画の修正や，場合によっては情報の再収集やアセスメントの再実施の必要がある。そのためには評価する期日を決めておかなければならない。訪問看護計画書は，目標，看護課題（問題），具体策，さらには評価を記述するように項目立てされている（様式は次項V-2（p.○）参照）。

　計画を実施した早々に評価しても，目標は達成できない。逆に長期にわたり同じケアを継続しているだけで評価しなければ，計画の妥当性が見えてこない。看護計画を実施してみて，いつ頃なら評価指標となっている事柄が達成できるか，あるいはいつ頃までにこの状態が継続できれば安定と判断できるか，などについて検討して評価日を決定する。評価日には，療養者および家族・介護者の状況を評価指標に沿って評価し，計画の

1 訪問看護過程

妥当性を判断して必要な修正を行う。

4 実 施

1 療養者・家族の希望に沿った負担のない実施

　情報収集，アセスメント，訪問看護計画立案のどの段階においても，療養者本人と家族の希望や思いは最大限尊重したつもりでも，実際に実施してみると新たに見えてくることがある。実施前後や実施中においても，再度「希望どおりか」「負担はないか」を確認する必要がある。そして計画と実際の実施に乖離があった場合には，再度療養者や家族の意見を聴き，計画を修正する必要があるだろう。

　また評価日でなくても，その日の看護を振り返り記録に残すことが必要である。いつどこで誰がどのような看護を実施したのか，その結果，療養者や家族からどのような反応があったか，それをどう判断して次につなげるか，という看護師の思考プロセスがわかるように記録しておくことも，実施することと同じように大切である。訪問看護師が実施している看護を「見える化」して伝えることができるのである。

2 療養者と家族・介護者のセルフケア能力の再確認

　療養者本人や家族・介護者などがもっているセルフケア能力が十分に発揮できているかどうかを，看護を実施しながら再確認する。もっと本人や家族に頼れる部分があると気づいたり，逆にセルフケアに任せると危険だと判断したりできる。他職種と協働し一部の役割を委ねる場合にも，看護師の期待と他職種の認識がずれている場合もあるので，実施しながら修正するプロセスが重要である。

3 療養環境の調整

　さまざまなケアを実施する際に，療養者や介護者が物理的環境や人的環境の不便を感じていることに気づくこともあるだろう。福祉機器や住宅改修の制度などを利用して，療養環境をより快適なものに修正したり，人的資源をさらに充実させることにより療養環境の改善を図る方法もあることを説明し，サービス利用を改めて提案する。

4 安定した介護力の維持

　在宅療養は入院生活と異なり，数年，十数年と長期にわたる生活そのものである。長い介護生活は，療養者本人と家族・介護者の両者にストレスを与えやすい。しかし両者が在宅を希望している限り，在宅療養をできるだけ穏やかに継続したいものである。高齢者同士の老老介護や要介護者同士の介介護，認知症同士の認認介護と呼ばれる脆弱な介護体制であったり，介護代替者がいなかったりする場合には，安定した介護生活は

維持できないだろうと予測される。

訪問看護師は長期的な視野をもち，介護者が倒れたりすることのないように，早めに介護体制の安定を図るよう，利用者や周囲に働きかける努力もしておく。

5 評 価

1 目標の達成状況

訪問看護計画を立案する際に，評価日を決め評価する視点を明確にしておくと，評価しやすい。設定された評価日に，目標が達成されたか否かを判断する。評価指標が客観的な指標で設定されることにより，その指標をクリアできれば目標達成したと誰もが判断でき，看護計画の妥当性を評価できる。

2 看護目標の達成状況と療養者および家族・介護者などの満足度

看護計画の評価には，訪問看護師自身による自己評価，療養者や家族・介護者による他者評価，さらに第三者による第三者評価がある。在宅療養は人生そのものと考えると，最も重要なのは療養者本人の満足度である。一緒に相談して立てた目標が達成できたかどうか，具体的な計画を実施してみて療養者は満足できたか，家族・介護者はどのように感じているかなど，率直な感想や意見を評価日に聞いてみる。それによって，他者評価を得ることができ，看護師自身の評価と照らし合わせて総合的に評価できる。

第三者による評価については，事例検討会を定期的に開催し，事例発表後にディスカッションすることにより，担当していない看護師や他職種からの意見と評価を得ることができる。または事業所内のミーティングの場を利用して，評価日に事業所内のメンバーで意見交換するだけでも，第三者の意見が評価に反映されることになる。

3 療養者のセルフケア能力や生活意欲の維持・向上

前述のとおり，在宅療養生活は療養者の人生そのものである。しかし，療養者自身に，自分の人生を主体的に生きているという実感がなければ，そうはいえない。たとえ介護を要する生活を送っているとしても，療養者が自分らしく自らの人生を生きていると感じながら生きること，生きる意味をも感じて生活できることが大切である。

また要介護状態であっても自己決定，自己判断ができ，自分の役割や日常生活において自立できる動作があることが，生きがいや生活意欲の維持・向上につながる。そして療養者が日常生活の中で譲れないと思っていること，最も大切にしていることが失われないように訪問看護を展開することが大切であり，そのような視点からも看護過程を振り返り評価する必要がある。

4　家族・介護者の介護意欲の維持・向上と介護状況の安定

　療養者本人だけでなく，介護を担う家族や主たる介護者の介護負担の面から看護過程を見直すことも，評価の視点として重要である。訪問看護の対象には，療養者本人だけでなく家族など周囲の介護者も含まれているからである。

　在宅療養を評価する際に，双方が「これでよい」と納得できることが必要であり，どちらかに重い負担や犠牲を強いるようであってはならない。我慢強い人はつらくても黙って耐えてしまう。たとえ笑顔で「大丈夫」と言っていても，看護師自身がその立場に自分を置き換えてみたときに，「自分だったら大丈夫ではない」「どうして笑っていられるのだろう」など疑問や違和感をもったなら，客観的な評価尺度を用いて介護負担感を測ってみたり，ほかの訪問看護師や他職種の意見を聞いてみたりして，無理なく安定した介護状況であることを再確認する姿勢も必要である。

5　経済的・効率的・効果的な看護サービスの提供

　訪問看護でかかわっていると，現状に対してさまざまな問題点や改善点があることに気づく。気づいたときに訪問看護師が即座に対応することは簡単だが，「それは果たして訪問看護師が行うべきことなのか」ということはよく考えなければならない。超高齢社会であるわが国では，医療費や介護費用は毎年増大し，それを支える国民一人ひとりに課される健康保険料や介護保険料も増額せざるを得ない状況となっている。無駄な報酬請求やサービス利用は避けなければならない。

　またサービス提供の経済性や効率性の面から，「訪問看護は，この人にとって本当になくてはならないサービスなのだろうか」という視点で訪問看護計画を見直す必要がある。「今，訪問看護師が担っている役割の一部分を，より安価な介護職に担ってもらったなら自己負担額が軽減できるかもしれないし，サービス頻度も増やせるかもしれない」とか「入浴サービスと配食サービスと訪問看護サービスを別々に提供するよりも，デイサービスですべてのサービスを受けるほうが，介護者の負担も軽減できるかもしれない」など現状のサービス利用を改めて見直すことで気づくこともある。

　介護保険のケアプランは原則ケアマネジャーが立案するが，訪問看護師として気づいた点があれば，まず療養者や介護者に確認し，変更の意思があれば本人や家族を通じてケアマネジャーにプランの変更を提案してみることもできる。逆に，訪問看護サービス利用が少ないために，本来看護師が行うべきケアができないまま，家族や福祉職が担わざるを得ないこともある。その場合には，訪問看護の頻度や訪問時間を増やす必要性を療養者本人や家族が納得できるように説明したり，ケアマネジャーに直接相談したり，場合によっては他職種と話し合って役割分担を変更したりすることもできる。

6　希望に沿い続ける質の高い看護サービスの提供

　在宅療養は，療養者本人にとっても介護者にとっても日常の連続，つまり人生そのものである。誰にとっても一度しかない人生は，本来，我慢や妥協を強いられるべきものではない。できる限り最良で質の高いケアが効率よく提供できるように，まず最大限の理想を考えるところから出発するという看護師の姿勢が大切である。

　訪問看護サービスを受ける療養者が一番の理想とする生活は，訪問看護やほかのサービスを何も利用しないで生きるということであろう。しかしそれが叶わなくなった現実に直面し，1つ，2つとサービスを利用しながら我慢と妥協を重ね，現実の自分に向き合いながら生きている。

　そんな療養者と介護者が，さらに我慢したり諦めたりするような看護ではなく，せめて「こうしたい」「こうありたい」と願うことの実現のために，最良と思える選択肢を複数揃え，遠慮なく希望を述べてもらい，その希望にできる限り沿った看護を提供する方法をさまざま工夫してみる。時には不可能を可能にする夢を与えることもできる専門職として，訪問看護師が役割を果たせたらよい。そんな視点から訪問看護過程を評価してみることも必要かもしれない。

2 訪問看護の実際

1 訪問看護の開始

　訪問看護を利用する理由は，療養者によりさまざまである。例えば，服薬管理や清潔保持等の療養生活に関する支援や排便コントロール，創傷処置等の医療処置が必要と判断された場合，酸素濃縮器や輸液ポンプ等の医療機器が導入され管理が必要な場合，在宅看取りなどの状態がある。また，医療処置等が必要でない場合も，普段から看護師がかかわっていることで，病状の変化に可能な限り早い段階で気づき，対処することができる。そうすることで病状の重篤化を予防し，国が推進する「時々入院，ほぼ在宅」を実現することにもつながるはずである。

　そして，訪問看護の必要性を判断し，療養者やその家族に訪問看護に関する情報提供や助言を行うのは，通院中や入院中の医師，看護師，医療ソーシャルワーカー（MSW），介護保険を利用している療養者の場合は担当のケアマネジャー等である。最近では，療養者本人やその家族が，訪問看護ステーションに直接利用を依頼することもある。その場合も，訪問看護に期待することを詳しく聴き取り，利用方法について説明しておく必要がある。したがって，医師，看護師，医療ソーシャルワーカー，ケアマネジャー等が，訪問看護を正しく理解し，適切な情報提供が行われることが，より効果的な訪問看護の利用につながっていくだろう。

　訪問看護は，介護保険と医療保険のいずれかを利用して行われるが，どちらの場合も，主治医の訪問看護指示書を必要とする。訪問看護の依頼があれば，訪問の曜日や時間，ケア内容などの希望を聴き，依頼を受けることができるか確認する。依頼を受ける場合は，療養者の氏名や住所，連絡先，主な傷病名，主治医，担当ケアマネジャー，要介護度などの情報を収集し，整理しておく。

1 医療機関，福祉関係機関，居宅介護支援事業所，その他関係機関等からの依頼

　訪問看護ステーションが依頼を受ける中で多いのが，療養者が入院あるいは通院中の病院の医師や看護師，医療ソーシャルワーカー，居宅介護支援事業所のケアマネジャーからのものである。特に入院中は，病状の悪化や安静，治療方針の変更等により，ADLが低下する，医療処置が必要になるなど，退院後の生活に変化が起こりやすいため，訪問看護が導入されるきっかけとなりやすい。入院中の場合は，退院前カンファレンスに

参加し，病状や療養上の注意事項などを主治医や担当看護師に確認しておくとよい。通院中等の場合は，かかわっている医師や看護師等から，介護保険を利用している場合は担当のケアマネジャーから情報提供を受け，アセスメントを行い，初回訪問に備える。

2　本人，家族からの直接依頼

　療養者本人やその家族が訪問看護をすでに知っている場合，知人からの紹介，役所等にある介護サービス事業所一覧やホームページの閲覧などにより，療養者本人やその家族が直接，訪問看護ステーションに依頼することがある。その際は，訪問看護を利用しようと考えた経緯や現在の病状を確認し，訪問看護で対応可能か確認しておく。また，主治医や担当ケアマネジャーを療養者かその家族に確認し，双方へ訪問の依頼があったことを伝える。そのうえで主治医から訪問看護指示書を受け，ケアマネジャーがケアプランに位置づけて訪問看護の導入となる。

3　近隣の人々，民生委員からの依頼

　数は少ないが，療養者の近隣住民や地域の民生委員から依頼されることがある。この場合は，訪問看護を必要としている理由，介護保険申請の有無，かかりつけ医，ケアマネジャーの有無などを依頼者に確認し，療養者に連絡をとる。かかりつけ医や担当ケアマネジャーが決まっていない場合，地域包括支援センターに相談する。

2　サービスの説明と同意（契約）

　訪問看護への依頼があった場合，訪問看護開始までに療養者の主治医から訪問看護指示書（図V-2-1〜3）を受ける。主治医からの依頼の場合，訪問看護指示書が準備されているはずである。しかし，ケアマネジャーや療養者本人など主治医以外からの依頼の場合，依頼した人や訪問看護師が，主治医に訪問看護指示書を依頼する必要がある。訪問看護指示書の依頼方法や書式は，主治医が所属する病院や診療所によって少しずつ異なるため，事前に確認しておく。また，介護保険による訪問看護の場合は，ケアプランに位置づけられている必要があるため，担当ケアマネジャーに連絡しておく。

　2000（平成12）年に介護保険が始まって以来，訪問看護の利用者数は増えているが，初めて利用する人も多いため，事前に，サービスの内容や訪問看護ステーションについて説明する。看護の内容や訪問頻度，訪問日時等は療養者やその家族の希望を聞き，調整のうえ同意を得る。

　契約の際は，訪問看護契約書〔介護保険（予防・介護）あるいは医療保険〕，重要事項説明書〔介護保険（予防・介護）あるいは医療保険〕，利用料金表〔介護保険（予防・介護）あるいは医療保険〕，個人情報の保護に関する取り扱いについてのお知らせ，利用者の個人情報の利用目的を記載した書類，個人情報使用同意書，緊急時訪問看護加算（介護保険）・24時間対応体制加算（医療保険）の同意書，24時間連絡できる電話番号・対応

図V-2-1 訪問看護指示書・在宅患者訪問点滴注射指示書

（別紙様式16）

訪問看護指示書
在宅患者訪問点滴注射指示書

※該当する指示書を○で囲むこと

訪問看護指示期間（平成　年　月　日～　年　月　日）
点滴注射指示期間（平成　年　月　日～　年　月　日）

患者氏名		生年月日 明・大・昭・平　年　月　日（　歳）
患者住所		電話（　　）　(1)　(2)　(3)　－
主たる傷病名		(1)　(2)　(3)

現在の状況（該当項目に○等）

病状・治療状態

投与中の薬剤の用量・用法
1.　2.　3.　4.　5.　6.

日常生活自立度
寝たきり度　J1 J2 A1 A2 B1 B2 C1 C2
認知症の状況　I IIa IIb IIIa IIIb IV M
要介護認定の状況　要支援（1 2）要介護（1 2 3 4 5）
褥瘡の深さ　DESIGN分類　D3 D4 D5　NPUAP分類 III度 IV度

装着・使用医療機器等
1. 自動腹膜灌流装置　2. 透析液供給装置
3. 酸素療法（　　l/min）
4. 吸引器　5. 中心静脈栄養　6. 輸液ポンプ
7. 経管栄養（経鼻・胃瘻：チューブサイズ　，日に1回交換）
8. 留置カテーテル（部位：　サイズ　，日に1回交換）
9. 人工呼吸器（陽圧式・陰圧式：設定　）
10. 気管カニューレ（サイズ　）
11. 人工肛門　12. 人工膀胱　13. その他（　　）

留意事項及び指示事項
I 療養生活指導上の留意事項
II 1. リハビリテーション
　2. 褥瘡の処置等
　3. 装着・使用医療機器等の操作援助・管理
　4. その他

在宅患者訪問点滴注射に関する指示（投与薬剤・投与量・投与方法等）

緊急時の連絡先
不在時の対応法

特記すべき留意事項（注：薬の相互作用・副作用についての留意点、薬物アレルギーの既往、定期巡回・随時対応型訪問介護看護及び複合型サービス利用時の留意事項等があれば記載して下さい）

他の訪問看護ステーションへの指示
（無　有：指定訪問看護ステーション名　　）
たんの吸引等実施のための訪問介護事業所への指示
（無　有：訪問介護事業所名　　）

上記のとおり、指示いたします。
平成　年　月　日
医療機関名
住所
電話
（FAX）
医師氏名　　印

事業所　　殿

図V-2-2 特別訪問看護指示書・在宅患者訪問点滴注射指示書

（別紙様式18）

特別訪問看護指示書
在宅患者訪問点滴注射指示書

※該当する指示書を○で囲むこと

特別看護指示期間（平成　年　月　日～　年　月　日）
点滴注射指示期間（平成　年　月　日～　年　月　日）

患者氏名		生年月日 明・大・昭・平　年　月　日（　歳）

病状・主訴：

一時的に訪問看護が頻回に必要な理由：

留意事項及び指示事項（注：点滴注射薬の相互作用・副作用についての留意点があれば記載してください）

点滴注射指示内容（投与薬剤・投与量・投与方法等）

緊急時の連絡先等

上記のとおり、指示いたします。
平成　年　月　日
医療機関名
住所
電話
（FAX）
医師氏名　　印

事業所　　殿

図Ⅴ-2-3 精神科訪問看護指示書

(別紙様式 17)

精神科訪問看護指示書

指示期間（平成　年　月　日～　年　月　日）

患者氏名		生年月日　明・大・昭・平　年　月　日（　歳）
患者住所		電話（　）　－　　施設名
主たる傷病名		(1)　(2)　(3)

現在の状況：
- 病状・治療状況
- 投与中の薬剤の用量・用法
- 病名告知　あり・なし
- 治療の受け入れ
- 複数名訪問の必要性　あり・なし
- 短時間訪問の必要性　あり・なし
- 日常生活自立度　（ Ⅰ Ⅱa Ⅱb Ⅲa Ⅲb Ⅳ M ）
- 認知症の症状　（ Ⅰ Ⅱa Ⅱb Ⅲa Ⅲb Ⅳ M ）

精神訪問看護に関する留意事項及び指示事項
1 生活リズムの確立
2 家事能力，社会技能等の獲得
3 対人関係の改善（家族含む）
4 社会資源活用の支援
5 薬物療法継続への援助
6 身体合併症の発症・悪化の防止
7 その他

- 緊急時の連絡先
- 不在時の対応法
- 主治医との情報交換の手段
- 特記すべき留意事項

上記のとおり，指定訪問看護の実施を指示いたします。

平成　年　月　日

医療機関名
住所
電話
（ＦＡＸ）
医師氏名　　　　印

指定訪問看護ステーション　　殿

する看護師の氏名等を記載した書類と，利用料金を口座引き落としとする場合は申込書などを準備する（図Ⅴ-2-4～7）。

　訪問看護の利用者は，自分自身で契約できないことも多いため，家族や後見人等，誰と契約するか確認しておく。

　訪問看護契約書（図Ⅴ-2-4）では，①利用する保険の種類，②契約期間，③訪問看護の内容，④利用料，⑤利用料を滞納した場合の対応，⑥契約終了の条件，⑦賠償責任，⑧秘密保持，⑨苦情対応，⑩主治医・ケアマネジャー・その他サービス提供者と連携することを，書類に沿って説明する。

　重要事項説明書では，①訪問看護ステーションの概要，②事業の目的と運営方針，③職員体制，④管理者あるいは職種ごとの職務内容，⑤営業日・営業時間，⑥営業地域，⑦提供するサービスの具体的な内容，⑧利用料とキャンセル料，⑨料金の支払い方法，⑩緊急時・事故発生時の対応方法（連絡先の確認），⑪災害発生時の対応，⑫虐待防止・身体拘束等への取り組み，⑬秘密の保持，⑭サービス提供の記録の保存，⑮苦情申し立て窓口について説明する。

　利用料金については，保険〔介護保険（予防・介護）あるいは医療保険〕によって決められているとおり，1回の利用料や加算の詳細について説明する。保険制度は一度聞いただけではわかりにくいため，一覧表にしたり，疑問があればいつでも説明を加えるなど，利用者やその家族の不安の軽減に努める。利用者が実際に週（または月）に利用する回数と利用料金を伝えるとわかりやすい。

図V-2-4　訪問看護契約書

訪問看護　契約書

＿＿＿＿＿＿様（以下、「利用者」とします）と、○○訪問看護ステーション（以下「事業所」とします）は、訪問看護のご利用について次のとおり契約します。

（契約の目的）
第１条　事業所は利用者に対し、介護保険法等関係法のもとに、利用者が居宅においてその能力に応じ自立した日常生活を営むことができるように適正な訪問看護を提供し、利用者は事業所に対してそのサービスにかかる利用料を支払うことを契約の目的とします。

（契約期間）
第２条　この契約期間は平成　　年　　月　　日～平成　　年　　月　　日までとします。
なお、利用者から契約終了の申し出がない場合は、自動的に更新します。また、入院・入所等で３カ月以上ご利用がない場合は、契約を終了させていただきます。

（訪問看護の内容）
第３条　事業所は、利用者の希望をうかがい、主治医の指示書及び介護支援専門員の作成した居宅サービス計画書に沿って、訪問看護計画書を作成します。利用者及びその家族に訪問看護計画書を提供します。
２　利用者は訪問看護計画書に沿って、別紙「重要事項説明書」のとおりサービスを利用します。
３　サービス内容や利用回数等はサービス担当者会議等で検討し、利用者と介護支援専門員との合意により変更できます。
　事業所は、利用者から訪問看護内容の変更の申し出があった場合は、第１条の規定に反するなど、変更を拒む正当な理由がない限り変更します。

（訪問看護の利用料）
第４条　利用者は介護保険法等関連法に定める料金を支払います。
２　事業所は利用者から料金の支払いを受けた場合はその領収書を発行します。
３　事業所は、利用者に料金の変更がある場合は事前に説明し同意を得ます。
４　事業所は、介護保険法等関連の適用を受けない訪問看護サービスがある場合は、予めその利用料について説明し同意を得ます。
５　利用者は利用料の変更に応じられない場合は、事業者に対し文書で通知し契約を解約することができます。

（利用料の滞納）
第５条　利用者が正当な理由無く利用料を３カ月以上滞納した場合は、事業者は１カ月以内の期限を定めて督促し、なお払わないときは契約を破棄します。
２　事業所は前項を実施した場合には、利用者担当の介護支援専門員、利用者の居住区である市町村等に連絡するなど必要な支援を行います。

（契約終了）
第６条　利用者は、事業者に対し、５日間以上の予告期間をおいてこの契約の解除ができます。
２　事業所は、利用者が正当な理由無く又は故意に指定訪問看護の利用に関する指示に従わず、要介護状態を悪化させた場合、又は常識を逸脱する行為をなし、改善しようとしないなどの理由で、契約の目的が達せられないと判断したときは１カ月以内の文書による予告期間をもって契約終了とします。
３　その他次のいずれかの事由に該当する場合は契約を終了します。
○　利用者が死亡、入院・入所又は転出した場合
○　利用者の病状、要介護度等の改善により、訪問看護の必要を認められなくなった場合
○　事業所が正当な理由無く適切なサービスを提供しない場合
○　事業所が守秘義務に反したり、常識を逸脱する行為を行った場合
○　その他解約せざるを得ない状況が生じた場合

（賠償責任）
第７条　事業所は、訪問看護の提供に伴い、利用者又は家族の生命・身体・財産に損害を及ぼした場合は利用者に対し速やかに損害を賠償します。

（秘密保持）
第８条　事業所及びその従業員は、訪問看護を提供するうえで知り得た利用者又はその家族の秘密を守ることを義務とします。
２　事業所は、サービス担当者会議等において利用者又はその家族の個人情報を提供する場合は事前に同意を得ます。
３　事業所及びその従業員は退職後も在職中に知り得た利用者又はその家族の秘密を守ることを義務とします。

（苦情対応）
第９条　事業者は、利用者又はその家族から苦情の申し出があった場合は速やかに対応します。
２　事業者は利用者又はその家族が苦情申立機関に苦情申し立てを行った場合、これを理由としていかなる不利益、不公平な対応もいたしません。

（連携）
第10条　事業所は訪問看護の提供にあたり、主治医及び介護支援専門員、その他保健・医療・福祉サービスを提供する者との連携を密に行います。
２　事業所は、当該契約の変更又は終了に際し速やかに利用者担当の介護支援専門員等にも連絡します。

（契約外条項）
第11条　利用者及び事業所は信義誠実をもってこの契約を履行します。
２　本契約に規定のない事項については、介護保険法等関係法の規定を尊重し、利用者及び事業所の協議に基づき定めます。

契約年月日　　平成　　年　　月　　日

医療法人○○訪問看護ステーション
□□県◇◇市☆☆☆１丁目２番３号
訪問看護ステーション管理者氏名　○○　□□　印

利用者（又は代理人）

住所＿＿＿＿＿＿＿＿＿＿＿＿＿＿

氏名＿＿＿＿＿＿＿＿＿＿＿＿＿＿印

図V-2-5　個人情報の保護に関する取り扱いについてのお知らせ

個人情報の保護に関する取り扱いについてのお知らせ

○○訪問看護ステーションでは、ご利用者が安心して訪問看護を受けられるよう、ご利用者の個人情報の取扱いに万全の体制で取り組んでおります。ご不明な点などございましたら、担当窓口にお問い合わせください。

○個人情報の利用目的について
当訪問看護ステーションでは、ご利用者の個人情報を掲示している目的（裏面参照）で利用させていただきます。これら以外の利用目的で使用する必要がある場合は、改めてご利用者の同意をいただくようにいたします。

○個人情報の訂正・利用停止について
当訪問看護ステーションが保有しているご利用者の個人情報の内容が事実と異なる場合などは、訂正・利用停止を求めることができます。調査の上、対応いたします。

○個人情報の開示について
ご自身の訪問看護記録等の閲覧や複写をご希望の場合は、担当者までお申し出下さい。なお、開示には手数料がかかりますのでご了承ください。（裏面参照）

○相談窓口のご案内
ご質問やご相談は当ステーション事務所までお気軽にお寄せ下さい。

平成　年　月　日　○○訪問看護ステーション　管理者　□□　□□

図V-2-6　訪問看護ステーションにおけるご利用者の個人情報の利用目的

訪問看護ステーションにおけるご利用者の個人情報の利用目的

訪問看護を実施するため、以下の範囲で個人情報を断りなく利用させていただきます。

○訪問看護ステーション内での利用
・ご利用者に提供する訪問看護サービス（計画・報告・連絡・相談等）
・医療保険・介護保険請求等の事務
・会計・経理等の事務
・事故等の報告・連絡・相談
・ご利用者への看護サービスの質向上（ケア会議、研修等）
・その他、ご利用者に係る事業所の管理運営業務

○他の事業所等への情報提供
・主治医の所属する医療機関、連携医療機関、ご利用者に居宅サービスを提供する
（ほかの）居宅サービス事業者や居宅介護支援事業所との連携（ただし、サービス担
当会議等への情報提供はご利用者に改めて同意を得ます）、照会への回答
・その他の業務委託
・家族等のご利用者への心身の状況説明
・医療保険・介護保険事務の委託
・審査支払機関へのレセプト提出、審査支払機関又は保険者からの照会への回答
・損害賠償保険などに係る保険会社等への相談又は届出等

○その他上記以外の利用目的
・看護サービスや業務の維持・改善のための基礎資料
・訪問看護ステーションで行われる学生の実習への協力
・学会等での発表（原則、匿名化、匿名化が困難な場合は利用者の同意を得ます）

開示にかかる手数料

開示の方法	利用料
閲覧（立会い）	△ △円（1件1時間あたり）
閲覧（口頭による説明月立会い）	△ △円（1件1時間あたり）
複写の提供	△ △円（1枚につき）
電子媒体による記録の場合	△ △円（用紙への出力1枚につき）
要約書作成	△ △円（1種類につき）

図V-2-8　緊急対応についての同意書

緊急対応についての同意書

○○訪問看護ステーション
管理者　××　××　殿

平成　年　月　日

私は○○訪問看護ステーションに24時間連絡がつき、必要に応じて、計画では訪問になっていない緊急時にも訪問看護を受ける体制を申し込みます。

□医療保険：24時間対応体制加算
　月に6,400円を加算することに同意します。
□介護保険：緊急時訪問看護加算
　月に574単位を加算することに同意します。

利用者氏名　　　　　　　　　　印

代理人氏名　　　　　　　　　　印

図V-2-7　個人情報使用同意書

個人情報利用に関する説明及び同意書

当訪問看護ステーションでは、ご利用者へ安全でより良い看護サービスを提供するため、また他の居宅サービス等と連携をとるために、サービス担当者会議等において、介護支援専門員や他のサービス担当者等に、ご利用者又はご家族の個人情報を提供する場合がございます。なお、個人情報の利用はサービス提供に必要な範囲とし、サービス担当者等は、業務上知り得た個人情報を漏らすことがないよう法律で義務付けられています。

平成　年　月　日

事業者
○○訪問看護ステーション
管理者氏名　　　××　××

私又は私の家族は自身又は家族の個人情報について、上記目的において利用することの説明を受け同意いたします。

利用者氏名　　　　　　　　　印

代理人氏名　　　　　　　　　印

家族氏名　　　　　　　　　　印

家族氏名　　　　　　　　　　印

家族氏名　　　　　　　　　　印

個人情報保護についての説明と同意も重要な項目である。訪問看護では，利用者の住所や電話番号だけでなく，傷病名や既往歴，感染症の有無，家族の状況など，多くの重要な個人情報を取り扱う。利用者だけでなく，利用者の家族の情報（電話番号など）を利用することもあるため，個人情報の利用について説明し（図V-2-5，図V-2-6），同意を得ておく（図V-2-7）。

緊急時訪問看護加算（介護保険），24時間対応体制加算（医療保険）を申請している場合，24時間いつでも看護師と連絡がとれること，必要に応じて医師と連携して対応すること，24時間連絡できる電話番号，対応する看護師の氏名などを説明するとともに，書面で提供する。さらに，電話を受けてから利用者宅に到着するまでのおおよその時間を伝えておくと，実際の緊急時に互いに安心である。なお，訪問看護ステーションが24時間体制をとっていても，すべての利用者が契約するものではないため，緊急対応の希望者から同意を得ておく必要がある（図V-2-8）。

3 訪問前の準備

1 訪問看護に必要な情報の収集，訪問看護指示書，ケアプラン，前回訪問時の記録確認

訪問看護を行うにあたり，多くの情報があることは大切であるが，始まってすぐ必要な情報が揃っているとは限らない。まずは，利用者の氏名，自宅の場所（地図），電話番号，主な傷病名，主治医，担当ケアマネジャー，訪問看護の利用目的などを確認しておく。

訪問看護指示書では，利用者の氏名や住所，電話番号だけでなく，指示期間・傷病名・処置などの指示内容を確認する。指示期間が途切れている間，訪問はできなくなるため，常に確認しておく必要がある。また，訪問看護は介護保険の利用が優先されるが，傷病名や使用する医療機器の内容により，利用する保険が定められているため注意する。

医療保険を利用する場合は，40歳未満で医師が訪問看護を必要と認めた場合，40歳以上65歳未満で特定疾病以外の場合，介護保険で要支援要介護非該当（自立）の場合，特別訪問看護指示書の指示期間，末期の悪性腫瘍患者その他別に厚生労働大臣が定める疾病等〔Ⅳ-1-3（p.177）参照〕に当てはまる場合，精神科訪問看護，入院中の外泊時などである。

介護保険を利用する場合，必ずケアプランに訪問看護が位置づけられている。訪問看護の内容はもちろん，ほかのサービスがどのような役割を担っているか，いつ，どのサービスが入っているかなどを確認しておく。訪問看護の内容が一致しない場合は，ケアマネジャーに連絡し，ケアプランに沿った訪問看護になるよう注意する。

前回訪問時の記録では，利用者の病状，連絡事項などを確認する。

2　訪問看護の契約の確認

　訪問看護を行うためには，利用者と訪問看護ステーションが契約をかわしている必要がある。契約にはさまざまな取り決めがあるため，その内容を知っておく必要がある。特に，保険の種類や緊急対応の契約の有無，緊急時の連絡先は，訪問時に必要になることもあるため，確認しておく。

3　利用者・家族への事前連絡と交通手段の確認

　初めて利用者宅を訪問する場合，事前に電話等で連絡をとり，訪問日時を決めておく。退院前カンファレンスを行う場合は，その場で訪問の日時を決めることもあるため，事前に訪問看護ステーションの訪問予定を確認しておくとよい。また，ケアマネジャーが，前もって利用者やその家族の都合を確認していることもある。どちらにしても，訪問の日時を決める際は，利用者とその家族の都合を確認し，できる限り希望に沿えるよう訪問を調整する。

　利用者宅へ訪問する移動手段は，自動車，バイク，自転車，電車等の公共交通機関など，訪問看護ステーションによってさまざまである。訪問までに，どの方法で訪問するか，移動にどの程度時間が必要か，詳細な移動行程を確認し，余裕をもって訪問する。また，自動車・自転車等を利用する場合は，駐車場，駐輪場等の確認も必要である。

4　訪問計画

　介護保険を利用する場合は，ケアマネジャーが立案したケアプランに沿って訪問する。医療保険を利用する場合も，ケアプランに則ってほかの介護サービスが計画されていることもあるため，利用者の予定を十分に確認し訪問する。また，約束した時間に遅れないよう，余裕をもって行動する。緊急訪問などにより万が一遅れそうなときは，早めに利用者かその家族に連絡し，訪問できる時間を伝える。

　初回訪問は，訪問看護ステーションの管理者と担当看護師の同行が望ましい。

5　必要物品の準備

　訪問看護に必要な物品などをかばんに入れて準備しておく（表V-2-1）。ケアの内容により必要物品は変わるので，忘れ物がないよう注意する。

　感染症が発生した場合は，疾患に合わせて感染対策に必要な物品を準備する。

表V-2-1　訪問看護に常に必要な物品の例

> 電子体温計，秒針のついた時計，血圧計，パルスオキシメーター，手指消毒用アルコール，はさみ，コッヘル，駆血帯，テープ，ガーゼ，ゴム手袋，タオル，替えの靴下，マスク　など

4　訪問時の一般的注意事項

1　訪問の仕方

ⓐ 家庭への入り方，身だしなみ・挨拶などのマナー

　患者が通院してくる病院とは違い，訪問看護では療養者の自宅へ看護師が出向いていく。したがって，また来てもらいたいと思われるようでなくてはいけない。そのためには，看護師としての知識や技術だけでなく，一般的なマナーはもちろん，各家庭のルールを知り，そのルールを守ることも大切である。そのような態度が，信頼関係の第一歩となるだろう。

　療養者宅を訪問する際，約束した時間に着くよう注意する。療養者宅に到着したら，決められた場所に自動車等を停め，上着は脱いでからインターホンを押す。上着や雨の日のカッパは，療養者やその家族に置き場所を確認する。療養者が独居の場合，本人が玄関まで出られないこともあるため，入り方を確認し，その方法に従う。療養者宅に入ったら，笑顔で明るく挨拶する。

　身だしなみは，相手に不快感を与えないことが大切である。したがって，その善し悪しは相手の感覚による部分が大きい。身だしなみに気を配ることは，相手を気遣い，尊重することにもつながるだろう。どのような服装や髪形が好まれるかは，年齢や性別などにより感じ方が違うこともあるため注意する。

　服装は，訪問看護ステーションごとにユニフォームがたいていは決められているが，動きやすく，洗濯しやすいものを選ぶとよい。ユニフォームは毎日洗濯し，汚れがないものを着用する。ケア中や移動中に汚れてしまうことも考えられるため，着替えられるように予備を準備しておく。感染予防の点からも，必要時，エプロン等を使用するとよい。

　髪は清潔にし，ケア中に髪が乱れないよう，長い場合はピンやゴムでまとめる。必要時，キャップを使用する。

　化粧は，派手過ぎず，健康的に見えるようにし，爪は短く揃え，清潔にするだけでなく，療養者を傷つけないようにする。

ⓑ 訪問かばん・必要物品や機材の取り扱い方，後片づけ

　訪問かばんは，必要な物品が入る大きさで，耐久性のあるものを選ぶとよい。雨の日等は，かばんをビニール袋で覆うなど，濡れないよう配慮する。

　療養者宅に入った後も，訪問かばんや必要な物品類は，置き場所に注意する。例えば，かばん等を仏壇の前に置くのは避けたい。清潔な物品は，可能な限りテーブルや専用の台を使用させてもらえるようにする。ベッド上など療養者の周囲に物品は置かない。使用した物品等は，すべて元あった場所に戻す。洗面所等を使用した場合も，元どおりに片づけておく。特に給湯器等を利用した場合，必ず温度を元に戻し，熱傷などの事故が

起こらないように十分注意する。持参した物品などは，忘れ物がないよう退室前に確認する。

2　アセスメントと判断，看護計画，実施，評価の際の説明・対応

訪問看護では，利用者とその家族の情報を収集し，利用者が望む生活を送ることができるよう支援していく。まずは，利用者とその家族の話をよく聴き，内容を確認しながら，訪問看護師がアセスメントを行う。そのうえで必要な情報を提供し，訪問看護師のアセスメントや判断を利用者やその家族に伝える。アセスメントは看護の評価のためにも大変重要である。

アセスメントをしっかり行ったうえで，看護計画（図V-2-9）を立案するが，これは，訪問看護師だけで行うものではない。利用者やその家族の意見を取り入れ，どのような

図V-2-9　訪問看護計画書（モニタリング付）（療養者用）

訪問看護計画書

サービス提供期間　平成 年　月　日～　年　月　日

計画作成者氏名	×× ××		作成年月日	平成　年　月　日	
氏名	○○ ○○ 様	男 / 女	生年月日 / 要介護度	主治医	病院　Dr Tel
目標	(長期目標)				
	(短期目標)				
(利用者及び家族の希望)					

	区分	提供時間	曜日	サービス内容	所要時間	留意事項
訪問看護提供内容	訪問看護 1 2 3 4					
	訪問看護 1 2 3 4					
	訪問看護 1 2 3 4					

上記の訪問看護計画に基づきサービスを提供します。

説明日及び交付日	平成　年　月　日

○○訪問看護ステーション
所　長　㊞
説明者　㊞

利用者同意欄
上記説明を受け、同意いたします。
印

モニタリング結果：上記サービス提供期間終了時までに行います。

項目	目標	サービス実施状況	利用者・家族満足度	生活状況及び心身の状態変化	サービス提供内容量の変更の必要性
	□達成した □ほぼ達成した □未達成	□計画の通り実施できた □ほぼ計画通り実施できた □計画通り実施できず	□満足　□満足 □不満足　□不満足	□あり □なし	□必要あり □必要なし

方法で実施するのかなど，話し合い決めていくことになる。主治医の指示書，ケアマネジャーのケアプランに沿っていることも必要である。

　ケアを実施する際も，今から何を・どのように行っていくのか，利用者やその家族に伝えながら進めていく。また，複数の看護師がかかわる場合，担当によってケアが変わることがないよう，ケアの目標や実施内容・方法を共有しマニュアル等も整備する。ケアを評価する際も，医学的な評価に加え，利用者やその家族の思いが達成されたか，あるいはそこに近づいているか，満足度についても確認していく。

　どのような内容の場合も，利用者とその家族が，これまでどのように暮らし，今の生活や今後の人生をどうとらえ，どのような希望をもっているのかを聴き，その家庭の価値観に合った看護を行っていく。説明の際は，専門用語は極力控え，文書で示すことも含め，わかりやすく説明することを心がける。さらに，相手が理解できているかどうか，説明中の表情を観察し，説明の途中で質問がないか確認しながら進めていく。

3　限られた時間内での効率的かつ余裕をもった看護サービスの実施

　介護保険利用の場合は，1回の訪問が20分未満，30分未満，30～60分未満，60～90分未満，90分以上に分かれ，それぞれ利用料金が定められており，医療保険利用の場合は，1回の訪問がおおむね30～90分で，利用料金は回数により決まる。限られた時間の中で，利用者やその家族が希望する看護を提供するためには，訪問を計画する際，ケアの内容や利用者の状態に合わせ，必要な時間を予測することが大切である。また，行うケアに合わせて，事前に必要物品を揃えておく。実際にケアを行い，時間が不足する場合は，利用者やその家族に説明し時間の延長に同意を得る。介護保険利用の場合は，ケアマネジャーに報告し，ケアプランの変更を申し出る。

4　次回の訪問までの予測的看護

　訪問看護では，入院中の患者のように，療養者が24時間医療者に囲まれて過ごすことがない。多くの場合，週に1～2回の訪問である。そのため，日頃から療養生活に関する相談や指導を行い，セルフケアによる療養生活を送ることができるようにしておく必要がある。しかし，療養者やその家族がわずかな症状やその変化に気づき，体調の変化に対応することは困難なこともある。したがって訪問看護師は，今の症状や状態をアセスメントし，今後起こり得る変化を予測する必要がある。さらに，訪問看護師が行ったアセスメントと判断内容を，療養者本人やその家族が理解できるように説明し，療養者の体調に変化があった場合に対応できるよう，具体的に伝えておかなければならない。また，対応方法は，療養者やその家族のセルフケア能力，サービス利用内容などに合わせる必要がある。他職種とも情報共有することで，療養者やその家族だけで対応できない部分を補うこともできる。そうすることで，病状の重症化を防ぎ，療養者とその家族は，徐々にセルフケア能力を向上させることができる。

5 緊急時，夜間・休日対応への対策

介護保険の緊急時訪問看護加算，医療保険の24時間対応体制加算を申請している訪問看護ステーションは，この体制を利用する契約をした利用者に対し，24時間365日，夜間でも休日でも利用者やその家族の要請に応じて看護を提供する必要がある。緊急時に対応する看護師は，その契約している利用者の状況を把握できるよう，日頃から訪問看護を担当したり，担当看護師から情報収集したりする。また，緊急対応が必要な状況の利用者がいるときは，全員が情報を共有するために，カンファレンス等を行う。

訪問を要請された場合は，訪問看護師が利用者宅に到着するまでのおおよその時間や，訪問看護師到着までに利用者やその家族が自宅でできることを説明する。

夜間の訪問は危険を伴うため，可能であれば2人で訪問する，タクシーを利用するなど，安全に留意する。

訪問中の利用者の状態変化や訪問宅へ向かう途中のトラブルなど，予定どおりに行動できなくなることがある。そのときは，すぐに訪問看護ステーションへ連絡し，その後の訪問時間の変更や代わりに訪問できる看護師の調整を依頼する。このような緊急時には落ち着いて行動し，1人で対応しないようにする。

また，訪問看護師が病気などの都合により急に休みをとる場合，その日の訪問全体の調整が必要になる。なるべく利用者の負担にならないよう，利用者とその家族の体調や予定を確認し，時間の変更などを申し出る。

さまざまな状況に対応するため，日々の訪問予定に余裕があることが望ましい。

5 訪問後の整理

1 管理者等への報告，ケースカンファレンスの開き方および必要性など

どのような場合に管理者へ報告するかは，訪問看護ステーションによって異なる。訪問看護ステーションが開設間もない時期や新任の訪問看護師の場合，すべての利用者について管理者に報告するほうが，利用者の状態の把握や，訪問看護を学ぶ意味でも望ましい。しかし大規模な訪問看護ステーションでは，毎日すべての利用者について管理者に報告することは難しい。ただし，インシデントや事故はもちろん，医師に報告するような変化や，訪問で気になることがあった場合は，速やかに管理者へ報告し，できる限り早急に管理者とともに対応する。

利用者について疑問や気がかりがある場合，ケースカンファレンスを開き，ほかの看護師の意見を聞く。事例提供者は要点をまとめたうえで時間を決めて説明し，特に，参加者は事例提供者が気になっていることや困っていることを解決できるように注意する。なお事例提供者の看護や対応についての評価はしないようにする。

また，精一杯ケアを行っても，利用者が最期を迎えることを避けられないとき，訪問

看護師が後悔の念や無力感にさいなまれることがないよう配慮が必要になる。その一つとして、なるべく早い時期にデスカンファレンスを開くことが望ましい。デスカンファレンスを行うことはケアの過程を振り返ることになり，経験を今後の看護に活かし，参加者全員の看護の質の向上につながる。さらに，かかわった看護師の心のケアや、成長の糧ともなる。

2　主治医への連絡・報告，看護職間および関係機関や医療機関等の連絡・調整

　訪問は基本的に1人で行われる。また，病院とは違い，1人の利用者に対し，複数の事業所に所属するさまざまな専門職がかかわっている。したがって，それぞれが知りえた情報を，多事業所の多職種間で共有する必要がある。

　例えば，病状の変化があった場合，訪問看護師は主治医へ連絡し指示を受ける。緊急に対応が必要な場合は，訪問中にその場で電話し指示を受ける。緊急ではないが何らかの対応を主治医に相談したい場合や病状等の報告のみの場合は，連絡先の医師の都合も考慮し，時間を決めて電話をしたり，FAXやメールを利用するなどケースバイケースである。地域によっては，ICTの利用により情報共有が図られていることもあるが，緊急の場合はICTのみに頼らず，電話で連絡をとるほうがよい。また，訪問看護指示書を交付している主治医に対しては，訪問看護師から毎月報告書（図Ⅴ-2-10）と計画書（図Ⅴ-2-11）を提出する義務がある。

　複数の訪問看護師が利用者にかかわっている場合，看護職間で情報共有する。特に訪問看護ステーションが2〜3カ所入っている場合，互いに情報共有できるよう配慮する。

　利用者の状態の変化等により，ケア内容や時間などケアプランに変更が必要な場合は，ケアマネジャーに連絡し，対応してもらう。なおケアマネジャーにも毎月報告し，求めに応じて計画書を提出する。

3　次回訪問予定，緊急時訪問，訪問看護の終了（完結）の方法

　その日のケアが終了し訪問を終えるときは，次回の訪問日時を確認しておくようにする。自宅での療養や介護は，生活の中のさまざまな予定の中に組み込まれる。念のため，療養者やその家族の同意を得てカレンダー等に記入してもよい。

　緊急訪問をした際は，訪問看護経過記録に記録するだけでなく，必要に応じて，主治医，ケアマネジャー，担当看護師，管理者に報告する。

　訪問看護を終了するのは，利用者の病状や要介護状態が改善した場合，長期の入院，入所，転出，死亡の場合がある。訪問看護経過記録の保存期間は原則2年であるが，地方自治体によって異なるため，確認のうえまとめて保管する。

図V-2-10　訪問看護報告書

別紙様式2　　　　訪問看護報告書

利用者氏名		生年月日	年　月　日（　　）歳
要介護認定の状況	要支援（1　2）　要介護（1　2　3　4　5）		
住　所			
訪問日	年　月 1 2 3 4 5 6 7 8 9 10 11 12 13 14 15 16 17 18 19 20 21 22 23 24 25 26 27 28 29 30 31 訪問日を○で囲むこと。理学療法士、作業療法士又は言語聴覚士による訪問看護を実施した場合は◇、特別訪問看護指示書に基づく訪問看護を実施した日は△で囲むこと。緊急時訪問を行った場合は × 印とすること。なお、右表は訪問日が2月にわたる場合使用すること。	年　月 1 2 3 4 5 6 7 8 9 10 11 12 13 14 15 16 17 18 19 20 21 22 23 24 25 26 27 28 29 30 31	
病状の経過			
看護・リハビリテーションの内容			
家庭での介護の状況			
衛生材料等の使用量および使用状況	衛生材料等の名称：（　） 使用及び交換頻度：（　） 使用量：（　）		
衛生材料等の種類・量の変更	衛生材料等（種類・サイズ・必要量等）の変更の必要性：　有　・　無 変更内容		
特筆すべき事項			
作成者①	氏名：	職種：看護師・保健師	
作成者②	氏名：	職種：理学療法士・作業療法士・言語聴覚士	

上記のとおり、指定訪問看護又は看護サービスの提供の実施について報告いたします。

年　月　日

事業所名
管理者氏名　　　　印

殿

図V-2-11　訪問看護計画書（主治医，ケアマネジャー用）

別紙様式1　　　　訪問看護計画書

利用者氏名		生年月日	年　月　日（　　）歳
要介護認定の状況	要支援（1　2）　要介護（1　2　3　4　5）		
住　所			
看護・リハビリテーションの目標			
年月日	問題点・解決策	評価	
衛生材料等が必要な処置の有無		有　・　無	
処置の内容	衛生材料（種類・サイズ）等	必要量	
備考（特別な管理を要する内容、その他留意すべき事項等）			
作成者①	氏名：	職種：看護師・保健師	
作成者②	氏名：	職種：理学療法士・作業療法士・言語聴覚士	

上記の訪問看護計画書に基づき指定訪問看護又は看護サービスの提供を実施いたします。

年　月　日

事業所名
管理者氏名　　　　印

殿

4 衛生材料・医療器具の整備，医療廃棄物の処理の方法

　医師から衛生材料が必要な処置の指示があれば，必要な衛生材料は医師が処方する。しかし，すべての材料が処方されず，購入が必要になることもある（表V-2-2）。訪問看護計画書・報告書に「必要な処置」「材料」「頻度」を記載し，可能な限り処方されるようにする。処方される材料と購入が必要な材料を把握し，処置が適切に行えるよう準備する。また，準備された材料が清潔に保管できるよう，利用者やその家族と協力する。

　訪問看護ステーションで保管できる衛生材料は，表V-2-2のように決まっている。

　医療廃棄物の処理は，地方自治体ごとに決まっているので，ホームページなどで確認し，利用者やその家族にも確実に伝えておく（参考：日本医師会「在宅医療廃棄物適正ガイドライン（2008年2月）」http://dl.med.or.jp/dl-med/doctor/haiki/guideline.pdf）。ただし，注射針などは処方した医療機関が廃棄する。注射針等を自宅で保管する場合は，専用の容器や空きビンなどを使用し，針刺し事故等がないよう安全に十分注意する。

表V-2-2　衛生材料等の整理

訪問看護ステーションで卸売販売業者から購入できる医薬品として整理されたもの（従前より使用・保管は可能）

• 消毒用エタノール	• ポビドンヨード液	• 滅菌グリセリン
• グルコン酸クロルヘキシジン	• グリセリン浣腸液	• オリーブ油
• 塩化ベンザルコニウム	• 白色ワセリン	• 生理食塩液
• 精製水	• 滅菌蒸留水	

訪問看護ステーションで購入・保管できるものの例

衛生材料		
• ガーゼ	• 脱脂綿	• 綿棒
• 綿球	• 滅菌手袋	• 絆創膏
• 油紙	• リント布	• 包帯
• テープ類	• 医療用粘着包帯	• ドレッシング材
• 使い捨て手袋		

医療機器等		
• 採尿・痰・血容器	• イルリガードル	• 胃ろう・経管栄養チューブ
• 注射器（ディスポ）	• 蓄尿バッグ	• カテーテルチップ
• 注射針	• ポート針	• 点滴用ルート・フィルター
• 酸素カニューレ	• 吸引カテーテル	• 気管カニューレ
• 膀胱留置カテーテル	• 導尿カテーテル	• 延長チューブ
• 三方括栓・キャップ	• ポンプ用ルート	• 鑷子
• ステート	• SPO_2モニター	• 血圧計
• ペン型インスリン注射器	• 吸入器	• 吸引器
• 血糖測定器	• 人工呼吸器/関連機材	• 在宅酸素療法機材
• 輸液ポンプ	• 経管栄養注入ポンプ	• シリンジポンプ
• PCAポンプ		

[日本訪問看護財団HP：https://www.jvnf.or.jp/newinfo/20180510.pdf（2018年9月アクセス）]

参考文献

● 川越博美, 他総編集（2006）：最新訪問看護研修テキスト―ステップ1-①, p.100-117, 日本看護協会出版会.

3 訪問看護の記録

1 訪問看護実施に関する記録

1 記録の目的

　看護記録とは,「看護実践の一連の過程の記録は,看護職の思考と行為を示すものである。その記録は,看護実践の継続性と一貫性の担保,評価及び質の向上のため,客観的で,どのような看護の場においても情報共有しやすい形とする。それは行った看護実践を証明するもの」[1]とされる。訪問看護においては,療養者の居宅に赴き訪問看護を提供することから,看護実践の一連の過程の記録が重要となる。そのため,訪問看護記録の目的は,①看護実践の明確化,②看護実践の根拠,③訪問看護の多職種との協働 (ICTの活用),④報酬請求の裏づけ,⑤看護評価の資料,⑥医療事故等の法的根拠となるものである。

2 記録の種類

a 交付される記録

訪問看護指示書

　訪問看護の対象者に対して,保険医療機関の医師 (歯科医は交付できない) が指定訪問看護の必要性を認めたものに限られるものであることを踏まえ,訪問看護ステーションは訪問看護の提供時に,主治医が発行する訪問看護指示書の交付を受けなければならない。指示書の種類は,訪問看護指示書と精神科訪問看護指示書があり,その他の指示書として,特別訪問看護指示書と在宅患者訪問点滴注射指示書がある。精神科訪問看護指示書は,精神科を標榜する保険医療機関の医師のみ交付できる。訪問看護指示書の有効期間は,1カ月～最長6カ月である。

　特別訪問看護指示書　　急性増悪等により,主治医が,週4日以上の頻回な訪問看護が必要と判断した場合,その診察日から指示期間最長14日間に限り交付できる。ただし,厚生労働大臣が定める気管カニューレを使用している状態や真皮を越える褥瘡の状態にある介護保険の訪問看護利用者は,月2回まで特別訪問看護指示書の交付が可能である。

　在宅患者訪問点滴注射指示書　　主治医が,在宅で点滴が必要と判断した場合,その診察日から,指示期間最長7日間 (必要時,再交付可能) において交付ができる。

ケアプラン〔(介護予防)居宅サービス計画書〕

ケアプランは，介護保険の利用者が受けるサービスの利用計画で，利用者の心身の状況・環境・本人や家族の希望等を反映し，訪問回数・時間・内容が作成・提供される。そのため訪問看護は，そのケアプランおよび訪問看護指示書の内容に沿って，訪問看護計画書を立案，またケア内容に変更が生じる場合は，ケアプランの変更が必要となる。ケア内容の変更等に当たっては，ケアマネジャーが利用者や家族へ説明し，同意を得ることが必要である。

サービス提供票

ケアプランに沿って，月ごとに作成され，その計画に基づいて訪問看護を実施する。緊急時や計画外のサービス導入の必要等が生じた場合は，ケアマネジャーと連絡調整を行い，利用者や家族に説明して同意を得たうえで，計画の変更を行う。

❺ 訪問看護師が作成する記録

訪問看護計画書および訪問看護報告書

訪問看護計画書および訪問看護報告書の作成については，「指定居宅サービス等事業の人員，設備及び運営に関する基準」により，具体的な様式および記載要項が示されている。看護師等（准看護師を除く）が作成し，適切な訪問看護を提供するために，定期的に主治医に提出し連携を図る必要がある。

訪問看護計画書 訪問看護計画書は，主治医の指示書に基づき，本人や家族の希望，また客観的な視点から，心身の状況，社会生活面，家族・介護面などの情報収集・アセスメントを行い，介護保険においてはケアプランに沿って，看護目標や具体的なサービス内容などを立案し，記載する。訪問看護計画書を本人や家族へ交付する際には，説明と同意が必要である。また，介護保険にて訪問看護を提供されている利用者が急性増悪等で特別訪問看護指示書により，医療保険給付対象となる場合は，その変更された訪問看護計画の内容が明確になるように，罫線で囲むことが必要である。また，翌月の訪問看護計画を立案する際には，当月の訪問看護記録内容から，訪問看護計画の評価を十分に行い，訪問看護計画書に記載し検討していく。

訪問看護報告書 訪問看護報告書は，訪問日，提供した看護内容，サービス提供結果などを記載する。また，特別訪問看護指示書に基づく訪問看護を行った場合には，病状および心身の状態等の変化など，頻回な訪問看護を行う必要性とそれに対して提供した看護内容やサービス提供結果を記載する必要がある。

訪問看護記録Ⅰ

訪問看護記録Ⅰは，利用者ごとに，初回訪問時に把握した基本的な情報，主治医等を記入する記録書である。

具体的には，訪問看護の依頼目的，初回訪問年月日，主たる傷病名，既往歴，現病歴，療養状況，介護状況，緊急時の主治医・家族等の連絡先，指定居宅介護支援事業所の連絡先，その他の関係機関との連絡事項などを記載する。

訪問看護記録Ⅱ

訪問看護記録Ⅱは，訪問ごとに記入する記録書である。具体的には，訪問年月日，病

状・バイタルサイン，実施した看護・リハビリテーションの内容などを記載する。また，精神訪問看護に係る記録書に関しては，訪問先，食生活・清潔・排泄・睡眠・生活リズム・部屋の整理状態など，精神状態，服薬等の状況，作業・対人関係，実施した看護内容などの必要な事項を記載する。記載時の注意点として，記録の記載範囲は，看護計画および実践した看護，評価等の事項であり，看護者の責任範囲を超えるような傷病名の診断，治療方針の決定などの記載は行ってはならない。また，事業所内で，記録方法や記録様式や使用する用語等の統一が必要である。

市町村等に対する情報提供書

訪問看護ステーションでは，利用者の同意を得て，市町村が実施する保健福祉サービスや保健所，精神福祉センター等との連携のために，市町村等に訪問看護の情報を提供してきたが，2018（平成30）年診療報酬改定により，その提供先が義務教育諸学校や保健医療機関にまで拡大された。

市町村等，義務教育諸学校（入学・転学時）への情報提供（訪問看護情報提供療養費1，2）においては，関係機関からの求めに応じて，訪問看護を行った日から，2週間以内に，所定の様式で情報提供を行う。また，保険医療機関等への情報提供（訪問看護情報提供療養費3）は，入院・入所時に主治医へ情報提供を行い，主治医が入院先等の医師に対して，診療や訪問看護の情報の提供を行う。

所定の様式については，各様式に示している事項がすべて記載されている様式であれば，他の様式でも使用可能である。

苦情の内容等の記録

苦情に関する記録に関しては，提供した訪問看護に関する利用者や家族からの苦情に迅速かつ適切に対応するために，相談窓口等の体制および手順など，事業所における苦情に対して講ずる措置の概要について明らかにする。またその内容について，訪問看護事業所内にも掲示しなければならない。

記録の内容については，苦情の受付日・担当者名，苦情内容，苦情対応の過程・結果，サービス向上に向けた取り組みなどを記載する。

事故の状況および対応についての記録

訪問看護の提供により事故が発生した場合は，市町村，利用者の家族，利用者に関係する居宅支援事業者等に対して速やかに連絡を行い，かつ発生日時，事故の状況，処置の実際について記録を残さなければならない。

訪問看護ステーションは，大きな事故を起こさないように，日頃からヒヤリハット報告を行い，予防対策を検討し，不幸にも事故が発生してしまった場合には早急な対応ができるように，事故対策を講じる必要がある。

ⓒ その他の記録

その他の記録類として，健康保険被保険者証，健康保険高齢受給者証，介護保険被保険者証，医療券，介護券，公費負担医療受給者証等があり，定期的な確認や写しの保管が必要である。

3 記録の方法

a 記録用紙

　記録用紙での記録は，コストがかからず特別な操作もなく手軽に記録ができるが，スタッフ間での情報共有等が簡単ではない。また，看護記録を訂正する場合は，訂正前の内容，訂正者，訂正日時がわかるようにし，修正液の使用や誤記部分を塗りつぶすこと等は行ってはならない。

　なお，訂正とは誤った記載を修正することであり，改ざんとは事実と異なる記載になるよう不当に改めることである。記録の訂正が改ざんとならないように，くれぐれも注意が必要である。

b ICT の活用

　場所を問わず，効率的に記録することを可能にする手段として，ICT の活用が挙げられる。スタッフ間においても，簡単に情報共有や緊急時に必要な記録の検索・閲覧等ができ，事業の運営における統計などが素早くできるなどのメリットがある。

　しかし，事業所における ICT 環境整備については，導入・維持費の問題のほか，特別な操作や情報管理が必要となるなど，簡単には運用にまで至らない現状もある。アカウントのなりすまし，意図しないページやアプリへの誘導による詐欺，また情報の漏洩等を防ぐためのアクセス権限の適切な設定など，情報の管理が重要となる。

　ICT 等を活用した記録を行う場合には，利用者に対して，使用目的・方法，個人情報の保護の対策などについて規定を定め，重要事項説明書を作成し，利用者・家族の同意を得ることが必要である。

4 記録の管理

a 訪問看護記録の保管義務

　介護保険や医療保険において，訪問看護の事業の状況を適正に把握するために，訪問看護の完結の日から 2 年間，訪問看護記録を保存しておかなければならない。しかし，都道府県によって記録の保管期間が異なる場合があるため，所在地の行政機関に確認が必要である。

b 記録の開示

　本人（遺族を含む）から訪問看護記録等の開示を求められた場合は，その記録をありのまま開示しなければならない。代理人の場合は，委任状が必要である。情報開示は，管理者立会いのもと，訪問看護ステーションで行う。ただし，本人以外の個人情報については，個人が特定できないように黒塗りにするなど，開示する記録の関係者（医師など）にも開示する旨を伝え，了承を得ることが必要である。また，開示の経過を記録してお

かなければならない（Ⅲ-1「リスクマネジメント」p.124 参照）。

2 その他の記録の整備

1 管理記録

ⓐ 業務日誌

訪問看護利用者の氏名，訪問場所，訪問時間（開始時刻および終了時刻）および訪問人数などを記録する。

ⓑ スタッフの勤務状況，給与，研修に関する記録

スタッフの勤務体制
月ごとに日々の体制や職務内容を定め，勤務表（常勤，非常勤）を作成する。

研修に関する記録
各スタッフごとに計画を作成し，研修の実績を記録する。

ⓒ 月間ならびに年間の事業計画および事業実施状況表

管理者は，訪問看護事業の適正かつ円滑な運営を図るために，月間ならびに年間計画を立案し，訪問状況の把握や職員の研修等による訪問看護に必要な技術および資質の向上を行う。また，事業の実施状況表を作成し，事業計画および運営等の状況を把握する。

2 市町村等との連絡調整に関する記録

関係機関や自治体などと連絡調整した日時，内容などを記載しておく。

3 運営規定など

運営規定に定める事項は，①事業の目的・運営の方針，②従業者の種類・員数・職務内容，③営業日・営業時間，④指定訪問看護の内容および利用料その他の費用，⑤通常の事業の実施地域，⑥緊急時等における対応方法，⑦その他の訪問看護ステーションの運営に関する重要事項である。その運営規定に変更が生じた場合は，原則 10 日以内に，届け出を行う必要がある。

また，重要事項説明書，契約書，個人情報保護に関する同意書などはⅤ-2「訪問看護の実際」p.224 を参照。

4 会計経理に関する記録

会計経理について，事業所ごとに区分経理を行い，また，訪問看護の事業の会計とそ

の他の事業の会計を区分した記録が必要である。また，介護保険において，サービス提供票や請求書や領収書などの書類は，基本的には完結の日から2年間保存しておかなければならない。市町村によっては，書類の保存期間が異なるので，確認が必要である。

5 設備および備品などに関する記録

訪問看護に必要な設備，備品および消耗品などは台帳に記載し，管理をしなければならない。

| 引用文献 |

1）日本看護協会（2016）：看護業務基準（2016年改訂版），p.4.

| 参考文献 |

- 社会保険研究所（2018）：訪問看護業務の手引 平成30年4月版.
- 日本訪問看護財団（2009）：訪問看護ステーションにおける個人情報の保護及び情報提供に関するガイドブック，日本訪問看護財団.
- 日本訪問看護財団編（2016）：訪問看護お悩み相談室，中央法規出版.
- 日本訪問看護財団監（2016）：訪問看護ステーション開設・運営・評価マニュアル 第3版，日本看護協会出版会.
- 厚生労働省（2017）：医療情報システムの安全管理に関するガイドライン 第5版.
- 厚生労働省（2016）：医療・介護関係事業者における個人情報の適切な取扱いのためのガイダンス.
- 厚生労働省（2005）：民間事業者等が行う書面の保存等における情報通信の技術の利用に関する法律等の施行に伴う指定訪問看護及び指定老人訪問看護における取扱いについて.
- 日本看護協会（2016）：看護業務基準 2016年改訂版，日本看護協会.
- 日本看護協会（2005）：看護記録および診療情報の取り扱いに関する指針，日本看護協会.
- 岩井郁子（2005）：研修用テキスト看護記録 第8版，アイ・アンド・アイコンサルティング.
- 保健医療福祉情報安全管理適合性評価協会（HISPRO）（2016）：医療情報連携において，SNSを利用する際に気を付けるべき事項．http://www.hispro.or.jp/open/pdf/SNS_RiyouCheckJikou_20160126.pdf
- 総務省（2016）：クラウド時代の医療ICTの在り方に関する懇談会報告書.

資料

資料1 看護者の倫理綱領

資料2 ICN 看護師の倫理綱領

資料3 介護保険法（抄）

資料4 健康保険法（抄）

資料5 高齢者の医療の確保に関わる法律（抄）

資料6 指定居宅サービス等の事業の人員，
　　　　設備及び運営に関する基準（抄）

資料7 指定居宅サービス等及び指定介護予防
　　　　サービス等に関する基準について（抄）

資料8 医療保険・介護保険に係る訪問看護等の報酬

資料 1　看護者の倫理綱領 （2003 年 日本看護協会）

前文

　人々は，人間としての尊厳を維持し，健康で幸福であることを願っている。看護は，このような人間の普遍的なニーズに応え，人々の健康な生活の実現に貢献することを使命としている。

　看護は，あらゆる年代の個人，家族，集団，地域社会を対象とし，健康の保持増進，疾病の予防，健康の回復，苦痛の緩和を行い，生涯を通してその最期まで，その人らしく生を全うできるように援助を行うことを目的としている。

　看護者は，看護職の免許によって看護を実践する権限を与えられた者であり，その社会的な責務を果たすため，看護の実践にあたっては，人々の生きる権利，尊厳を保つ権利，敬意のこもった看護を受ける権利，平等な看護を受ける権利などの人権を尊重することが求められる。

　日本看護協会の『看護者の倫理綱領』は，病院，地域，学校，教育・研究機関，行政機関など，あらゆる場で実践を行う看護者を対象とした行動指針であり，自己の実践を振り返る際の基盤を提供するものである。また，看護の実践について専門職として引き受ける責任の範囲を，社会に対して明示するものである。

条文

1．看護者は，人間の生命，人間としての尊厳及び権利を尊重する。
2．看護者は，国籍，人種・民族，宗教，信条，年齢，性別及び性的指向，社会的地位，経済的状態，ライフスタイル，健康問題の性質にかかわらず，対象となる人々に平等に看護を提供する。
3．看護者は，対象となる人々との間に信頼関係を築き，その信頼関係に基づいて看護を提供する。
4．看護者は，人々の知る権利及び自己決定の権利を尊重し，その権利を擁護する。
5．看護者は，守秘義務を遵守し，個人情報の保護に努めるとともに，これを他者と共有する場合は適切な判断のもとに行う。
6．看護者は，対象となる人々への看護が阻害されているときや危険にさらされているときは，人々を保護し安全を確保する。
7．看護者は，自己の責任と能力を的確に認識し，実施した看護について個人としての責任をもつ。
8．看護者は，常に，個人の責任として継続学習による能力の維持・開発に努める。
9．看護者は，他の看護者及び保健医療福祉関係者とともに協働して看護を提供する。
10．看護者は，より質の高い看護を行うために，看護実践，看護管理，看護教育，看護研究の望ましい基準を設定し，実施する。
11．看護者は，研究や実践を通して，専門的知識・技術の創造と開発に努め，看護学の発展に寄与する。
12．看護者は，より質の高い看護を行うために，看護者自身の心身の健康の保持増進に努める。
13．看護者は，社会の人々の信頼を得るように，個人としての品行を常に高く維持する。
14．看護者は，人々がよりよい健康を獲得していくために，環境の問題について社会と責任を共有する。
15．看護者は，専門職組織を通じて，看護の質を高めるための制度の確立に参画し，よりよい社会づくりに貢献する。

解説

1．看護者は，人間の生命，人間としての尊厳及び権利を尊重する。

　看護者の行動の基本は，人間の生命と尊厳の尊重である。看護者は，病院をはじめさまざまな施設や場において，人々の健康と生活を支える援助専門職であり，人間の生と死という生命の根元にかかわる問題に直面することが多く，その判断及び行動には高い倫理性が求められる。

　さらに，今日の科学技術の進歩はこれまで不可能であった医学的挑戦を可能にし，他方で医療費の抑制の問題は国家的課題になっており，複雑かつ困難な生命倫理的問題や資源の平等な配分のあり方という問題を提起している。

　看護者は，いかなる場面においても生命，人格，尊厳が守られることを判断及び行動の基本とし，自己決定を尊重し，そのための情報提供と決定の機会の保障に努めるとともに，常に温かな人間的配慮をもって対応する。

2．看護者は，国籍，人種・民族，宗教，信条，年齢，性別及び性的指向，社会的地位，経済的状態，ライフスタイル，健康問題の性質にかかわらず，対象となる人々に平等に看護を提供する。

　すべての人々は，平等に医療や看護を受ける権利を有している。看護における平等とは，単に等しく同じ看護を提供することではなく，その人の個別的特性やニーズに応じた看護を提供することである。看護者は，人々をその国籍，人種・民族，宗教，信条，年齢，性別及び性的指向（同性愛・異性愛などの指向の別をいう），社会的地位，経済的状態，ライフスタイル，健康問題の性質によって差別しない。また，看護者は，個人の習慣，態度，文化的背景，思想についてもこれを尊重し，受けとめる姿勢をもって対応する。

3．看護者は，対象となる人々との間に信頼関係を築き，その信頼関係に基づいて看護を提供する。

　看護は，対象となる人々との間に築かれる信頼関係を基盤として成立する。高度な知識や技術による看護行為は，信頼関係のもとで初めて効果的な看護援助となりうる。看護者には，信頼関係を築き発展させるよう努める責任がある。

　看護の援助過程においては，対象となる人々の考えや意向が反映されるように，積極的な参加を促すように努める。看護者は，自らの実践について理解と同意を得るために十分な説明を行い，実施結果に責任をもつことを通して，信頼を得るように努める。また，人々の顕在的潜在的能力に着目し，その能力を信頼し，忍耐をもって見守る。

　さらに，看護者は，対象となる人々に対する忠実義務を有し，築かれた関係によって生まれる看護者への信頼感や依存心に誠実に応えるように努める。

4．看護者は，人々の知る権利及び自己決定の権利を尊重し，その権利を擁護する。

　人々は，自己の健康状態や治療などについて知る権利，十分な情報を得た上で医療や看護を選択する権利を有している。看護者は，対象となる人々の知る権利及び自己決定の権利を擁護するために，十分な情報を得る機会や決定する機会を保障するように努める。診療録や看護記録などの開示の求めに対しては，施設内の指針等に則り誠意をもって応じる。

　自己の判断に基づき決定するためには，十分な情報を得るとともに，その内容を理解したり受け入れたりすることへの支援が不可欠である。看護者は対象となる人々の理解度や意向を確認しながらわかりやすく説明し，意思表示をしやすい場づくりや調整，他の保健医療福祉関係者への働きかけを行

う。さらに，必要に応じて代弁者として機能するなど，これらの権利の擁護者として行動する。

自己決定においては，十分な情報に基づいて自分自身で選択する場合だけでなく，知らないでいるという選択をする場合や，決定を他者に委ねるという選択をする場合もある。看護者は，人々のこのような意思と選択を尊重するとともに，できるかぎり事実を知ることに向き合い，自分自身で選択することができるように励ましたり，支えたりする働きかけも行う。個人の判断や選択が，そのとき，その人にとって最良のものとなるように支援する。

5. 看護者は，守秘義務を遵守し，個人情報の保護に努めるとともに，これを他者と共有する場合は適切な判断のもとに行う。

看護者は，個別性のある適切な看護を実践するために，対象となる人々の身体面，精神面，社会面にわたる個人的な情報を得る機会が多い。看護者は，個人的な情報を得る際には，その情報の利用目的について説明し，職務上知り得た情報について守秘義務を遵守する。診療録や看護記録など，個人情報の取り扱いには細心の注意を払い，情報の漏出を防止するための対策を講じる。

質の高い医療や看護を提供するために保健医療福祉関係者間において情報を共有する場合は，適切な判断に基づいて行う。また，予め，対象となる人々に通常共有する情報の内容と必要性等を説明し，同意を得るよう努める。家族等との情報共有に際しても，本人の承諾を得るよう最大限の努力を払う。

6. 看護者は，対象となる人々への看護が阻害されているときや危険にさらされているときは，人々を保護し安全を確保する。

看護者は，常に，対象となる人々が適切な看護を受けられるよう配慮する。しかし，保健医療福祉関係者によって，治療及び看護が阻害されているときや，不適切な判断や行為に気づいたときは，人々を保護するために働きかけたり，あるいは他の適切な手段によって問題を解決したりするように行動する。対象となる人々の生命，人権が脅かされると判断した場合には，害を為さないために，疑義の申し立てや実施の拒否を行う。

また，看護者の行為が対象となる人々を傷つける可能性があることも含めて，看護の状況におけるいかなる害の可能性にも注意を払い，予防するように働きかける。

7. 看護者は，自己の責任と能力を的確に認識し，実施した看護について個人としての責任をもつ。

看護者は，自己の責任と能力を常に的確に認識し，それらに応じた看護実践を行う。看護者は，自己の実施する看護について，説明を行う責任と判断及び実施した行為とその結果についての責任を負う。

看護者の責任範囲は保健師助産師看護師法に規定されており，看護者は法的責任を超える業務については行わない。自己の能力を超えた看護が求められる場合には，支援や指導を自ら得たり，業務の変更を求めたりして，提供する看護の質を保つよう努める。また，他の看護者に委譲する場合は自己及び相手の能力を正しく判断する。

8. 看護者は，常に，個人の責任として継続学習による能力の維持・開発に努める。

看護者には，科学や医療の進歩ならびに社会的価値の変化にともない多様化する人々の健康上のニーズに対応していくために，高い教養とともに高度な専門的能力が要求される。このような要求に応えるべく，計画的にたゆみなく専門職業人としての研鑽に励み，能力の維持・開発に努めることは，看護者自らの責任ならびに責務である。

日本看護協会は継続教育の基準を提示するとともに，様々な継続教育のプログラムを実施している。看護者は，自施設の現任教育のプログラムの他に，都道府県看護協会が開催する研修，専門分野の学会・研究会，及び各種研修などの継続学習の機会を積極的に活用し，専門職業人としての自己研鑽に努める。

9. 看護者は，他の看護者及び保健医療福祉関係者とともに協働して看護を提供する。

看護者は，看護及び医療の受け手である人々に対して最善を尽くすことを共通の価値として協働する。看護者は，この共通の価値のもと，他の看護者及び保健医療福祉関係者と協力関係を維持し，相互の創意，工夫，努力によって，より質の高い看護及び医療を提供するように努める。

また，看護者は，協働する他の看護者及び保健医療福祉関係者との間に，自立した専門職として対等な関係を構築するよう努める。すなわち，お互いの専門性を理解し合い，各々の能力を最大限に発揮しながら，より質の高い看護及び医療の提供をめざす。

10. 看護者は，より質の高い看護を行うために，看護実践，看護管理，看護教育，看護研究の望ましい基準を設定し，実施する。

自らの職務に関する行動基準を設定し，これを遵守することを通して自主規制を行うことは，専門職として必須の要件である。看護実践の基準は，看護実践の内容や方法などを規定し，看護管理の基準は，要求される看護実践を可能にするための組織化，資源管理，環境整備，質保証プログラム，継続教育などについて規定する。また，看護教育の基準は，教育内容や教育環境などについて規定し，看護研究の基準は，研究の内容及びその優先性の検討，研究方法や研究成果の提示に関する手続きなどについて規定する。

このような基準の作成は組織的に行い，個人としてあるいは組織としてその基準を満たすよう努め，評価基準としても活用する。また，社会の変化や人々のニーズの変化に対応させて，適宜改訂する。

日本看護協会は看護業務基準や各種の指針を作成し，会員施設に配布している。これらを活かして，各施設では，施設や看護の特徴に応じたより具体的・実践的な基準等を作成することにより，より質の高い看護を行うように努める。

11. 看護者は，研究や実践を通して，専門的知識・技術の創造と開発に努め，看護学の発展に寄与する。

看護者は，常に，研究や実践等により得られた最新の知見を活用して看護を実践するとともに，より質の高い看護が提供できるよう，新たな専門的知識・技術の開発に最善を尽くす。開発された専門的知識・技術は蓄積され，将来の看護の発展に貢献する。すなわち，看護者は，研究や実践に基づき，看護の中核となる専門的知識・技術の創造と開発を行い看護学の発展に寄与する責任を担っている。

また，看護者は，看護学の研究のみならず，あらゆる研究の対象となる人々の不利益を受けない権利，完全な情報公開を得る権利，自分で判断する権利，プライバシー・匿名性・機密性を守る権利を保障するよう努める。

12. 看護者は，より質の高い看護を行うために，看護者自身の心身の健康の保持増進に努める。

人々の健康を支援することを業とする看護者は，自らの心身の健やかさを基盤として看護を提供する。看護者は，看護を提供する能力を維持し，より質の高い看護を行うために，自らの健康の保持増進に努める。

心身の健康を保持増進するために，職業生活と私生活のバ

資料1　看護者の倫理綱領

ランス，活動と休息のバランスを保つように努める。特に，援助専門職が陥りやすい心身のストレス状態や燃えつきを予防・緩和するために，個人及び職場内のストレスマネジメントをうまく機能させる。

　また，看護者がその職責にふさわしい処遇を得て看護を行うことができるように，労働条件や職場環境を整える。さらに，被曝防止，感染防止，暴力からの保護など，健康的な職業生活を実現するための安全の確保や，リスクマネジメントに組織的に取り組む。

13．看護者は，社会の人々の信頼を得るように，個人としての品行を常に高く維持する。

　看護は，看護を必要とする人々からの信頼なくしては存在しない。看護に対する信頼は，専門的な知識や技術のみならず，誠実さ，礼節，品性，清潔さ，謙虚さなどに支えられた行動によるところが大きい。また，社会からの信頼が不可欠であり，専門領域以外の教養を深めるにとどまらず，社会的常識などをも充分に培う必要がある。常に，看護者は，この職業の社会的使命・社会的責任を自覚し，専門職としての誇りを持ち，個人としての品行を高く維持するように努める。

14．看護者は，人々がよりよい健康を獲得していくために，環境の問題について社会と責任を共有する。

　看護者は，人々の健康を保持増進し，疾病を予防する責任を担っており，健康で文化的な生活を享受する権利を擁護することも求められる。それゆえに，健康を促進する環境を整

備し，自然環境の破壊や社会環境の悪化に関連する問題についても社会と責任を共有し，解決に努める。

　看護者は，医療廃棄物の適切な処理及び処理過程の監視などを通して，保健医療福祉活動による環境破壊を防止する責務を果たすとともに，清浄な空気と水・安全な食物の確保，騒音対策など，人々の健康を保持増進するための環境保護に積極的に取り組む。

　また，地域の自然環境及び社会環境に関する問題を解決し健康増進を図るために，人々と協力し，保健医療福祉に関連する施策の提言や政策決定に参画する。

　さらに，人々の生命の安全と健康が守られ，安心して生活できるための環境づくりの基盤である平和な社会を実現し維持するために人々とともに活動する。

15．看護者は，専門職組織を通じて，看護の質を高めるための制度の確立に参画し，よりよい社会づくりに貢献する。

　看護者は，いつの時代にあっても質の高い看護を維持し発展させるよう，看護専門職の資質の向上という使命を担っている。この使命を果たすためには，保健医療福祉及び看護にかかわる制度に関心を持ち，社会の変化と人々のニーズに対応できる制度への変革の推進に努める。

　また，看護専門職の質及び社会経済福祉条件を向上させるために，専門職能団体などの組織を通じて行動する。看護者は，このような活動を通してよりよい社会づくりに貢献する。

資料2 ICN看護師の倫理綱領 (2012年 国際看護師協会)

訳注：この文書中の「看護師」とは，原文では nurses であり，訳文では表記の煩雑さを避けるために「看護師」という訳語を当てるが，免許を有する看護職すべてを指す。

看護師の倫理綱領

看護師の倫理に関する国際的な綱領は，1953年に国際看護師協会（ICN）によって初めて採択された。その後，この綱領は何回かの改訂を経て，今回，2012年の見直しと改訂に至った。

前文

看護師には4つの基本的責任がある。すなわち，健康を増進し，疾病を予防し，健康を回復し，苦痛を緩和することである。看護のニーズはあらゆる人々に普遍的である。

看護には，文化的権利，生存と選択の権利，尊厳を保つ権利，そして敬意のこもった対応を受ける権利などの人権を尊重することが，その本質として備わっている。看護ケアは，年齢，皮膚の色，信条，文化，障害や疾病，ジェンダー，性的指向，国籍，政治，人種，社会的地位を尊重するものであり，これらを理由に制約されるものではない。

看護師は，個人，家族，地域社会にヘルスサービスを提供し，自己が提供するサービスと関連グループが提供するサービスの調整をはかる。

倫理綱領

「ICN看護師の倫理綱領」には，4つの基本領域が設けられており，それぞれにおいて倫理的行為の基準が示されている。

倫理綱領の基本領域

1. 看護師と人々

- 看護師の専門職としての第一義的な責任は，看護を必要とする人々に対して存在する。
- 看護師は，看護を提供するに際し，個人，家族および地域社会の人権，価値観，習慣および信仰が尊重されるような環境の実現を促す。
- 看護師は，個人がケアや治療に同意する上で，正確で十分な情報を，最適な時期に，文化に適した方法で確実に得られるようにする。
- 看護師は，個人情報を守秘し，これを共有する場合には適切な判断に基づいて行う。
- 看護師は，一般社会の人々，とくに弱い立場にある人々の健康上のニーズおよび社会的ニーズを満たすための行動を起こし，支援する責任を社会と分かち合う。
- 看護師は，資源配分および保健医療，社会的・経済的サービスへのアクセスにおいて，公平性と社会正義を擁護する。
- 看護師は，尊敬の念をもって人々に応え，思いやりや信頼性，高潔さを示し，専門職としての価値を自ら体現する。

2. 看護師と実践

- 看護師は，看護実践および，継続的学習による能力の維持に関して，個人として責任と責務を有する。
- 看護師は，自己の健康を維持し，ケアを提供する能力が損なわれないようにする。
- 看護師は，責任を引き受け，または他へ委譲する場合，自己および相手の能力を正しく判断する。
- 看護師はいかなるときも，看護専門職の信望を高めて社会の信頼を得るように，個人としての品行を常に高く維持する。
- 看護師は，ケアを提供する際に，テクノロジーと科学の進歩が人々の安全，尊厳および権利を脅かすことなく，これらと共存することを保証する。
- 看護師は，倫理的行動と率直な対話の促進につながる実践文化を育み，守る。

3. 看護師と看護専門職

- 看護師は，看護実践，看護管理，看護研究および看護教育の望ましい基準を設定し実施することに主要な役割を果たす。
- 看護師は，エビデンスに基づく看護の実践を支援するよう，研究に基づく知識の構築に努める。
- 看護師は，専門職の価値の中核を発展させ維持することに，積極的に取り組む。
- 看護師は，その専門職組織を通じて活動することにより，看護の領域で，働きやすい労働環境をつくり出し，安全で正当な社会的経済的労働条件を維持する。
- 看護師は，自然環境が健康に及ぼす影響を認識し，実践において自然環境の保護と維持を図る。
- 看護師は，倫理的な組織環境に貢献し，非倫理的な実践や状況に対して異議を唱える。

4. 看護師と協働者

- 看護師は，看護および他分野の協働者と協力的で相互を尊重する関係を維持する。
- 看護師は，個人，家族および地域社会の健康が協働者あるいは他の者によって危険にさらされているときは，それらの人々や地域社会を安全に保護するために適切な対応を図る。
- 看護師は，協働者がより倫理的な行動をとることができるように支援し，適切な対応を図る。

All rights, including translation into other languages, reserved. This work may be reprinted and redistributed, in whole or in part, without alteration and without prior written permission, provided the source is indicated

他の言語への翻訳権も含めて，この出版物は著作権を有しています。この著作物は，改変を加えず，かつ，出典を明記するという条件の下で，事前の書面承諾を得ずに，一部または全部を転載・配布していただけます。

Copyright © 2012 by ICN-International Council of Nurses, 3, Place Jean-Marteau, 1201 Geneva (Switzerland)
ISBN：978-92-95094-95-6

2013年7月 公益社団法人日本看護協会訳

訳注：日本語版「ICN看護師の倫理綱領（2012年版）」の著作権は本会に帰属しております。
転載する場合には，日本看護協会へ許諾を申請してください。また，利用する場合には，出典元として，日本看護協会および国際看護師協会（ICN）を明記してくださるようお願いいたします。

| 資料 3 | 介護保険法（抄） | （平成 9 年 12 月 17 日法律第 123 号／最終改正　平成 30 年 6 月 27 日法律第 66 号） |

第 1 章　総則

（目的）

第 1 条　この法律は，加齢に伴って生ずる心身の変化に起因する疾病等により要介護状態となり，入浴，排せつ，食事等の介護，機能訓練並びに看護及び療養上の管理その他の医療を要する者等について，これらの者が尊厳を保持し，その有する能力に応じ自立した日常生活を営むことができるよう，必要な保健医療サービス及び福祉サービスに係る給付を行うため，国民の共同連帯の理念に基づき介護保険制度を設け，その行う保険給付等に関して必要な事項を定め，もって国民の保健医療の向上及び福祉の増進を図ることを目的とする。

（介護保険）

第 2 条　介護保険は，被保険者の要介護状態又は要支援状態（以下「要介護状態等」という。）に関し，必要な保険給付を行うものとする。

2　前項の保険給付は，要介護状態等の軽減又は悪化の防止に資するよう行われるとともに，医療との連携に十分配慮して行われなければならない。

3　第 1 項の保険給付は，被保険者の心身の状況，その置かれている環境等に応じて，被保険者の選択に基づき，適切な保健医療サービス及び福祉サービスが，多様な事業者又は施設から，総合的かつ効率的に提供されるよう配慮して行われなければならない。

4　第 1 項の保険給付の内容及び水準は，被保険者が要介護状態となった場合においても，可能な限り，その居宅において，その有する能力に応じ自立した日常生活を営むことができるように配慮されなければならない。

（保険者）

第 3 条　市町村及び特別区は，この法律の定めるところにより，介護保険を行うものとする。

2　市町村及び特別区は，介護保険に関する収入及び支出について，政令で定めるところにより，特別会計を設けなければならない。

（国民の努力及び義務）

第 4 条　国民は，自ら要介護状態となることを予防するため，加齢に伴って生ずる心身の変化を自覚して常に健康の保持増進に努めるとともに，要介護状態となった場合においても，進んでリハビリテーションその他の適切な保健医療サービス及び福祉サービスを利用することにより，その有する能力の維持向上に努めるものとする。

2　国民は，共同連帯の理念に基づき，介護保険事業に要する費用を公平に負担するものとする。

（国及び地方公共団体の責務）

第 5 条　国は，介護保険事業の運営が健全かつ円滑に行われるよう保健医療サービス及び福祉サービスを提供する体制の確保に関する施策その他の必要な各般の措置を講じなければならない。

2　都道府県は，介護保険事業の運営が健全かつ円滑に行われるように，必要な助言及び適切な援助をしなければならない。

3　国及び地方公共団体は，被保険者が，可能な限り，住み慣れた地域でその有する能力に応じ自立した日常生活を営むことができるよう，保険給付に係る保健医療サービス及び福祉サービスに関する施策，要介護状態等となることの予防又は要介護状態等の軽減若しくは悪化の防止のための施策並びに地域における自立した日常生活の支援のための施策を，医療及び居住に関する施策との有機的な連携を図りつつ包括的に推進するよう努めなければならない。

4　国及び地方公共団体は，前項の規定により同項に掲げる

施策を包括的に推進するに当たっては，障害者その他の者の福祉に関する施策との有機的な連携を図るよう努めなければならない。

（認知症に関する施策の総合的な推進等）

第 5 条の 2　国及び地方公共団体は，認知症（脳血管疾患，アルツハイマー病その他の要因に基づく脳の器質的な変化により日常生活に支障が生じる程度にまで記憶機能及びその他の認知機能が低下した状態をいう。以下同じ。）に対する国民の関心及び理解を深め，認知症である者への支援が適切に行われるよう，認知症に関する知識の普及及び啓発に努めなければならない。

2　国及び地方公共団体は，被保険者に対して認知症に係る適切な保健医療サービス及び福祉サービスを提供するため，認知症の予防，診断及び治療並びに認知症である者の心身の特性に応じたリハビリテーション及び介護方法に関する調査研究の推進並びにその成果の活用に努めるとともに，認知症である者を現に介護する者の支援並びに認知症である者の支援に係る人材の確保及び資質の向上を図るために必要な措置を講ずることその他の認知症に関する施策を総合的に推進するよう努めなければならない。

3　国及び地方公共団体は，前項の施策の推進に当たっては，認知症である者及びその家族の意向の尊重に配慮するよう努めなければならない。

（医療保険者の協力）

第 6 条　医療保険者は，介護保険事業が健全かつ円滑に行われるよう協力しなければならない。

（定義）

第 7 条　この法律において「要介護状態」とは，身体上又は精神上の障害があるために，入浴，排せつ，食事等の日常生活における基本的な動作の全部又は一部について，厚生労働省令で定める期間にわたり継続して，常時介護を要すると見込まれる状態であって，その介護の必要の程度に応じて厚生労働省令で定める区分（以下「要介護状態区分」という。）のいずれかに該当するもの（要支援状態に該当するものを除く。）をいう。

2　この法律において「要支援状態」とは，身体上若しくは精神上の障害があるために入浴，排せつ，食事等の日常生活における基本的な動作の全部若しくは一部について厚生労働省令で定める期間にわたり継続して常時介護を要する状態の軽減若しくは悪化の防止に特に資する支援を要すると見込まれ，又は身体上若しくは精神上の障害があるために厚生労働省令で定める期間にわたり継続して日常生活を営むのに支障があると見込まれる状態であって，支援の必要の程度に応じて厚生労働省令で定める区分（以下「要支援状態区分」という。）のいずれかに該当するものをいう。

3　この法律において「要介護者」とは，次の各号のいずれかに該当する者をいう。

一　要介護状態にある 65 歳以上の者

二　要介護状態にある 40 歳以上 65 歳未満の者であって，その要介護状態の原因である身体上又は精神上の障害が加齢に伴って生ずる心身の変化に起因する疾病であって政令で定めるもの（以下「特定疾病」という。）によって生じたものであるもの

4　この法律において「要支援者」とは，次の各号のいずれかに該当する者をいう。

一　要支援状態にある 65 歳以上の者

二　要支援状態にある 40 歳以上 65 歳未満の者であって，その要支援状態の原因である身体上又は精神上の障害が特定疾病によって生じたものであるもの

5　この法律において「介護支援専門員」とは，要介護者又

は要支援者 (以下「要介護者等」という。) からの相談に応じ、及び要介護者等がその心身の状況等に応じ適切な居宅サービス、地域密着型サービス、施設サービス、介護予防サービス若しくは地域密着型介護予防サービス又は特定介護予防・日常生活支援総合事業 (第115条の45第1項第一号イに規定する第一号訪問事業、同号ロに規定する第一号通所事業又は同号ハに規定する第一号生活支援事業をいう。以下同じ。) を利用できるよう市町村、居宅サービス事業を行う者、地域密着型サービス事業を行う者、介護保険施設、介護予防サービス事業を行う者、地域密着型介護予防サービス事業を行う者、特定介護予防・日常生活支援総合事業を行う者等との連絡調整等を行う者であって、要介護者等が自立した日常生活を営むのに必要な援助に関する専門的知識及び技術を有するものとして第69条の7第1項の介護支援専門員証の交付を受けたものをいう。

6　この法律において「医療保険各法」とは、次に掲げる法律をいう。
　一　健康保険法 (大正11年法律第70号)
　二　船員保険法 (昭和14年法律第73号)
　三　国民健康保険法 (昭和33年法律第192号)
　四　国家公務員共済組合法 (昭和33年法律第128号)
　五　地方公務員等共済組合法 (昭和37年法律第152号)
　六　私立学校教職員共済法 (昭和28年法律第245号)

7　この法律において「医療保険者」とは、医療保険各法の規定により医療に関する給付を行う全国健康保険協会、健康保険組合、都道府県及び市町村 (特別区を含む。)、国民健康保険組合、共済組合又は日本私立学校振興・共済事業団をいう。

8　この法律において「医療保険加入者」とは、次に掲げる者をいう。
　一　健康保険法の規定による被保険者。ただし、同法第3条第2項の規定による日雇特例被保険者を除く。
　二　船員保険法の規定による被保険者
　三　国民健康保険法の規定による被保険者
　四　国家公務員共済組合法又は地方公務員等共済組合法に基づく共済組合の組合員
　五　私立学校教職員共済法の規定による私立学校教職員共済制度の加入者
　六　健康保険法、船員保険法、国家公務員共済組合法 (他の法律において準用する場合を含む。) 又は地方公務員等共済組合法の規定による被扶養者。ただし、健康保険法第3条第2項の規定による日雇特例被保険者の同法の規定による被扶養者を除く。
　七　健康保険法第126条の規定により日雇特例被保険者手帳の交付を受け、その手帳に健康保険印紙をはり付けるべき余白がなくなるに至るまでの間にある者及び同法の規定によるその者の被扶養者。ただし、同法第3条第2項ただし書の規定による承認を受けて同項の規定による日雇特例被保険者とならない期間内にある者及び同法第126条第3項の規定により当該日雇特例被保険者手帳を返納した者並びに同法の規定によるその者の被扶養者を除く。

9　この法律において「社会保険各法」とは、次に掲げる法律をいう。
　一　この法律
　二　第6項各号 (第四号を除く。) に掲げる法律
　三　厚生年金保険法 (昭和29年法律第115号)
　四　国民年金法 (昭和34年法律第141号)

第8条　この法律において「居宅サービス」とは、訪問介護、訪問入浴介護、訪問看護、訪問リハビリテーション、居宅療養管理指導、通所介護、通所リハビリテーション、短期入所生活介護、短期入所療養介護、特定施設入居者生活介護、福祉用具貸与及び特定福祉用具販売をいい、「居宅サービス事業」とは、居宅サービスを行う事業をいう。

2　この法律において「訪問介護」とは、要介護者であって、居宅 (老人福祉法 (昭和38年法律第133号) 第20条の6に規定する軽費老人ホーム、同法第29条第1項に規定する有料老人ホーム (第11項及び第21項において「有料老人ホーム」という。) その他の厚生労働省令で定める施設における居室を含む。以下同じ。) において介護を受けるもの (以下「居宅要介護者」という。) について、その者の居宅において介護福祉士その他政令で定める者により行われる入浴、排せつ、食事等の介護その他の日常生活上の世話であって、厚生労働省令で定めるもの (定期巡回・随時対応型訪問介護看護 (第15項第二号に掲げるものに限る。) 又は夜間対応型訪問介護に該当するものを除く。) をいう。

3　この法律において「訪問入浴介護」とは、居宅要介護者について、その者の居宅を訪問し、浴槽を提供して行われる入浴の介護をいう。

4　この法律において「訪問看護」とは、居宅要介護者 (主治の医師がその治療の必要の程度につき厚生労働省令で定める基準に適合していると認めたものに限る。) について、その者の居宅において看護師その他厚生労働省令で定める者により行われる療養上の世話又は必要な診療の補助をいう。

5　この法律において「訪問リハビリテーション」とは、居宅要介護者 (主治の医師がその治療の必要の程度につき厚生労働省令で定める基準に適合していると認めたものに限る。) について、その者の居宅において、その心身の機能の維持回復を図り、日常生活の自立を助けるために行われる理学療法、作業療法その他必要なリハビリテーションをいう。

6　この法律において「居宅療養管理指導」とは、居宅要介護者について、病院、診療所又は薬局 (以下「病院等」という。) の医師、歯科医師、薬剤師その他厚生労働省令で定める者により行われる療養上の管理及び指導であって、厚生労働省令で定めるものをいう。

7　この法律において「通所介護」とは、居宅要介護者について、老人福祉法第5条の2第3項の厚生労働省令で定める施設又は同法第20条の2の2に規定する老人デイサービスセンターに通わせ、当該施設において入浴、排せつ、食事等の介護その他の日常生活上の世話であって厚生労働省令で定めるもの及び機能訓練を行うこと (利用定員が厚生労働省令で定める数以上であるものに限り、認知症対応型通所介護に該当するものを除く。) をいう。

8　この法律において「通所リハビリテーション」とは、居宅要介護者 (主治の医師がその治療の必要の程度につき厚生労働省令で定める基準に適合していると認めたものに限る。) について、介護老人保健施設、介護医療院、病院、診療所その他の厚生労働省令で定める施設に通わせ、当該施設において、その心身の機能の維持回復を図り、日常生活の自立を助けるために行われる理学療法、作業療法その他必要なリハビリテーションをいう。

9　この法律において「短期入所生活介護」とは、居宅要介護者について、老人福祉法第5条の2第4項の厚生労働省令で定める施設又は同法第20条の3に規定する老人短期入所施設に短期間入所させ、当該施設において入浴、排せつ、食事等の介護その他の日常生活上の世話及び機能訓練を行うことをいう。

10　この法律において「短期入所療養介護」とは、居宅要介護者 (その治療の必要の程度につき厚生労働省令で定めるものに限る。) について、介護老人保健施設、介護医療院その他の厚生労働省令で定める施設に短期間入所させ、当該施設において看護、医学的管理の下における介護及び機能訓練その他必要な医療並びに日常生活上の世話を行うことをいう。

資料

253

11 この法律において「特定施設」とは，有料老人ホームその他厚生労働省令で定める施設であって，第21項に規定する地域密着型特定施設でないものをいい，「特定施設入居者生活介護」とは，特定施設に入居している要介護者について，当該特定施設が提供するサービスの内容，これを担当する者その他厚生労働省令で定める事項を定めた計画に基づき行われる入浴，排せつ，食事等の介護その他の日常生活上の世話であって厚生労働省令で定めるもの，機能訓練及び療養上の世話をいう。

12 この法律において「福祉用具貸与」とは，居宅要介護者について福祉用具（心身の機能が低下し日常生活を営むのに支障がある要介護者等の日常生活上の便宜を図るための用具及び要介護者等の機能訓練のための用具であって，要介護者等の日常生活の自立を助けるためのものをいう。次項並びに次条第10項及び第11項において同じ。）のうち厚生労働大臣が定めるものの政令で定めるところにより行われる貸与をいう。

13 この法律において「特定福祉用具販売」とは，居宅要介護者について福祉用具のうち入浴又は排せつの用に供するものその他の厚生労働大臣が定めるもの（以下「特定福祉用具」という。）の政令で定めるところにより行われる販売をいう。

14 この法律において「地域密着型サービス」とは，定期巡回・随時対応型訪問介護看護，夜間対応型訪問介護，地域密着型通所介護，認知症対応型通所介護，小規模多機能型居宅介護，認知症対応型共同生活介護，地域密着型特定施設入居者生活介護，地域密着型介護老人福祉施設入所者生活介護及び複合型サービスをいい，「地域密着型サービス」とは，定期巡回・随時対応型訪問介護看護，夜間対応型訪問介護，地域密着型通所介護，認知症対応型通所介護，小規模多機能型居宅介護及び複合型サービスをいい，「地域密着型サービス事業」とは，地域密着型サービスを行う事業をいう。

15 この法律において「定期巡回・随時対応型訪問介護看護」とは，次の各号のいずれかに該当するものをいう。
一 居宅要介護者について，定期的な巡回訪問により，又は随時通報を受け，その者の居宅において，介護福祉士その他第2項の政令で定める者により行われる入浴，排せつ，食事等の介護その他の日常生活上の世話であって，厚生労働省令で定めるものを行うとともに，看護師その他厚生労働省令で定める者により行われる療養上の世話又は必要な診療の補助を行うこと。ただし，療養上の世話又は必要な診療の補助にあっては，主治の医師がその治療の必要の程度につき厚生労働省令で定める基準に適合していると認めた居宅要介護者についてのものに限る。
二 居宅要介護者について，定期的な巡回訪問により，又は随時通報を受け，訪問看護を行う事業所と連携しつつ，その者の居宅において介護福祉士その他第2項の政令で定める者により行われる入浴，排せつ，食事等の介護その他の日常生活上の世話であって，厚生労働省令で定めるものを行うこと。

16 この法律において「夜間対応型訪問介護」とは，居宅要介護者について，夜間において，定期的な巡回訪問により，又は随時通報を受け，その者の居宅において介護福祉士その他第2項の政令で定める者により行われる入浴，排せつ，食事等の介護その他の日常生活上の世話であって，厚生労働省令で定めるもの（定期巡回・随時対応型訪問介護看護に該当するものを除く。）をいう。

17 この法律において「地域密着型通所介護」とは，居宅要介護者について，老人福祉法第五条の二第三項の厚生労働省令で定める施設又は同法第20条の2の2に規定する老人デイサービスセンターに通わせ，当該施設において入浴，排せつ，食事等の介護その他の日常生活上の世話であって厚生労働省令で定めるもの及び機能訓練を行うこと（利用定員が第七項の厚生労働省令で定める数未満であるものに限り，認知症対応型通所介護に該当するものを除く。）をいう。

18 この法律において「認知症対応型通所介護」とは，居宅要介護者であって，認知症であるものについて，老人福祉法第5条の2第3項の厚生労働省令で定める施設又は同法第20条の2の2に規定する老人デイサービスセンターに通わせ，当該施設において入浴，排せつ，食事等の介護その他の日常生活上の世話であって厚生労働省令で定めるもの及び機能訓練を行うことをいう。

19 この法律において「小規模多機能型居宅介護」とは，居宅要介護者について，その者の心身の状況，その置かれている環境等に応じて，その者の選択に基づき，その者の居宅において，又は厚生労働省令で定めるサービスの拠点に通わせ，若しくは短期間宿泊させ，当該拠点において，入浴，排せつ，食事等の介護その他の日常生活上の世話であって厚生労働省令で定めるもの及び機能訓練を行うことをいう。

20 この法律において「認知症対応型共同生活介護」とは，要介護者であって認知症であるもの（その者の認知症の原因となる疾患が急性の状態にある者を除く。）について，その共同生活を営むべき住居において，入浴，排せつ，食事等の介護その他の日常生活上の世話及び機能訓練を行うことをいう。

21 この法律において「地域密着型特定施設入居者生活介護」とは，有料老人ホームその他第11項の厚生労働省令で定める施設であって，その入居者が要介護者，その配偶者その他厚生労働省令で定める者に限られるもの（以下「介護専用型特定施設」という。）のうち，その入居定員が29人以下であるもの（以下この項において「地域密着型特定施設」という。）に入居している要介護者について，当該地域密着型特定施設が提供するサービスの内容，これを担当する者その他厚生労働省令で定める事項を定めた計画に基づき行われる入浴，排せつ，食事等の介護その他の日常生活上の世話であって厚生労働省令で定めるもの，機能訓練及び療養上の世話をいう。

22 この法律において「地域密着型介護老人福祉施設」とは，老人福祉法第20条の5に規定する特別養護老人ホーム（入所定員が29人以下であるものに限る。以下この項において同じ。）であって，当該特別養護老人ホームに入所する要介護者（厚生労働省令で定める要介護状態区分に該当する状態である者その他居宅において日常生活を営むことが困難な者として厚生労働省令で定めるものに限る。以下この項及び第27項において同じ。）に対し，地域密着型施設サービス計画（地域密着型介護老人福祉施設に入所している要介護者について，当該施設が提供するサービスの内容，これを担当する者その他厚生労働省令で定める事項を定めた計画をいう。以下この項において同じ。）に基づいて，入浴，排せつ，食事等の介護その他の日常生活上の世話，機能訓練，健康管理及び療養上の世話を行うことを目的とする施設をいい，「地域密着型介護老人福祉施設入所者生活介護」とは，地域密着型介護老人福祉施設に入所する要介護者に対し，地域密着型施設サービス計画に基づいて行われる入浴，排せつ，食事等の介護その他の日常生活上の世話，機能訓練，健康管理及び療養上の世話をいう。

23 この法律において「複合型サービス」とは，居宅要介護者について，訪問介護，訪問入浴介護，訪問看護，訪問リハビリテーション，居宅療養管理指導，通所介護，通所リハビリテーション，短期入所生活介護，短期入所療養介護，定期巡回・随時対応型訪問介護看護，夜間対応型訪問介護，地域密着型通所介護，認知症対応型通所介護又は小規模多

機能型居宅介護を2種類以上組み合わせることにより提供されるサービスのうち，訪問看護及び小規模多機能型居宅介護の組合せその他の居宅要介護者について一体的に提供されることが特に効果的かつ効率的なサービスの組合せにより提供されるサービスとして厚生労働省令で定めるものをいう。

24　この法律において「居宅介護支援」とは，居宅要介護者が第41条第1項に規定する指定居宅サービス又は特例居宅介護サービス費に係る居宅サービス若しくはこれに相当するサービス，第42条の2第1項に規定する指定地域密着型サービス又は特例地域密着型介護サービス費に係る地域密着型サービス若しくはこれに相当するサービス及びその他の居宅において日常生活を営むために必要な保健医療サービス又は福祉サービス（以下この項において「指定居宅サービス等」という。）の適切な利用等をすることができるよう，当該居宅要介護者の依頼を受けて，その心身の状況，その置かれている環境，当該居宅要介護者及びその家族の希望等を勘案し，利用する指定居宅サービス等の種類及び内容，これを担当する者その他厚生労働省令で定める事項を定めた計画（以下この項，第115条の45第2項第三号及び別表において「居宅サービス計画」という。）を作成するとともに，当該居宅サービス計画に基づく指定居宅サービス等の提供が確保されるよう，第41条第1項に規定する指定居宅サービス事業者，第42条の2第1項に規定する指定地域密着型サービス事業者その他の者との連絡調整その他の便宜の提供を行い，並びに当該居宅要介護者が地域密着型介護老人福祉施設又は介護保険施設への入所を要する場合にあっては，地域密着型介護老人福祉施設又は介護保険施設への紹介その他の便宜の提供を行うことをいい，「居宅介護支援事業」とは，居宅介護支援を行う事業をいう。

25　この法律において「介護保険施設」とは，第48条第1項第1号に規定する指定介護老人福祉施設，介護老人保健施設及び介護医療院をいう。

26　この法律において「施設サービス」とは，介護福祉施設サービス，介護保健施設サービス及び介護医療院サービスをいい，「施設サービス計画」とは，介護老人福祉施設，介護老人保健施設又は介護医療院に入所している要介護者について，これらの施設が提供するサービスの内容，これを担当する者その他厚生労働省令で定める事項を定めた計画をいう。

27　この法律において「介護老人福祉施設」とは，老人福祉法第20条の5に規定する特別養護老人ホーム（入所定員が30人以上であるものに限る。以下この項において同じ。）であって，当該特別養護老人ホームに入所する要介護者に対し，施設サービス計画に基づいて，入浴，排せつ，食事等の介護その他の日常生活上の世話，機能訓練，健康管理及び療養上の世話を行うことを目的とする施設をいい，「介護福祉施設サービス」とは，介護老人福祉施設に入所する要介護者に対し，施設サービス計画に基づいて行われる入浴，排せつ，食事等の介護その他の日常生活上の世話，機能訓練，健康管理及び療養上の世話をいう。

28　この法律において「介護老人保健施設」とは，要介護者であって，主としてその心身の機能の維持回復を図り，居宅における生活を営むことができるようにするための支援が必要である者（その治療の必要の程度につき厚生労働省令で定めるものに限る。以下この項において単に「要介護者」という。）に対し，施設サービス計画に基づいて，看護，医学的管理の下における介護及び機能訓練その他必要な医療並びに日常生活上の世話を行うことを目的とする施設として，第94条第1項の都道府県知事の許可を受けたものをいい，「介護保健施設サービス」とは，介護老人保健施設に入所する要介護者に対し，施設サービス計画に基づいて行われる看護，医学的管理の下における介護及び機能訓練そ

の他必要な医療並びに日常生活上の世話をいう。

29　この法律において「介護医療院」とは，要介護者であって，主として長期にわたり療養が必要である者（その治療の必要の程度につき厚生労働省令で定めるものに限る。以下この項において単に「要介護者」という。）に対し，施設サービス計画に基づいて，療養上の管理，看護，医学的管理の下における介護及び機能訓練その他必要な医療並びに日常生活上の世話を行うことを目的とする施設として，第107条第1項の都道府県知事の許可を受けたものをいい，「介護医療院サービス」とは，介護医療院に入所する要介護者に対し，施設サービス計画に基づいて行われる療養上の管理，看護，医学的管理の下における介護及び機能訓練その他必要な医療並びに日常生活上の世話をいう。

第8条の2　この法律において「介護予防サービス」とは，介護予防訪問入浴介護，介護予防訪問看護，介護予防訪問リハビリテーション，介護予防居宅療養管理指導，介護予防通所リハビリテーション，介護予防短期入所生活介護，介護予防短期入所療養介護，介護予防特定施設入居者生活介護，介護予防福祉用具貸与及び特定介護予防福祉用具販売をいい，「介護予防サービス事業」とは，介護予防サービスを行う事業をいう。

2　この法律において「介護予防訪問入浴介護」とは，要支援者であって，居宅において支援を受けるもの（以下「居宅要支援者」という。）について，その介護予防（身体上又は精神上の障害があるために入浴，排せつ，食事等の日常生活における基本的な動作の全部若しくは一部について常時介護を要し，又は日常生活を営むのに支障がある状態の軽減又は悪化の防止をいう。以下同じ。）を目的として，厚生労働省令で定める場合に，その者の居宅を訪問し，厚生労働省令で定める期間にわたり浴槽を提供して行われる入浴の介護をいう。

3　この法律において「介護予防訪問看護」とは，居宅要支援者（主治の医師がその治療の必要の程度につき厚生労働省令で定める基準に適合していると認めたものに限る。）について，その者の居宅において，その介護予防を目的として，看護師その他厚生労働省令で定める者により，厚生労働省令で定める期間にわたり行われる療養上の世話又は必要な診療の補助をいう。

4　この法律において「介護予防訪問リハビリテーション」とは，居宅要支援者（主治の医師がその治療の必要の程度につき厚生労働省令で定める基準に適合していると認めたものに限る。）について，その者の居宅において，その介護予防を目的として，厚生労働省令で定める期間にわたり行われる理学療法，作業療法その他必要なリハビリテーションをいう。

5　この法律において「介護予防居宅療養管理指導」とは，居宅要支援者について，その介護予防を目的として，病院等の医師，歯科医師，薬剤師その他厚生労働省令で定める者により行われる療養上の管理及び指導であって，厚生労働省令で定めるものをいう。

6　この法律において「介護予防通所リハビリテーション」とは，居宅要支援者（主治の医師がその治療の必要の程度につき厚生労働省令で定める基準に適合していると認めたものに限る。）について，介護老人保健施設，介護医療院，病院，診療所その他の厚生労働省令で定める施設に通わせ，当該施設において，その介護予防を目的として，厚生労働省令で定める期間にわたり行われる理学療法，作業療法その他必要なリハビリテーションをいう。

7　この法律において「介護予防短期入所生活介護」とは，居宅要支援者について，老人福祉法第5条の2第4項の厚生労働省令で定める施設又は同法第20条の3に規定する老人短期入所施設に短期間入所させ，その介護予防を目的として，厚生労働省令で定める期間にわたり，当該施設にお

いて入浴，排せつ，食事等の介護その他の日常生活上の支援及び機能訓練を行うことをいう。

8　この法律において「介護予防短期入所療養介護」とは，居宅要支援者（その治療の必要の程度につき厚生労働省令で定めるものに限る。）について，介護老人保健施設，介護医療院その他の厚生労働省令で定める施設に短期間入所させ，その介護予防を目的として，厚生労働省令で定める期間にわたり，当該施設において看護，医学的管理の下における介護及び機能訓練その他必要な医療並びに日常生活上の支援を行うことをいう。

9　この法律において「介護予防特定施設入居者生活介護」とは，特定施設（介護専用型特定施設を除く。）に入居している要支援者について，その介護予防を目的として，当該特定施設が提供するサービスの内容，これを担当する者その他厚生労働省令で定める事項を定めた計画に基づき行われる入浴，排せつ，食事等の介護その他の日常生活上の支援であって厚生労働省令で定めるもの，機能訓練及び療養上の世話をいう。

10　この法律において「介護予防福祉用具貸与」とは，居宅要支援者について福祉用具のうちその介護予防に資するものとして厚生労働大臣が定めるものの政令で定めるところにより行われる貸与をいう。

11　この法律において「特定介護予防福祉用具販売」とは，居宅要支援者について福祉用具のうちその介護予防に資するものであって入浴又は排せつの用に供するものその他の厚生労働大臣が定めるもの（以下「特定介護予防福祉用具」という。）の政令で定めるところにより行われる販売をいう。

12　この法律において「地域密着型介護予防サービス」とは，介護予防認知症対応型通所介護，介護予防小規模多機能型居宅介護及び介護予防認知症対応型共同生活介護をいい，「特定地域密着型介護予防サービス」とは，介護予防認知症対応型通所介護及び介護予防小規模多機能型居宅介護をいい，「地域密着型介護予防サービス事業」とは，地域密着型介護予防サービスを行う事業をいう。

13　この法律において「介護予防認知症対応型通所介護」とは，居宅要支援者であって，認知症であるものについて，その介護予防を目的として，老人福祉法第5条の2第3項の厚生労働省令で定める施設又は同法第20条の2の2に規定する老人デイサービスセンターに通わせ，当該施設において，厚生労働省令で定める期間にわたり，入浴，排せつ，食事等の介護その他の日常生活上の支援であって厚生労働省令で定めるもの及び機能訓練を行うことをいう。

14　この法律において「介護予防小規模多機能型居宅介護」とは，居宅要支援者について，その者の心身の状況，その置かれている環境等に応じて，その者の選択に基づき，その者の居宅において，又は厚生労働省令で定めるサービスの拠点に通わせ，若しくは短期間宿泊させ，当該拠点において，その介護予防を目的として，入浴，排せつ，食事等の介護その他の日常生活上の支援であって厚生労働省令で定めるもの及び機能訓練を行うことをいう。

15　この法律において「介護予防認知症対応型共同生活介護」とは，要支援者（厚生労働省令で定める要支援状態区分に該当する状態である者に限る。）であって認知症であるもの（その者の認知症の原因となる疾患が急性の状態にある者を除く。）について，その共同生活を営むべき住居において，その介護予防を目的として，入浴，排せつ，食事等の介護その他の日常生活上の支援及び機能訓練を行うことをいう。

16　この法律において「介護予防支援」とは，居宅要支援者が第53条第1項に規定する指定介護予防サービス又は特例介護予防サービス費に係る介護予防サービス若しくはこれに相当するサービス，第54条の2第1項に規定する指定地域密着型介護予防サービス又は特例地域密着型介護予防サービス費に係る地域密着型介護予防サービス若しくはこれに相当するサービス，特定介護予防・日常生活支援総合事業（市町村，第115条の45の3第1項に規定する指定事業者又は第115条の47第6項の受託者が行うものに限る。以下この項及び第32条第4項第二号において同じ。）及びその他の介護予防に資する保健医療サービス又は福祉サービス（以下この項において「指定介護予防サービス等」という。）の適切な利用等をすることができるよう，第115条の46第1項に規定する地域包括支援センターの職員のうち厚生労働省令で定める者が，当該居宅要支援者の依頼を受けて，その心身の状況，その置かれている環境，当該居宅要支援者及びその家族の希望等を勘案し，利用する指定介護予防サービス等の種類及び内容，これを担当する者その他厚生労働省令で定める事項を定めた計画（以下この項及び別表において「介護予防サービス計画」という。）を作成するとともに，当該介護予防サービス計画に基づく指定介護予防サービス等の提供が確保されるよう，第53条第1項に規定する指定介護予防サービス事業者，第54条の2第1項に規定する指定地域密着型介護予防サービス事業者，特定介護予防・日常生活支援総合事業を行う者その他の者との連絡調整その他の便宜の提供を行うことをいい，「介護予防支援事業」とは，介護予防支援を行う事業をいう。

資料4　健康保険法（抄）

（大正11年4月22日法律第70号／最終改正　平成30年7月25日法律第79号）

第4章　保険給付
第2節　療養の給付及び入院時食事療養費等の支給
第2款　訪問看護療養費の支給

（訪問看護療養費）

第88条　被保険者が，厚生労働大臣が指定する者（以下「指定訪問看護事業者」という。）から当該指定に係る訪問看護事業（疾病又は負傷により，居宅において継続して療養を受ける状態にある者（主治の医師がその治療の必要の程度につき厚生労働省令で定める基準に適合していると認めたものに限る。）に対し，その者の居宅において看護師その他厚生労働省令で定める者が行う療養上の世話又は必要な診療の補助（保険医療機関等又は介護保険法第8条第28項に規定する介護老人保健施設若しくは同条第29項に規定する介護医療院によるものを除く。以下「訪問看護」という。）を行う事業をいう。）を行う事業所により行われる訪問看護（以下「指定訪問看護」という。）を受けたときは，その指定訪問看護に要した費用について，訪問看護療養費を支給する。

2　前項の訪問看護療養費は，厚生労働省令で定めるところにより，保険者が必要と認める場合に限り，支給するものとする。

3　指定訪問看護を受けようとする者は，厚生労働省令で定めるところにより，自己の選定する指定訪問看護事業者から受けるものとする。

4　訪問看護療養費の額は，当該指定訪問看護につき指定訪問看護に要する平均的な費用の額を勘案して厚生労働大臣が定めるところにより算定した費用の額から，その額に第74条第1項各号に掲げる場合の区分に応じ，同項各号に定める割合を乗じて得た額（療養の給付に係る同項の一部負担金について第75条の2第1項各号の措置が採られるべきときは，当該措置が採られたものとした場合の額）を控除した額とする。

5　厚生労働大臣は，前項の定めをしようとするときは，中央社会保険医療協議会に諮問するものとする。

6　被保険者が指定訪問看護事業者から指定訪問看護を受けたときは，保険者は，その被保険者が当該指定訪問看護事業者に支払うべき当該指定訪問看護に要した費用について，訪問看護療養費として被保険者に対し支給すべき額の限度において，被保険者に代わり，当該指定訪問看護事業者に支払うことができる。

7　前項の規定による支払があったときは，被保険者に対し訪問看護療養費の支給があったものとみなす。

8　第75条の2は，第6項の場合において第4項の規定により算定した費用の額から当該指定訪問看護に要した費用について訪問看護療養費として支給される額に相当する額を控除した額の支払について準用する。

9　指定訪問看護事業者は，指定訪問看護に要した費用につき，その支払を受ける際，当該支払をした被保険者に対し，厚生労働省令で定めるところにより，領収証を交付しなければならない。

10　保険者は，指定訪問看護事業者から訪問看護療養費の請求があったときは，第4項の定め及び第92条第2項に規定する指定訪問看護の事業の運営に関する基準（指定訪問看護の取扱いに関する部分に限る。）に照らして審査の上，支払うものとする。

11　保険者は，前項の規定による審査及び支払に関する事務を基金又は国保連合会に委託することができる。

12　指定訪問看護は，第63条第1項各号に掲げる療養に含まれないものとする。

13　前各項に定めるもののほか，指定訪問看護事業者の訪問看護療養費の請求に関して必要な事項は，厚生労働省令で定める。

（指定訪問看護事業者の指定）

第89条　前条第1項の指定は，厚生労働省令で定めるところにより，訪問看護事業を行う者の申請により，訪問看護事業を行う事業（以下「訪問看護事業所」という。）ごとに行う。

2　指定訪問看護事業者以外の訪問看護事業を行う者について，介護保険法第41条第1項本文の規定による指定居宅サービス事業者（訪問看護事業を行う者のうち，厚生労働省令で定める基準に該当するものに限る。次項において同じ。）の指定，同法第42条の2第1項本文の規定による指定地域密着型サービス事業者（訪問看護事業を行う者のうち，厚生労働省令で定める基準に該当するものに限る。次項において同じ。）の指定又は同法第53条第1項本文の規定による指定介護予防サービス事業者（訪問看護事業を行う者のうち，厚生労働省令で定める基準に該当するものに限る。次項において同じ。）の指定があったときは，その指定の際，当該訪問看護事業を行う者について，前条第1項の指定があったものとみなす。ただし，当該訪問看護事業を行う者が，厚生労働省令で定めるところにより，別段の申出をしたときは，この限りでない。

3　介護保険法第70条の2第1項の規定による指定居宅サービス事業者の指定の失効若しくは同法第77条第1項若しくは第115条の35第6項の規定による指定居宅サービス事業者の指定の取消し若しくは効力の停止，同法第78条の10（同法第78条の17の規定により読み替えて適用される場合を含む。）の規定による指定地域密着型サービス事業者の指定の取消し若しくは効力の停止若しくは同法第78条の12において準用する同法第70条の2第1項若しくは同法第78条の15第1項若しくは第3項（同条第5項において準用する場合を含む。）の規定による指定地域密着型サービス事業者の指定の失効又は同法第115条の9第1項若しくは第115条の35第6項の規定による指定介護予防サービス事業者の指定の取消し若しくは効力の停止若しくは同法第115条の11において準用する同法第70条の2第1項の規定による指定介護予防サービス事業者の指定の失効は，前項本文の規定により受けたものとみなされた前条第1項の指定の効力に影響を及ぼさないものとする。

4　厚生労働大臣は，第1項の申請があった場合において，次の各号のいずれかに該当するときは，前条第1項の指定をしてはならない。

一　申請者が地方公共団体，医療法人，社会福祉法人その他厚生労働大臣が定める者でないとき。

二　当該申請に係る訪問看護事業所の看護師その他の従業者の知識及び技能並びに人員が，第92条第1項の厚生労働省令で定める基準及び同項の厚生労働省令で定める員数を満たしていないとき。

三　申請者が，第92条第2項（第111条第3項及び第149条において準用する場合を含む。）に規定する指定訪問看護の事業の運営に関する基準に従って適正な指定訪問看護事業の運営をすることができないと認められるとき。

四　申請者が，この法律の規定により指定訪問看護事業者に係る前条第1項の指定を取り消され，その取消しの日から5年を経過しない者であるとき。

五　申請者が，この法律その他国民の保健医療に関する法律で政令で定めるものの規定により罰金の刑に処せられ，その執行を終わり，又は執行を受けることがなくなるまでの者であるとき。

六　申請者が，禁錮以上の刑に処せられ，その執行を終わり，又は執行を受けることがなくなるまでの者であるとき。

七　申請者が，社会保険料について，当該申請をした日の前日までに，社会保険各法又は地方税法の規定に基づく滞納処分を受け，かつ，当該処分を受けた日から正当な理由なく3月以上の期間にわたり，当該処分を受けた日以降に納期限の到来した社会保険料のすべてを引き続き滞納している者であるとき。

八　前各号のほか，申請者が，指定訪問看護事業者として著しく不適当と認められる者であるとき。

(指定訪問看護事業者の責務)

第90条　指定訪問看護事業者は，第92条第2項に規定する指定訪問看護の事業の運営に関する基準に従い，訪問看護を受ける者の心身の状況等に応じて自ら適切な指定訪問看護を提供するものとする。

2　指定訪問看護事業者は，前項（第111条第3項及び第149条において準用する場合を含む。）の規定によるほか，この法律以外の医療保険各法による被保険者及び被扶養者の指定訪問看護並びに高齢者の医療の確保に関する法律による被保険者の指定訪問看護を提供するものとする。

(厚生労働大臣の指導)

第91条　指定訪問看護事業者及び当該指定に係る訪問看護事業所の看護師その他の従業者は，指定訪問看護に関し，厚生労働大臣の指導を受けなければならない。

(指定訪問看護の事業の運営に関する基準)

第92条　指定訪問看護事業者は，当該指定に係る訪問看護事業所ごとに，厚生労働省令で定める基準に従い厚生労働省令で定める員数の看護師その他の従業者を有しなければならない。

2　前項に規定するもののほか，指定訪問看護の事業の運営に関する基準は，厚生労働大臣が定める。

3　厚生労働大臣は，前項に規定する指定訪問看護の事業の運営に関する基準（指定訪問看護の取扱いに関する部分に限る。）を定めようとするときは，中央社会保険医療協議会に諮問するものとする。

第93条　指定訪問看護事業者は，当該指定に係る訪問看護事業所の名称及び所在地その他厚生労働省令で定める事項に変更があったとき，又は当該指定訪問看護の事業を廃止し，休止し，若しくは再開したときは，厚生労働省令で定めるところにより，10日以内に，その旨を厚生労働大臣に届け出なければならない。

(指定訪問看護事業者等の報告等)

第94条　厚生労働大臣は，訪問看護療養費の支給に関して必要があると認めるときは，指定訪問看護事業者若しくは指定訪問看護事業者であった者若しくは当該指定に係る訪問看護事業所の看護師その他の従業者であった者（以下この項において「指定訪問看護事業者であった者等」という。）に対し報告若しくは帳簿書類の提出若しくは提示を命じ，指定訪問看護事業者若しくは当該指定に係る訪問看護事業所の看護師その他の従業者（指定訪問看護事業者であった者等を含む。）に対し出頭を求め，又は当該職員に関係者に対して質問させ，若しくは当該指定訪問看護事業者の当該指定に係る訪問看護事業所について帳簿書類その他の物件を検査させることができる。

2　第7条の38第2項の規定は前項の規定による質問又は検査について，同条第3項の規定は前項の規定による権限について準用する。

(指定訪問看護事業者の指定の取消し)

第95条　厚生労働大臣は，次の各号のいずれかに該当する場合においては，当該指定訪問看護事業者に係る第88条第1項の指定を取り消すことができる。

一　指定訪問看護事業者が，当該指定に係る訪問看護事業所の看護師その他の従業者について，第92条第1項の厚生労働省令で定める基準又は同項の厚生労働省令で定める員数を満たすことができなくなったとき。

二　指定訪問看護事業者が，第92条第2項（第111条第3項及び第149条において準用する場合を含む。）に規定する指定訪問看護の事業の運営に関する基準に従って適正な指定訪問看護事業の運営をすることができなくなったとき。

三　第88条第6項（第111条第3項及び第149条において準用する場合を含む。）の規定による支払に関する請求について不正があったとき。

四　指定訪問看護事業者が，前条第1項（第111条第3項及び第149条において準用する場合を含む。以下この条において同じ。）の規定により報告若しくは帳簿書類の提出若しくは提示を命ぜられてこれに従わず，又は虚偽の報告をしたとき。

五　指定訪問看護事業者又は当該指定に係る訪問看護事業所の看護師その他の従業者が，前条第1項の規定により出頭を求められてこれに応ぜず，同項の規定による質問に対して答弁せず，若しくは虚偽の答弁をし，又は同項の規定による検査を拒み，妨げ，若しくは忌避したとき（当該指定に係る訪問看護事業所の看護師その他の従業者がその行為をした場合において，その行為を防止するため，当該指定訪問看護事業者が相当の注意及び監督を尽くしたときを除く。）。

六　この法律以外の医療保険各法による被保険者若しくは被扶養者の指定訪問看護又は高齢者の医療の確保に関する法律による被保険者の指定訪問看護に関し，第二号から前号までのいずれかに相当する事由があったとき。

七　指定訪問看護事業者が，不正の手段により指定訪問看護事業者の指定を受けたとき。

八　指定訪問看護事業者が，この法律その他国民の保健医療に関する法律で政令で定めるものの規定により罰金の刑に処せられ，その執行を終わり，又は執行を受けることがなくなるまでの者に該当するに至ったとき。

九　指定訪問看護事業者が，禁錮以上の刑に処せられ，その執行を終わり，又は執行を受けることがなくなるまでの者に該当するに至ったとき。

十　前各号に掲げる場合のほか，指定訪問看護事業者が，この法律その他国民の保健医療に関する法律で政令で定めるもの又はこれらの法律に基づく命令若しくは処分に違反したとき。

(公示)

第96条　厚生労働大臣は，次に掲げる場合には，その旨を公示しなければならない。

一　指定訪問看護事業者の指定をしたとき。

二　第93条の規定による届出（同条の厚生労働省令で定める事項の変更並びに同条に規定する事業の休止及び再開に係るものを除く。）があったとき。

三　前条の規定により指定訪問看護事業者の指定を取り消したとき。

資料 5 高齢者の医療の確保に関する法律（抄）

（昭和 57 年 8 月 17 日法律第 80 号／最終改正　平成 29 年 6 月 2 日法律第 52 号）

第 4 章　後期高齢者医療制度
第 3 節　後期高齢者医療給付
第 2 款　療養の給付及び入院時食事療養費等の支給
第 2 目　訪問看護療養費の支給

（訪問看護療養費）
第 78 条　後期高齢者医療広域連合は，被保険者が指定訪問看護事業者から当該指定に係る訪問看護事業（健康保険法第 88 条第 1 項に規定する訪問看護事業をいう。）を行う事業所により行われる訪問看護（疾病又は負傷により，居宅において継続して療養を受ける状態にある被保険者（主治の医師がその治療の必要の程度につき厚生労働省令で定める基準に適合していると認めたものに限る。）に対し，その者の居宅において看護師その他厚生労働省令で定める者が行う療養上の世話又は必要な診療の補助をいう。以下「指定訪問看護」という。）を受けたときは，当該被保険者に対し，当該指定訪問看護に要した費用について，訪問看護療養費を支給する。ただし，当該被保険者が被保険者資格証明書の交付を受けている間は，この限りでない。

2　前項の訪問看護療養費は，厚生労働省令で定めるところにより，後期高齢者医療広域連合が必要と認める場合に限り，支給するものとする。

3　被保険者が指定訪問看護を受けようとするときは，自己の選定する指定訪問看護事業者に被保険者証を提出して受けるものとする。

4　訪問看護療養費の額は，当該指定訪問看護につき平均訪問看護費用額（指定訪問看護に要する平均的な費用の額をいう。）を勘案して厚生労働大臣が定める基準により算定した費用の額から，その額に第 67 条第 1 項各号に掲げる場合の区分に応じ，同項各号に定める割合を乗じて得た額（療養の給付について第 69 条第 1 項各号の措置が採られるべきときは，当該措置が採られたものとした場合の額）を控除した額とする。

5　厚生労働大臣は，前項の基準を定めようとするときは，あらかじめ中央社会保険医療協議会の意見を聴かなければならない。

6　第 71 条第 2 項の規定は，前項に規定する事項に関する中央社会保険医療協議会の権限について準用する。

7　後期高齢者医療広域連合は，指定訪問看護事業者から訪問看護療養費の請求があつたときは，第 4 項の厚生労働大臣が定める基準及び次条第一項に規定する指定訪問看護の事業の運営に関する基準（指定訪問看護の取扱いに関する部分に限る。）に照らして審査した上，支払うものとする。

8　第 70 条第 4 項から第 7 項まで及び第 74 条第 5 項から第 7 項までの規定は，指定訪問看護事業者について受けた指定訪問看護及びこれに伴う訪問看護療養費の支給について準用する。この場合において，これらの規定に関し必要な技術的読替えは，政令で定める。

9　第 68 条の規定は，前項において準用する第 74 条第 5 項の場合において第 4 項の規定により算定した費用の額から当該指定訪問看護に要した費用について訪問看護療養費として支給される額に相当する額を控除した額の支払について準用する。

10　指定訪問看護は，第 64 条第 1 項各号に掲げる療養に含まれないものとする。

11　前各項に規定するもののほか，第 4 項の厚生労働大臣が定める算定方法の適用及び指定訪問看護事業者の訪問看護療養費の請求に関して必要な事項は，政令で定める。

（指定訪問看護の事業の運営に関する基準）
第 79 条　指定訪問看護の事業の運営に関する基準については，厚生労働大臣が定める。

2　指定訪問看護事業者は，前項に規定する指定訪問看護の事業の運営に関する基準に従い，高齢者の心身の状況等に応じて適切な指定訪問看護を提供するとともに，自らその提供する指定訪問看護の質の評価を行うことその他の措置を講ずることにより常に指定訪問看護を受ける者の立場に立つてこれを提供するように努めなければならない。

3　厚生労働大臣は，第一項に規定する指定訪問看護の事業の運営に関する基準（指定訪問看護の取扱いに関する部分に限る。）を定めようとするときは，あらかじめ中央社会保険医療協議会の意見を聴かなければならない。

4　第 71 条第 2 項の規定は，前項に規定する事項に関する中央社会保険医療協議会の権限について準用する。

（厚生労働大臣又は都道府県知事の指導）
第 80 条　指定訪問看護事業者及び当該指定に係る事業所の看護師その他の従業者は，指定訪問看護に関し，厚生労働大臣又は都道府県知事の指導を受けなければならない。

（報告等）
第 81 条　厚生労働大臣又は都道府県知事は，訪問看護療養費の支給に関して必要があると認めるときは，指定訪問看護事業者又は指定訪問看護事業者であつた者若しくは当該指定に係る事業所の看護師その他の従業者であつた者（以下この項において「指定訪問看護事業者であつた者等」という。）に対し，報告若しくは帳簿書類の提出若しくは提示を命じ，指定訪問看護事業者若しくは当該指定に係る事業所の看護師その他の従業者若しくは指定訪問看護事業者であつた者等に対し出頭を求め，又は当該職員に関係者に対して質問させ，若しくは当該指定訪問看護事業者の当該指定に係る事業所について帳簿書類その他の物件を検査させることができる。

2　第 61 条第 3 項の規定は前項の規定による質問又は検査について，同条第 4 項の規定は前項の規定による権限について，準用する。

3　都道府県知事は，指定訪問看護事業者につきこの法律の規定による指定訪問看護に関し健康保険法第 95 条の規定による処分が行われる必要があると認めるときは，理由を付して，その旨を厚生労働大臣に通知しなければならない。

259

資料6 指定居宅サービス等の事業の人員，設備及び運営に関する基準（抄）

（平成11年3月31日厚生省令第37号／最終改正 平成30年3月22日厚生労働省令第30号）

第1章 総則

（定義）

第2条 この省令において，次の各号に掲げる用語の意義は，それぞれ当該各号に定めるところによる。

一 居宅サービス事業者 法第8条第1項に規定する居宅サービス事業を行う者をいう。

二 指定居宅サービス事業者又は指定居宅サービス それぞれ法第41条第1項に規定する指定居宅サービス事業者又は指定居宅サービスをいう。

三 利用料 法第41条第1項に規定する居宅介護サービス費の支給の対象となる費用に係る対価をいう。

四 居宅介護サービス費用基準額 法第41条第4項第一号又は第二号に規定する厚生労働大臣が定める基準により算定した費用の額（その額が現に当該指定居宅サービスに要した費用の額を超えるときは，当該現に指定居宅サービスに要した費用の額とする。）をいう。

五 法定代理受領サービス 法第41条第6項の規定により居宅介護サービス費が利用者に代わり当該指定居宅サービス事業者に支払われる場合の当該居宅介護サービス費に係る指定居宅サービスをいう。

六 基準該当居宅サービス 法第42条第1項第二号に規定する基準該当居宅サービスをいう。

七 共生型居宅サービス 法第72条の2第1項の申請に係る法第41条第1項本文の指定を受けた者による指定居宅サービスをいう。

八 常勤換算方法 当該事業所の従業者の勤務延時間数を当該事業所において常勤の従業者が勤務すべき時間数で除することにより，当該事業所の従業者の員数を常勤の従業者の員数に換算する方法をいう。

（指定居宅サービスの事業の一般原則）

第3条 指定居宅サービス事業者は，利用者の意思及び人格を尊重して，常に利用者の立場に立ったサービスの提供に努めなければならない。

2 指定居宅サービス事業者は，指定居宅サービスの事業を運営するに当たっては，地域との結び付きを重視し，市町村（特別区を含む。以下同じ。），他の居宅サービス事業者その他の保健医療サービス及び福祉サービスを提供する者との連携に努めなければならない。

第4章 訪問看護

第1節 基本方針

（基本方針）

第59条 指定居宅サービスに該当する訪問看護（以下「指定訪問看護」という。）の事業は，要介護状態となった場合においても，その利用者が可能な限りその居宅において，その有する能力に応じ自立した日常生活を営むことができるよう，その療養生活を支援し，心身の機能の維持回復及び生活機能の維持又は向上を目指すものでなければならない。

第2節 人員に関する基準

（看護師等の員数）

第60条 指定訪問看護の事業を行う者（以下「指定訪問看護事業者」という。）が当該事業を行う事業所（以下「指定訪問看護事業所」という。）ごとに置くべき看護師その他の指定訪問看護の提供に当たる従業者（以下「看護師等」という。）の員数は，次に掲げる指定訪問看護事業所の種類の区分に応じて，次に定めるとおりとする。

一 病院又は診療所以外の指定訪問看護事業所（以下「指定訪問看護ステーション」という。）

イ 保健師，看護師又は准看護師（以下この条において「看護職員」という。） 常勤換算方法で，2.5以上となる員数

ロ 理学療法士，作業療法士又は言語聴覚士 指定訪問看護ステーションの実情に応じた適当数

二 病院又は診療所である指定訪問看護事業所（以下「指定訪問看護を担当する医療機関」という。） 指定訪問看護の提供に当たる看護職員を適当数置くべきものとする。

2 前項第一号イの看護職員のうち1名は，常勤でなければならない。

3 指定訪問看護事業者が指定介護予防訪問看護事業者（指定介護予防サービス等基準第63条第1項に規定する指定介護予防訪問看護事業者をいう。以下同じ。）の指定を併せて受け，かつ，指定訪問看護の事業と指定介護予防訪問看護（指定介護予防サービス等基準第62条に規定する指定介護予防訪問看護をいう。以下同じ。）の事業とが同一の事業所において一体的に運営されている場合については，指定介護予防サービス等基準第63条第1項及び第2項に規定する人員に関する基準を満たすことをもって，前2項に規定する基準を満たしているものとみなすことができる。

4 指定訪問看護事業者が指定定期巡回・随時対応型訪問介護看護事業者（指定地域密着型サービス基準第3条の4第1項に規定する指定定期巡回・随時対応型訪問介護看護事業者をいう。以下同じ。）の指定を併せて受け，かつ，指定訪問看護の事業と指定定期巡回・随時対応型訪問介護看護（指定地域密着型サービス基準第3条の2に規定する指定定期巡回・随時対応型訪問介護看護をいう。）の事業が同一の事業所において一体的に運営されている場合に，指定地域密着型サービス基準第3条の4第1項第四号に規定する人員に関する基準を満たすとき（次項の規定により第1項第一号イ及び第二号に規定する基準を満たしているものとみなされているときを除く。）は，当該指定訪問看護事業者は，第1項第一号イ及び第二号に規定する基準を満たしているものとみなすことができる。

5 指定訪問看護事業者が指定複合型サービス事業者（指定地域密着型サービス基準第171条第14項に規定する指定複合型サービス事業者をいう。）の指定を併せて受け，かつ，指定訪問看護の事業と指定看護小規模多機能型居宅介護（指定地域密着型サービス基準第170条に規定する指定看護小規模多機能型居宅介護をいう。）の事業が同一の事業所において一体的に運営されている場合に，指定地域密着型サービス基準第171条第4項に規定する人員に関する基準を満たすとき（前項の規定により第1項第一号イ及び第二号に規定する基準を満たしているものとみなされているときを除く。）は，当該指定訪問看護事業者は，第1項第一号イ及び第二号に規定する基準を満たしているものとみなすことができる。

（管理者）

第61条 指定訪問看護事業者は，指定訪問看護ステーションごとに専らその職務に従事する常勤の管理者を置かなければならない。ただし，指定訪問看護ステーションの管理上支障がない場合は，当該指定訪問看護ステーションの他の職務に従事し，又は同一敷地内にある他の事業所，施設等の職務に従事することができるものとする。

2 指定訪問看護ステーションの管理者は，保健師又は看護師でなければならない。ただし，やむを得ない理由がある場合は，この限りでない。

3 指定訪問看護ステーションの管理者は，適切な指定訪問看護を行うために必要な知識及び技能を有する者でなければならない。

第3節　設備に関する基準

（設備及び備品等）

第62条　指定訪問看護ステーションには，事業の運営を行うために必要な広さを有する専用の事務室を設けるほか，指定訪問看護の提供に必要な設備及び備品等を備えなければならない。ただし，当該指定訪問看護ステーションの同一敷地内に他の事業所，施設等がある場合は，事業の運営を行うために必要な広さを有する専用の区画を設けることで足りるものとする。

2　指定訪問看護を担当する医療機関は，事業の運営を行うために必要な広さを有する専ら指定訪問看護の事業の用に供する区画を確保するとともに，指定訪問看護の提供に必要な設備及び備品等を備えなければならない。

3　指定訪問看護事業者が指定介護予防訪問看護事業者の指定を併せて受け，かつ，指定訪問看護の事業と指定介護予防訪問看護の事業とが同一の事業所において一体的に運営されている場合については，指定介護予防サービス等基準第65条第1項又は第2項に規定する設備に関する基準を満たすことをもって，第1項又は前項に規定する基準を満たしているものとみなすことができる。

第4節　運営に関する基準

（サービス提供困難時の対応）

第63条　指定訪問看護事業者は，利用申込者の病状，当該指定訪問看護事業所の通常の事業の実施地域等を勘案し，自ら適切な指定訪問看護を提供することが困難であると認めた場合は，主治の医師及び居宅介護支援事業者への連絡を行い，適当な他の指定訪問看護事業者等を紹介する等の必要な措置を速やかに講じなければならない。

（居宅介護支援事業者等との連携）

第64条　指定訪問看護事業者は，指定訪問看護を提供するに当たっては，居宅介護支援事業者その他保健医療サービス又は福祉サービスを提供する者との密接な連携に努めなければならない。

2　指定訪問看護事業者は，指定訪問看護の提供の終了に際しては，利用者又はその家族に対して適切な指導を行うとともに，主治の医師及び居宅介護支援事業者に対する情報の提供並びに保健医療サービス又は福祉サービスを提供する者との密接な連携に努めなければならない。

第65条　削除

（利用料等の受領）

第66条　指定訪問看護事業者は，法定代理受領サービスに該当する指定訪問看護を提供した際には，その利用者から利用料の一部として，当該指定訪問看護に係る居宅介護サービス費用基準額から当該指定訪問看護事業者に支払われる居宅介護サービス費の額を控除して得た額の支払を受けるものとする。

2　指定訪問看護事業者は，法定代理受領サービスに該当しない指定訪問看護を提供した際にその利用者から支払を受ける利用料の額及び指定訪問看護に係る居宅介護サービス費用基準額と，健康保険法（大正11年法律第70号）第63条第1項に規定する療養の給付若しくは同法第88条第1項に規定する指定訪問看護又は高齢者の医療の確保に関する法律（昭和57年法律第80号）第64条第1項に規定する療養の給付若しくは同法第78条第1項に規定する指定訪問看護に要する費用の額との間に，不合理な差額が生じないようにしなければならない。

3　指定訪問看護事業者は，前2項の支払を受ける額のほか，利用者の選定により通常の事業の実施地域以外の地域の居宅において指定訪問看護を行う場合は，それに要した交通費の額の支払を利用者から受けることができる。

4　指定訪問看護事業者は，前項の費用の額に係るサービスの提供に当たっては，あらかじめ，利用者又はその家族に対し，当該サービスの内容及び費用について説明を行い，利用者の同意を得なければならない。

（指定訪問看護の基本取扱方針）

第67条　指定訪問看護は，利用者の要介護状態の軽減又は悪化の防止に資するよう，療養上の目標を設定し，計画的に行われなければならない。

2　指定訪問看護事業者は，自らその提供する指定訪問看護の質の評価を行い，常にその改善を図らなければならない。

（指定訪問看護の具体的取扱方針）

第68条　看護師等の行う指定訪問看護の方針は，次に掲げるところによるものとする。

一　指定訪問看護の提供に当たっては，主治の医師との密接な連携及び第70条第1項に規定する訪問看護計画書に基づき，利用者の心身の機能の維持回復を図るよう妥当適切に行う。

二　指定訪問看護の提供に当たっては，懇切丁寧に行うことを旨とし，利用者又はその家族に対し，療養上必要な事項について，理解しやすいように指導又は説明を行う。

三　指定訪問看護の提供に当たっては，医学の進歩に対応し，適切な看護技術をもって，これを行う。

四　指定訪問看護の提供に当たっては，常に利用者の病状，心身の状況及びその置かれている環境の的確な把握に努め，利用者又はその家族に対し，適切な指導を行う。

五　特殊な看護等については，これを行ってはならない。

（主治の医師との関係）

第69条　指定訪問看護事業所の管理者は，主治の医師の指示に基づき適切な指定訪問看護が行われるよう必要な管理をしなければならない。

2　指定訪問看護事業者は，指定訪問看護の提供の開始に際し，主治の医師による指示を文書で受けなければならない。

3　指定訪問看護事業者は，主治の医師に次条第1項に規定する訪問看護計画書及び訪問看護報告書を提出し，指定訪問看護の提供に当たって主治の医師との密接な連携を図らなければならない。

4　当該指定訪問看護事業所が指定訪問看護を担当する医療機関である場合にあっては，前2項の規定にかかわらず，第2項の主治の医師の文書による指示並びに前項の訪問看護計画書及び訪問看護報告書の提出は，診療録その他の診療に関する記録（以下「診療記録」という。）への記載をもって代えることができる。

（訪問看護計画書及び訪問看護報告書の作成）

第70条　看護師等（准看護師を除く。以下この条において同じ。）は，利用者の希望，主治の医師の指示及び心身の状況等を踏まえて，療養上の目標，当該目標を達成するための具体的なサービスの内容等を記載した訪問看護計画書を作成しなければならない。

2　看護師等は，既に居宅サービス計画等が作成されている場合は，当該計画の内容に沿って訪問看護計画書を作成しなければならない。

3　看護師等は，訪問看護計画書の作成に当たっては，その主要な事項について利用者又はその家族に対して説明し，利用者の同意を得なければならない。

4　看護師等は，訪問看護計画書を作成した際には，当該訪問看護計画書を利用者に交付しなければならない。

5　看護師等は，訪問日，提供した看護内容等を記載した訪問看護報告書を作成しなければならない。

6　指定訪問看護事業所の管理者は，訪問看護計画書及び訪問看護報告書の作成に関し，必要な指導及び管理を行わなければならない。

7　前条第4項の規定は，訪問看護計画書及び訪問看護報告書の作成について準用する。

（同居家族に対する訪問看護の禁止）

第71条　指定訪問看護事業者は，看護師等にその同居の家

資料 6　指定居宅サービス等の事業の人員，設備及び運営に関する基準（抄）

族である利用者に対する指定訪問看護の提供をさせてはな
らない。

(緊急時等の対応)
第72条　看護師等は，現に指定訪問看護の提供を行ってい
るときに利用者に病状の急変等が生じた場合には，必要に
応じて臨時応急の手当を行うとともに，速やかに主治の医
師への連絡を行い指示を求める等の必要な措置を講じなけ
ればならない。

(運営規程)
第73条　指定訪問看護事業者は，指定訪問看護事業所ごと
に，次に掲げる事業の運営についての重要事項に関する規
程（以下この章において「運営規程」という。）を定めてお
かなければならない。
　一　事業の目的及び運営の方針
　二　従業者の職種，員数及び職務の内容
　三　営業日及び営業時間
　四　指定訪問看護の内容及び利用料その他の費用の額
　五　通常の事業の実施地域
　六　緊急時等における対応方法
　七　その他運営に関する重要事項

(記録の整備)
第73条の2　指定訪問看護事業者は，従業者，設備，備品
及び会計に関する諸記録を整備しておかなければならな
い。

　2　指定訪問看護事業者は，利用者に対する指定訪問看護の
提供に関する次の各号に掲げる記録を整備し，その完結の
日から2年間保存しなければならない。
　一　第69条第2項に規定する主治の医師による指示の文書
　二　訪問看護計画書
　三　訪問看護報告書
　四　次条において準用する第19条第2項に規定する提供し
た具体的なサービスの内容等の記録
　五　次条において準用する第26条に規定する市町村への
通知に係る記録
　六　次条において準用する第36条第2項に規定する苦情の
内容等の記録
　七　次条において準用する第37条第2項に規定する事故の
状況及び事故に際して採った処置についての記録

(準用)
第74条　第8条，第9条，第11条から第13条まで，第15
条から第19条まで，第21条，第26条，第30条から第34
条まで，第35条から第38条まで及び第52条の規定は，指
定訪問看護の事業について準用する。この場合において，
これらの規定中「訪問介護員等」とあるのは「看護師等」
と，第8条中「第29条」とあるのは「第73条」と，第13
条中「心身の状況」とあるのは「心身の状況，病歴」と読
み替えるものとする。

資料7 指定居宅サービス等及び指定介護予防サービス等に関する基準について（抄）

（平成11年9月17日老企第25号／最終改正　平成30年3月22日老高発0322第2号・老振発0322第1号・老老発0322第3号）

第一　基準の性格

1　基準は，指定居宅サービスの事業がその目的を達成するために必要な最低限度の基準を定めたものであり，指定居宅サービス事業者は，常にその事業の運営の向上に努めなければならないこと。

2　指定居宅サービスの事業を行う者又は行おうとする者が満たすべき基準等を満たさない場合には，指定居宅サービスの指定又は更新は受けられず，また，基準に違反することが明らかになった場合には，①相当の期間を定めて基準を遵守するよう勧告を行い，②相当の期間内に勧告に従わなかったときは，事業者名，勧告に至った経緯，当該勧告に対する対応等を公表し，③正当な理由が無く，当該勧告に係る措置を採らなかったときは，相当の期限を定めて当該勧告に係る措置を採るよう命令することができるものであること。また，③の命令をした場合には事業者名，命令に至った経緯等を公示しなければならない。なお，③の命令に従わない場合には，当該指定を取り消すこと，又は取消しを行う前に相当の期間を定めて指定の全部若しくは一部の効力を停止すること（不適正なサービスが行われていることが判明した場合，当該サービスに関する介護報酬の請求を停止させること）ができる。ただし，次に掲げる場合には，基準に従った適正な運営ができなくなったものとして，直ちに指定を取り消すこと又は指定の全部若しくは一部の効力を停止することができるものであること。

①　次に掲げるときその他の事業者が自己の利益を図るために基準に違反したとき
　イ　指定居宅サービスの提供に際して利用者が負担すべき額の支払を適正に受けなかったとき
　ロ　居宅介護支援事業者又はその従業者に対し，利用者に対して特定の事業者によるサービスを利用させることの代償として，金品その他の財産上の利益を供与したとき

②　利用者の生命又は身体の安全に危害を及ぼすおそれがあるとき

③　その他①及び②に準ずる重大かつ明白な基準違反があったとき

3　運営に関する基準及び介護予防のための効果的な支援の方法に関する基準に従って事業の運営をすることができなくなったことを理由として指定が取り消され，法に定める期間の経過後に再度当該事業者から当該事業所について指定の申請がなされた場合には，当該事業者が運営に関する基準及び介護予防のための効果的な支援の方法に関する基準を遵守することを確保することに特段の注意が必要であり，その改善状況等が確認されない限り指定を行わないものとすること。

4　特に，居宅サービスの事業の多くの分野においては，基準に合致することを前提に自由に事業への参入を認めていること等にかんがみ，基準違反に対しては，厳正に対応すべきであること。

第二　総論

1　事業者指定の単位について
　事業者の指定は，原則としてサービス提供の拠点ごとに行うものとするが，地域の実情等を踏まえ，サービス提供体制の面的な整備，効率的な事業実施の観点から本体の事業所とは別にサービス提供等を行う出張所等であって，次の要件を満たすものについては，一体的なサービス提供の単位として「事業所」に含めて指定することができる取扱いとする。なお，この取扱いについては，同一法人にのみ認められる。

①　利用申込みに係る調整，サービス提供状況の把握，職員に対する技術指導等が一体的に行われること。

②　職員の勤務体制，勤務内容等が一元的に管理されること。必要な場合に随時，主たる事業所や他の出張所等との間で相互支援が行える体制（例えば，当該出張所等の従業者が急病等でサービスの提供ができなくなった場合に，主たる事業所から急遽代替要員を派遣できるような体制）にあること。

③　苦情処理や損害賠償等に際して，一体的な対応ができる体制にあること。

④　事業の目的や運営方針，営業日や営業時間，利用料等を定める同一の運営規程が定められること。

⑤　人事，給与・福利厚生等の勤務条件等による職員管理が一元的に行われること。

　なお，サテライト型指定看護小規模多機能型居宅介護事業所の本体事業所が訪問看護事業所として指定を受けている場合であって，当該サテライト指定看護小規模多機能型居宅介護事業所が指定訪問看護を行うものとして①～⑤を満たす場合には，本体事業所の指定訪問看護事業所に含めて指定できるものであること。

2　用語の定義
　基準第2条において，一定の用語についてその定義を明らかにしているところであるが，以下は，同条に定義が置かれている用語について，その意味をより明確なものとするとともに，基準中に用いられている用語であって，定義規定が置かれていないものの意味を明らかにするものである。

(1)「常勤換算方法」
　当該事業所の従業者の勤務延時間数を当該事業所において常勤の従業者が勤務すべき時間数（32時間を下回る場合は32時間を基本とする。）で除することにより，当該事業所の従業者の員数を常勤の従業者の員数に換算する方法をいうものである。この場合の勤務延時間数は，当該事業所の指定に係る事業のサービスに従事する勤務時間の延べ数であり，例えば，当該事業所が訪問介護と訪問看護の指定を重複して受ける場合であって，ある従業者が訪問介護員等と看護師等を兼務する場合，訪問介護員等の勤務延時間数には，訪問介護員等としての勤務時間だけを算入することとなるものであること。

(2)「勤務延時間数」
　勤務表上，当該事業に係るサービスの提供に従事する時間又は当該事業に係るサービスの提供のための準備等を行う時間（待機の時間を含む。）として明確に位置付けられている時間の合計数とする。なお，従業者1人につき，勤務延時間数に算入することができる時間数は，当該事業所において常勤の従業者が勤務すべき勤務時間数を上限とすること。

(3)「常勤」
　当該事業所における勤務時間が，当該事業所において定められている常勤の従業者が勤務すべき時間数（32時間を下回る場合は32時間を基本とする。）に達していることをいうものである。ただし，育児休業，介護休業等育児又は家族介護を行う労働者の福祉に関する法律（平成3年法律第76号）第23条第1項に規定する所定労働時間の短縮措置が講じられている者については，利用者の処遇に支障がない体制が事業所として整っている場合は，例外的に常勤の従業者が勤務すべき時間数を30時間として取り扱うことを可能とする。

　また，同一の事業者によって当該事業所に併設される事業所の職務であって，当該事業所の職務と同時並行的に行われることが差し支えないと考えられるものについては，

それぞれに係る勤務時間の合計が常勤の従業者が勤務すべき時間数に達していれば，常勤の要件を満たすものであることとする。例えば，一の事業者によって行われる指定訪問介護事業所と指定居宅介護支援事業所が併設されている場合，指定訪問介護事業所の管理者と指定居宅介護支援事業所の管理者を兼務している者は，その勤務時間の合計が所定の時間に達していれば，常勤要件を満たすこととなる。

(4)「専ら従事する」「専ら提供に当たる」

原則として，サービス提供時間帯を通じて当該サービス以外の職務に従事しないことをいうものである。この場合のサービス提供時間帯とは，当該従業者の当該事業所における勤務時間（指定通所介護及び指定通所リハビリテーションについては，サービスの単位ごとの提供時間）をいうものであり，当該従業者の常勤・非常勤の別を問わない。ただし，通所介護及び通所リハビリテーションについては，あらかじめ計画された勤務表に従って，サービス提供時間帯の途中で同一職種の従業者と交代する場合には，それぞれのサービス提供時間を通じて当該サービス以外の職務に従事しないことをもって足りるものである。

また，指定通所リハビリテーション（1時間以上2時間未満に限る。）又は指定介護予防通所リハビリテーションが，保険医療機関において医療保険の脳血管疾患等リハビリテーション料，廃用症候群リハビリテーション料，運動器リハビリテーション料又は呼吸器リハビリテーション料のいずれかを算定すべきリハビリテーションが同じ訓練室で実施されている場合に限り，専ら当該指定通所リハビリテーション又は指定介護予防通所リハビリテーションの提供に当たる理学療法士，作業療法士又は言語聴覚士は，医療保険の脳血管疾患等リハビリテーション料，廃用症候群リハビリテーション料，運動器リハビリテーション料又は呼吸器リハビリテーション料のいずれかを算定すべきリハビリテーションに従事して差し支えない。ただし，当該従業者が指定通所リハビリテーション又は指定介護予防通所リハビリテーションに従事していない時間帯については，基準第111条第1項第二号又は第2項の従業者の員数及び厚生労働大臣が定める基準（平成27年厚生労働省告示第95号）の第24号の2イの従業者の合計数に含めない。

(5)「前年度の平均値」

① 基準第121条第3項（指定短期入所生活介護に係る生活相談員，介護職員又は看護職員の員数を算定する場合の利用者の数の算定方法），第142条第3項（老人性認知症疾患療養病棟を有する病院であって介護療養型医療施設でない指定短期入所療養介護事業所における看護職員又は介護職員の員数を算定する場合の入院患者の数の算定方法）及び第175条第3項（指定特定施設における生活相談員，看護職員若しくは介護職員の人員並びに計画作成担当者の人員の標準を算定する場合の利用者の数の算定方法）における「前年度の平均値」は，当該年度の前年度（毎年4月1日に始まり翌年3月31日をもって終わる年度とする。以下同じ。）の平均を用いる。この場合，利用者数等の平均は，前年度の全利用者等の延数を当該前年度の日数で除して得た数とする。この平均利用者数等の算定に当たっては，小数点第2位以下を切り上げるものとする。

② 新たに事業を開始し，若しくは再開し，又は増床した事業者又は施設においては，新設又は増床分のベッドに関しては，前年度において1年未満の実績しかない場合（前年度の実績が全くない場合を含む。）の利用者数等は，新設又は増床の時点から6月未満の間は，便宜上，ベッド数の90％を利用者数等とし，新設又は増床の時点から6月以上1年未満の間は，直近の6月における全利用者等の延数を6月間の日数で除して得た数とし，新設又は増床の時点から1年以上経過している場合は，直近1年間における全利用者等の延数を1年間の日数で除して得た数とする。また，

減床の場合には，減床後の実績が3月以上あるときは，減床後の利用者数等の延数を延日数で除して得た数とする。ただし，短期入所生活介護及び特定施設入居者生活介護については，これらにより難い合理的な理由がある場合には，他の適切な方法により利用者数を推定するものとする。

3 指定居宅サービスと指定介護予防サービス等の一体的運営等について

指定居宅サービス又は基準該当居宅サービスに該当する各事業を行う者が，指定介護予防サービス等又は基準該当介護予防サービス等に該当する各事業者の指定を併せて受け，かつ，指定居宅サービス又は基準該当居宅サービスの各事業と指定介護予防サービス等又は基準該当介護予防サービス等の各事業とが同じ事業所で一体的に運営されている場合については，介護予防における各基準を満たすことによって，基準を満たしているとみなすことができる等の取扱いを行うことができるとされたが，その意義は次のとおりである。

例えば，訪問介護においては，指定居宅サービスにおいても，第一号訪問事業（指定介護予防訪問介護に相当するものとして市町村が定めるものに限る。以下同じ。）においても，訪問介護員等を常勤換算方法で2.5人以上配置しなければならないとされているが，同じ事業所で一体的に運営している場合には，合わせて常勤換算方法で5人以上を置かなければならないという趣旨ではなく，常勤換算方法で2.5人以上配置していることで，指定居宅サービスに該当する訪問介護も，第一号訪問事業も，双方の基準を満たすこととするという趣旨である。

設備，備品についても同様であり，例えば，定員30人の指定通所介護事業所においては，機能訓練室の広さは30人×3 m2 = 90 m2を確保する必要があるが，この30人に第一号通所事業（指定介護予防通所介護に相当するものとして市町村が定めるものに限る。以下同じ。）の利用者も含めて通算することにより，要介護者15人，要支援者15人であっても，あるいは要介護者20人，要支援者10人の場合であっても，合計で90m2が確保されていれば，基準を満たすこととするという趣旨である。

要するに，人員についても，設備，備品についても，同一の事業所で一体的に運営する場合にあっては，例えば，従前から，指定居宅サービス事業を行っている者が，従来通りの体制を確保していれば，指定介護予防サービスの基準も同時に満たしていると見なすことができるという趣旨である。

なお，居宅サービスと介護予防サービスを同一の拠点において運営されている場合であっても，完全に体制を分離して行われており一体的に運営されているとは評価されない場合にあっては，人員についても設備，備品についてもそれぞれが独立して基準を満たす必要があるので留意されたい。

また，例えば，指定居宅サービスと緩和した基準による第一号訪問事業等を一体的に運営する場合には，緩和した基準による第一号訪問事業等については，市町村がサービス内容等に応じて基準を定められるが，例えば，サービス提供責任者であれば，要介護者数で介護給付の基準を満たす必要があるので留意されたい。

第三 介護サービス

三 訪問看護

1 人員に関する基準

(1) 看護師等の員数（居宅基準第60条）

① 指定訪問看護ステーションの場合（居宅基準第60条第1項第一号）

イ 指定訪問看護ステーションにおける保健師，看護師又は准看護師（以下「看護職員」という。）の員数につい

ては，常勤換算方法で2.5人以上と定められたが，これについては，職員の支援体制等を考慮した最小限の員数として定められたものであり，各地域におけるサービス利用の状況や利用者数及び指定訪問看護の事業の業務量を考慮し，適切な員数の人員を確保するものとする。

ロ　勤務日及び勤務時間が不定期な看護師等についての勤務延時間数の算定については，指定訪問介護の場合と同様である。

ハ　理学療法士，作業療法士及び言語聴覚士については，実情に応じた適当数を配置するものとする（配置しないことも可能である。）。

ニ　出張所等があるときは，常勤換算を行う際の事業所の看護職員の勤務延時間数とは，出張所等における勤務延時間数も含めるものとする。

② 指定訪問看護を担当する医療機関の場合（居宅基準第60条第1項第二号）

指定訪問看護事業所ごとに，指定訪問看護の提供に当たる看護職員を適当数置かなければならない。

③ 指定定期巡回・随時対応型訪問介護看護又は指定複合型サービスとの一体的運営について

指定訪問看護事業者が，指定定期巡回・随時対応型訪問介護看護事業者又は指定複合型サービス事業者の指定を併せて受け，かつ，当該事業が指定訪問看護事業所と同じ事業所で一体的に運営されている場合については，指定定期巡回・随時対応型訪問介護看護事業又は指定複合型サービス事業（以下③において「指定定期巡回・随時対応型訪問介護看護事業等」という。）の指定を受ける上で必要とされている看護職員の員数（常勤換算方法で二・五）を配置していることをもって，指定訪問看護の看護職員の人員基準を満たしているものとみなすことができることとしている。

なお，指定訪問看護事業者が指定定期巡回・随時対応型訪問介護看護事業等の看護職員の人員配置基準を満たしていることにより指定訪問看護の看護職員の人員配置基準を満たしているものとみなされている場合については，当該指定訪問看護事業の人員配置基準を満たしていることをもって別の指定定期巡回・随時対応型訪問介護看護事業等の看護職員の人員配置基準を満たしているものとはみなされないので留意すること。

(2) 指定訪問看護ステーションの管理者（居宅基準第61条）

① 訪問看護ステーションの管理者は常勤であり，かつ，原則として専ら当該指定訪問看護ステーションの管理業務に従事するものとする。ただし，以下の場合であって，当該指定訪問看護ステーションの管理業務に支障がないときは，他の職務を兼ねることができるものとする。

イ　当該指定訪問看護ステーションの看護職員としての職務に従事する場合

ロ　当該指定訪問看護ステーションが健康保険法による指定を受けた訪問看護ステーションである場合に，当該訪問看護ステーションの管理者又は看護職員としての職務に従事する場合

ハ　同一敷地内にある又は道路を隔てて隣接する等，特に当該指定訪問看護ステーションの管理業務に支障がないと認められる範囲内に他の事業所，施設等がある場合に，当該他の事業所等の管理者又は従業者としての職務に従事する場合（この場合の他の事業所，施設等の事業の内容は問わないが，例えば，併設される入所施設における看護業務（管理業務を含む。）との兼務は管理者の業務に支障があると考えられるが，施設における勤務時間が極めて限られている職員の場合には，例外的に認められる場合もありうる。）

② 指定訪問看護ステーションの管理者は，管理者としてふさわしいと認められる保健師又は看護師であって，保健師

助産師看護師法（昭和23年法律第203号）第14条第3項の規定により保健師又は看護師の業務の停止を命ぜられ，業務停止の期間終了後2年を経過しない者に該当しないものである。

③ 管理者の長期間の傷病又は出張等のやむを得ない理由がある場合には，老人の福祉の向上に関し相当の知識，経験及び熱意を有し，過去の経歴等を勘案して指定訪問看護ステーションの管理者としてふさわしいと都道府県知事に認められた者であれば，管理者として保健師及び看護師以外の者をあてることができるものとする。ただし，この場合においても，可能な限り速やかに常勤の保健師及び看護師の管理者が確保されるように努めなければならないものである。

④ 指定訪問看護ステーションの管理者は，医療機関における看護，訪問看護又は老人保健法第19条及び健康増進法（平成14年法律第103号）第17条第1項の規定に基づく訪問指導の業務に従事した経験のある者である必要がある。さらに，管理者としての資質を確保するために関連機関が提供する研修等を受講していることが望ましい。

2 設備に関する基準

(1) 指定訪問看護ステーションの場合（居宅基準第62条第1項）

① 指定訪問看護ステーションには，運営に必要な面積を有する専用の事務室を設ける必要がある。ただし，当該指定訪問看護ステーションが健康保険法による指定を受けた訪問看護ステーションである場合には，両者を共用することは差し支えない。また，当該指定訪問看護ステーションが，他の事業の事業所を兼ねる場合には，必要な広さの専用の区画を有することで差し支えないものとする。なお，この場合に，区分されていなくても業務に支障がないときは，指定訪問看護の事業を行うための区画が明確に特定されていれば足りるものである。

② 事務室については，利用申込みの受付，相談等に対応するのに適切なスペースを確保するものとする。

③ 指定訪問看護に必要な設備及び備品等を確保する必要がある。特に，感染症予防に必要な設備等に配慮する必要がある。ただし，他の事業所，施設等と同一敷地内にある場合であって，指定訪問看護の事業又は当該他の事業所，施設等の運営に支障がない場合は，当該他の事業所，施設等に備え付けられた設備及び備品等を使用することができるものとする。

(2) 指定訪問看護を担当する医療機関の場合（居宅基準第62条第2項）

① 指定訪問看護を担当する病院又は診療所には，指定訪問看護の事業を行うために必要な専用の区画を設ける必要がある。なお，業務に支障がないときは，指定訪問看護の事業を行うための区画が明確に特定されていれば足りるものである。

② 指定訪問看護の事業に必要な設備及び備品等を確保する必要がある。ただし，設備及び備品等については，当該医療機関における診療用に備え付けられたものを使用することができるものである。

3 運営に関する基準

(1) サービス提供困難時の対応

指定訪問看護事業者が，指定訪問看護の提供を拒否する正当な理由としては，第三の一の3の(2)に示した理由のほか，利用申込者の病状等により，自ら適切な訪問看護の提供が困難と判断した場合が該当するが，これらの場合には，居宅基準第63条の規定により，指定訪問看護事業者は，主治医及び居宅介護支援事業者への連絡を行い，適当な他の指定訪問看護事業者等を紹介する等の必要な措置を速やかに講じなければならない。

(2) 利用料等の受領

265

① 居宅基準第66条第1項，第3項及び第4項については，第三の一の3の(10)の①，③及び④を参照されたいこと。

② 居宅基準第66条第2項は，利用者間の公平及び利用者の保護の観点から，法定代理受領サービスでない指定訪問看護を提供した際にその利用者から支払を受ける利用料の額及び法定代理受領サービスである指定訪問看護に係る費用の額と，医療保険給付又は訪問看護療養費の対象となる健康保険法上の指定訪問看護の費用の額の間に不合理な差異を設けてはならないこととしたものであること。

なお，そもそも介護保険給付，医療保険給付又は訪問看護療養費の給付対象となる訪問看護と明確に区分されるサービスについては，第三の一の3の(10)の②のなお書きを参照されたいこと。

(3) 指定訪問看護の基本取扱方針及び具体的取扱方針

居宅基準第67条及び第68条にいう指定訪問看護の取扱方針において，特に留意すべきことは，次のとおりであること。

① 指定訪問看護は，利用者の心身の状態を踏まえて，妥当適切に行うとともにその生活の質の確保を図るよう，主治医との密接な連携のもとに訪問看護計画に沿って行うこととしたものであること。

② 指定訪問看護の提供については，目標達成の度合いやその効果等について評価を行うとともに，訪問看護計画の修正を行い改善を図る等に努めなければならないものであること。

③ 利用者の健康状態と経過，看護の目標や内容，具体的な方法その他療養上必要な事項について利用者及び家族に理解しやすいよう指導又は説明を行うこと。

④ 指定訪問看護の提供に当たっては，医学の進歩に沿った適切な看護技術をもって対応できるよう，新しい技術の習得等，研鑽を積むことを定めたものであること。

⑤ 医学の立場を堅持し，広く一般に認められていない看護等については行ってはならないこと。

(4) 主治医との関係（居宅基準第69条）

① 指定訪問看護事業所の管理者は，利用者の主治医が発行する訪問看護指示の文書（以下，第三の三において「指示書」という。）に基づき指定訪問看護が行われるよう，主治医との連絡調整，指定訪問看護の提供を担当する看護師等の監督等必要な管理を行わなければならないこと。なお，主治医とは，利用申込者の選定により加療している医師をいい，主治医以外の複数の医師から指示書の交付を受けることはできないものであること。

② 居宅基準第69条第2項は，指定訪問看護の利用対象者は，その主治医が指定訪問看護の必要性を認めたものに限られるものであることを踏まえ，指定訪問看護事業者は，指定訪問看護の提供の開始に際しては，指示書の交付を受けなければならないこととしたものであること。

③ 指定訪問看護事業所の管理者は，主治医と連携を図り，適切な指定訪問看護を提供するため，定期的に訪問看護計画書及び訪問看護報告書を主治医に提出しなければならないこと。

④ 指定訪問看護事業所が主治医に提出する訪問看護計画書及び訪問看護報告書については，書面又は電子的な方法により主治医に提出できるものとする。ただし，電子的方法によって，個々の利用者の訪問看護に関する訪問看護計画書及び訪問看護報告書を主治医に提出する場合は，厚生労働省「医療情報システムの安全管理に関するガイドライン」を遵守し，安全な通信環境を確保するとともに，書面における署名又は記名・押印に代わり，厚生労働省の定める準拠性監査基準を満たす保健医療福祉分野の公開鍵基盤（HPKI：Healthcare Public Key Infrastructure）による電子署名を施すこと。

⑤ 指定訪問看護の実施に当たっては，特に医療施設内の場

合と異なり，看護師等が単独で行うことに十分留意するとともに慎重な状況判断等が要求されることを踏まえ，主治医との密接かつ適切な連携を図ること。

⑥ 保険医療機関が指定訪問看護事業者である場合には，主治医の指示は診療録に記載されるもので差し支えないこと。また，訪問看護計画書及び訪問看護報告書についても看護記録等の診療記録に記載されるもので差し支えないこと。

(5) 訪問看護計画書及び訪問看護報告書の作成

① 居宅基準第70条は，看護師等（准看護師を除く。）が利用者ごとに，訪問看護計画書及び訪問看護報告書を作成することとしたものである。

② 看護師等は，訪問看護計画書には，利用者の希望及び心身の状況，主治医の指示等を踏まえて，看護目標，具体的なサービス内容等を記載する。なお，既に居宅サービス計画等が作成されている場合には，当該計画に沿って訪問看護の計画を立案する。

③ 看護師等は，訪問看護計画の目標や内容等について，利用者及びその家族に理解しやすい方法で説明を行うとともに，その実施状況や評価についても説明を行う必要がある。

④ 訪問看護計画書は，居宅サービス計画に沿って作成されなければならないこととしたものである。なお，訪問看護計画書を作成後に居宅サービス計画が作成された場合は，当該訪問看護計画書が居宅サービス計画に沿ったものであるか確認し，必要に応じて変更するものとする。

⑤ 訪問看護計画書は，利用者の希望，主治医の指示及び心身の状況を踏まえて作成されなければならないものであり，サービス内容等への利用者の意向の反映の機会を保障するため，看護師等は，訪問看護計画書の作成に当たっては，その内容及び理学療法士，作業療法士若しくは言語聴覚士による指定訪問看護については，その訪問が看護業務の一環としてのリハビリテーションを中心としたものである場合に，看護職員の代わりに訪問させるものであること等を説明した上で利用者の同意を得なければならず，また，当該訪問看護計画書を利用者に交付しなければならない。なお，交付した訪問看護計画書は，居宅基準第73条の2第2項の規定に基づき，2年間保存しなければならない。

⑥ 指定訪問看護事業所が保険医療機関である場合は，居宅基準第69条第4項により，主治の医師への訪問看護計画書の提出は，診療記録への記載をもって代えることができることとされているため，居宅基準第70条第4項に基づく訪問看護計画書の交付については，「訪問看護計画書及び訪問看護報告書等の取扱いについて」（平成12年3月30日老企第55号）に定める訪問看護計画書を参考に各事業所ごとに定めるものを交付することで差し支えない。

⑦ 看護師等は，訪問看護報告書には，訪問を行った日，提供した看護内容，サービス提供結果等を記載する。なお，第70条に規定する報告書は，訪問の都度記載する記録とは異なり，主治医に定期的に提出するものをいい，当該報告書の記載と先に主治医に提出した訪問看護計画書（当該計画書を居宅基準第69条第4項において診療記録の記載をもって代えた場合を含む。）の記載において重複する箇所がある場合は，当該報告書における当該箇所の記載を省略しても差し支えないこととする。

⑧ 理学療法士，作業療法士又は言語聴覚士が指定訪問看護を提供している利用者については，訪問看護計画書及び訪問看護報告書は，理学療法士，作業療法士又は言語聴覚士が提供する内容についても，一体的に含むものとし，看護職員（准看護師を除く。）と理学療法士，作業療法士若しくは言語聴覚士が連携し作成すること。

⑨ 管理者にあっては，訪問看護計画に沿った実施状況を把握し，計画書及び報告書に関し，助言，指導等必要な管理を行わなければならない。

⑩ 指定訪問看護事業者は，主治医との連携を図り，適切な指定訪問看護を提供するため，訪問看護計画書及び訪問看護報告書を定期的に主治医に提出しなければならない。

⑪ 居宅サービス計画に基づきサービスを提供している指定訪問看護事業者については，第三の一の3の(13)の⑥を準用する。この場合において，「訪問介護計画」とあるのは「訪問看護計画」と読み替える。

(6) 記録の整備

指定訪問看護事業所が保険医療機関である場合は，居宅基準第73条の2により保存すべき記録のうち，指示書，訪問看護計画書及び訪問看護報告書については，診療録及び診療記録の保存で差し支えない。

(7) 準用

居宅基準第74条の規定により，居宅基準第8条，第9条，第11条から第13条まで，第15条から第19条まで，第21条，第26条，第30条から第34条まで及び第35条から第38条及び第52条までの規定は，指定訪問看護の事業について準用されるため，第三の一の3の(1)，(2)，(4)から(9)まで，(11)，(14)，(20)から(22)まで及び(24)から(28)まで並びに第三の二の3の(4)を参照されたい。この場合において，次の点に留意するものとする。

① 居宅基準第13条(心身の状況等の把握)中「心身の状況」とあるのは，「心身の状況，病歴」と読み替えられること。

② 準用される居宅基準第30条については，指定訪問看護ステーションにおいては，原則として月ごとの勤務表を作成し，看護師等については，日々の勤務時間，職務の内容，常勤・非常勤の別，管理者との兼務関係等を明確にすること。指定訪問看護を担当する医療機関においては，指定訪問看護事業所ごとに，指定訪問看護に従事する看護師等を明確にし，原則として月ごとの勤務表を作成し，それらの者の職務の内容，常勤・非常勤の別等を明確にすること。なお，指定訪問看護事業所の看護師等については，労働者派遣法に規定する派遣労働者であってはならないものであること。

資料

資料 8 医療保険・介護保険に係る訪問看護等の報酬 （平成 30 年 4 月 1 日現在）

1. 訪問看護ステーション

●医療保険　訪問看護療養費（精神以外）

1 訪問看護基本療養費（Ⅰ）

イ 保健師，助産師，看護師，理学療法士，作業療法士，言語聴覚士
- （1）週 3 日まで ──────── 5,550 円
- （2）週 4 日目以降 ──────── 6,550 円

ロ 准看護師
- （1）週 3 日まで ──────── 5,050 円
- （2）週 4 日目以降 ──────── 6,050 円

ハ 緩和ケア，褥瘡ケア又は人工肛門ケア及び人工膀胱ケアに係る専門の研修を受けた看護師（管理療養費なし）12,850 円

2 訪問看護基本療養費（Ⅱ）（同一建物居住者で同一日 3 人以上の訪問）※2人までは訪問看護基本療養費（Ⅰ）と同じ報酬

イ 保健師，助産師，看護師，理学療法士，作業療法士，言語聴覚士
- （1）週 3 日まで ──────── 2,780 円
- （2）週 4 日目以降 ──────── 3,280 円

ロ 准看護師
- （1）週 3 日まで ──────── 2,530 円
- （2）週 4 日目以降 ──────── 3,030 円

ハ 緩和ケア，褥瘡ケア又は人工肛門ケア及び人工膀胱ケアに係る専門の研修を受けた看護師（管理療養費なし）12,850 円

3 訪問看護基本療養費（Ⅲ）（外泊中の訪問看護）8,500 円
- ○特別地域訪問看護加算 ──── 基本療養費の 50/100
- ○緊急訪問看護加算（診療所及び連携診療所等，在宅療養支援病院の指示） ──────── 2,650 円
- ○難病等複数回訪問加算　2 回 ──── 4,500 円
　　　　　　　　　　　　3 回以上 ──── 8,000 円
- ○長時間訪問看護加算（特別管理・特別指示：週1日），15歳未満の（準）超重症児及び別表八の対象（週 3 日）5,200 円
- ○乳幼児加算（6 歳未満） ──────── 1,500 円
- ○複数名訪問看護加算（1 人以上の看護職員との同行）
　看護師等と訪問：4,500 円（週1日），准看護師と訪問：3,800 円（週 1 日），看護補助者と訪問：3,000 円（週 3 日，厚生労働大臣が定める場合は週 4 日以上訪問可）
　複数回 1 日 1 回：3,000 円，2 回：6,000 円，3 回以上：10,000 円
- ○夜間・早朝訪問看護加算 ──────── 2,100 円
　深夜訪問看護加算 ──────── 4,200 円
- ●特別訪問看護指示書による訪問（1 回につき 14 日）

＋

イ 機能強化型訪問看護管理療養費1
　①月の初日──12,400 円　②2 日目以降 ── 2,980 円
ロ 機能強化型訪問看護管理療養費2
　①　の初日──9,400 円　②2 日目以降 ── 2,980 円
ハ 機能強化型訪問看護管理療養費3
　月の初日──8,400 円　②2 日目以降 ── 2,980 円
二 訪問看護管理療養費（イロハ以外）
　①月の初日──7,400 円　②2 日目以降 ── 2,980 円
- ○24 時間対応体制加算（1 月につき） ── 6,400 円
- ○退院時共同指導加算（1 回，がん末期等は 2 回）8,000 円
　特別管理指導加算（特別管理加算の対象のみ）2,000 円
- ○退院支援指導加算（退院日） ──────── 6,000 円
- ○在宅患者連携指導加算（月に 1 回） ──── 3,000 円
- ○在宅患者緊急時等カンファレンス加算（月 2 回）2,000 円
- ○特別管理加算（1 月につき）　（別表第八）
　在宅悪性腫瘍患者指導管理・在宅気管切開患者指導管理・気管カニューレ・留置カテーテル管理：5,000 円，その他：2,500 円
- ○看護・介護職員連携強化加算（特定業務） ── 2,500 円

訪問看護情報提供療養費1，2，3（1 月につき）1,500 円

＋

訪問看護ターミナルケア療養費 1 ──────── 25,000 円
同上2（介護老人福祉施設等で看取り介護加算算定）10,000 円

※介護老人福祉施設に（一時）入所の末期がん，精神科患者は，指示書により（精神科）訪問看護療養費の算定可

●介護保険　訪問看護費・介護予防訪問看護費

	（介護）	（介護予防）
イ 訪問看護ステーションの報酬		
（1）20 分未満	311 単位	300 単位
（2）30 分未満	467 単位	448 単位
（3）30 分以上 1 時間未満	816 単位	787 単位
（4）1 時間以上 1 時間 30 分未満	1,118 単位	1,080 単位

- ○准看護師の訪問含む場合は 所定額の 90/100
- ○理学療法士等は 1 回 20 分以上 296 単位（介護予防：286 単位）1 日 2 回を超えた場合は 1 回 90/100 の算定，週 6 回まで
- ○同一敷地内建物等の利用者，及びそれ以外の範囲の同一建物の 20 人以上利用者への訪問看護は所定額の 90/100，同一敷地内建物等における 50 人以上利用者は 85/100

ハ 指定定期巡回・随時対応型訪問介護看護との連携型訪問看護（月 1 回） ──────── 2,935 単位
- ○要介護 5 の利用者の場合は 800 単位の加算（月 1 回）
- ○准看護師は 所定額の 98/100 を算定
- ○特別指示等医療保険の訪問看護期間は 97 単位/日の減算
- ○要介護 5 の変更，短期入所利用等は日割り計算
- ○サービス提供体制強化加算（1 月につき） ── 50 単位

＋

- ○早朝・夜間加算 ──────── 単位数の 25%
- ○深夜加算 ──────── 単位数の 50%

＋

- ○複数名訪問加算（Ⅰ）　イ 30 分未満　254 単位
　　　　　　　　　　　　ロ 30 分以上　402 単位
- ○複数名訪問加算（Ⅱ）　イ 30 分未満　201 単位
　（看護補助者との同時訪問）ロ 30 分以上　317 単位

＋

- ○長時間訪問看護加算 ──────── 300 単位

＋

- ○特別地域訪問看護加算 ── 単位数の 15%（回）
　（離島等に該当する地域における事業所）

＋

- ◎中山間地域等における小規模事業所加算：単位数の 10%

＋

- ◎中山間地域等に居住する者へのサービス提供加算：単位数の 5%

＋

- ◎緊急時（介護予防）訪問看護加算（1 月につき）574 単位
　※緊急訪問は所要時間に応じた単位数を算定（2 回目以降の早朝・夜間・深夜加算の算定可）

＋

- ◎特別管理加算（Ⅰ）（1 月につき）
　在宅悪性腫瘍患者指導管理，在宅気管切開患者指導管理，気管カニューレ・留置カテーテルを使用している状態　500 単位
- ◎特別管理加算（Ⅱ）（1 月につき）その他 ── 250 単位

＋

- ○初回加算（新規利用者）（月 1 回） ──── 300 単位
- 又は 退院時共同指導加算（1 回，特別管理 2 回）600 単位

＋

- ○看護・介護職員連携強化加算（特定業務） ── 250 単位

＋

- ◎ターミナルケア加算 ──────── 2,000 単位
　※医療保険の訪問看護との通算可，介護予防訪問看護費は算定なし

＋

- ◎サービス提供体制強化加算 ── 1 回につき 6 単位

＋

- ○看護体制強化加算（Ⅰ）（1 月につき） ──── 600 単位
- ○看護体制強化加算（Ⅱ）（1 月につき） ──── 300 単位
- ○看護体制強化加算（介護予防）（1 月につき） ── 300 単位
　※ハ以外の加算

※1 単位は 1 級地 11.40 円～その他 10 円まで地域差がある
◎は区分支給限度基準額の枠外加算となる

2. 病院・診療所

●医療保険　　診療報酬

1　在宅患者訪問看護・指導料
- (1)保健師, 助産師, 看護師
  - (一)週3日まで ―――――――――― 580点
  - (二)週4日目以降 ―――――――――― 680点
- (2)准看護師
  - (一)週3日まで ―――――――――― 530点
  - (二)週4日目以降 ―――――――――― 630点
- (3)緩和ケア, 褥瘡ケア又は人工肛門ケア及び人工膀胱ケアに係る専門の研修を受けた看護師 1,285点

2　同一建物居住者訪問看護・指導料
　　　（同一機関から同一日3人以上の訪問）
　　　※2人までは在宅患者訪問看護・指導料と同じ点数
- (1)保健師, 助産師, 看護師
  - (一)週3日まで ―――――――――― 293点
  - (二)週4日目以降 ―――――――――― 343点
- (2)准看護師
  - (一)週3日まで ―――――――――― 268点
  - (二)週4日目以降 ―――――――――― 318点
- (3)緩和ケア, 褥瘡ケア又は人工肛門ケア及び人工膀胱ケアに係る専門の研修を受けた看護師 1,285点

○特別地域訪問看護加算 ――――― 所定点数の50/100
○緊急訪問看護加算（診療所等との連携で, 在宅患者（同一建物居住者）訪問看護・指導料の加算）265点
○難病等複数回訪問加算　2回 ――――――― 450点
　　　　　　　　　　　3回以上 ――――――― 800点
　※週4日以上の訪問看護を算定できる利用者のみ
○長時間訪問看護・指導加算 ――――――― 520点
　特別管理加算の対象者・特別指示期間にある者（週1日）
　15歳未満の（準）超重症児及び別表八の対象（週3日）
○乳幼児加算（6歳未満） ――――――――― 150点
○複数名訪問看護・指導加算（1人以上の看護職員との同行）
　看護師等との訪問（週1日） ――――――― 450点
　准看護師との訪問（週1日） ――――――― 380点
　看護補助者（週3日, 厚生労働大臣が定める場合は週4日以上可） ―――――――――――――――― 300点
　複数回は1日に1回：300点, 2回：600点, 3回以上：1,000点
○夜間・早朝訪問看護加算 ――――――――― 210点
　深夜訪問看護加算 ――――――――――― 420点
●頻回の訪問看護が必要な場合の指示（1回につき14日まで）
●点滴静脈注射指示書の交付による点滴（7日間）

＋

○在宅移行管理加算（退院後1月）（別表第八）
在宅悪性腫瘍患者指導管理・在宅気管切開患者指導管理・気管カニューレ・留置カテーテル管理 ――――――― 500点
その他 ―――――――――――――――― 250点

＋

○在宅患者（同一建物居住者）連携指導加算（月1回）300点
○在宅患者（同一建物居住者）緊急時等カンファレンス加算
（月2回） ――――――――――――――― 200点

＋

在宅（同一建物居住者）ターミナルケア加算　2,500点
同上2（介護老人福祉施設等で看取り介護加算算定）1,000点
※介護保険の訪問看護と通算可

※介護老人福祉施設に（一時）入所の末期がん, 精神科疾患者については主治医の指示書に基づき, 在宅患者（精神科）訪問看護・指導料の算定可
○退院前訪問指導料（入院中の患者が外泊時の訪問看護, または退院当日の訪問看護） ―――――――― 580点
○退院後訪問指導料（退院当日除き退院後1月以内に5回を限度, 算定は入院医療機関に限る） ―――――― 580点
・訪問看護同行加算（退院後1回限り） ――――― 20点

●介護保険　　訪問看護費・介護予防訪問看護費

　　　　　　　　　　　　　　　　　（介護）　　（介護予防）
ロみなし指定訪問看護事業所
- (1)20分未満 ―――――――― 263単位　　253単位
- (2)30分未満 ―――――――― 396単位　　379単位
- (3)30分以上1時間未満 ―――― 569単位　　548単位
- (4)1時間以上1時間30分未満 ― 836単位　　807単位

○准看護師については 所定額の90/100
○同一敷地内建物等の利用者, 及びそれ以外の範囲の同一建物の20人以上利用者への訪問看護は所定額の90/100, 同一敷地内建物等における50人以上利用者は85/100
ハ指定定期巡回・随時対応型訪問介護看護と連携型訪問看護（月1回） ――――――――――――― 2,935単位
　要介護5の利用者の場合は800単位の加算（月1回）
○准看護師は所定額の98/100を算定
○特別指示等医療保険の訪問看護期間は97単位/日の減算
○要介護5の変更, 短期入所利用等は日割り計算
○サービス提供体制強化加算は1月につき50単位

＋

○早朝・夜間加算 ―――――――――― 単位数の25%
○深夜加算 ――――――――――――― 単位数の50%

＋

○複数名訪問加算（Ⅰ）　　　　イ30分未満 254単位
　　　　　　　　　　　　　　ロ30分以上 402単位
○複数名訪問加算（Ⅱ）　　　　イ30分未満 201単位
　（看護補助者との同時訪問）　ロ30分以上 317単位

＋

○長時間訪問看護加算 ――――――――― 300単位

＋

◎特別地域訪問看護加算 ―――――― 単位数の15%
（離島等に該当する地域における事業所）

＋

◎中山間地域等における小規模事業所加算 単位数の10%

＋

◎中山間地域等に居住する者へのサービス提供加算 単位数の5%

＋

◎緊急時（介護予防）訪問看護加算（1月につき）315単位
※緊急訪問は所要時間に応じた単位数を算定（2回目以降の早朝・夜間・深夜加算算定可）

＋

◎特別管理加算（Ⅰ）（1月につき）
　在宅悪性腫瘍患者指導管理, 在宅気管切開患者指導管理, 気管カニューレ・留置カテーテルを使用している状態. 500単位
◎特別管理加算（Ⅱ）（1月につき）その他 ―― 250単位

＋

○初回加算（新規利用者）（月1回） ―――― 300単位

＋

○看護・介護職員連携強化加算（特定業務支援） 250単位

＋

◎ターミナルケア加算 ――――――――― 2,000単位
※医療保険の訪問看護との通算可, 介護予防訪問看護費は算定なし

＋

◎サービス提供体制強化加算 ――――― 1回につき6単位

＋

○看護体制強化加算（Ⅰ）（1月につき） ―― 600単位
○看護体制強化加算（Ⅱ）（1月につき） ―― 300単位
○看護体制強化加算（介護予防）（1月につき） 300単位
※ハ以外

※1単位は1級地11.40円～10円まで地域差がある
◎は区分支給限度基準額の枠外加算となる

資料 8　医療保険・介護保険に係る訪問看護等の報酬

3.　精神科訪問看護

訪問看護ステーション　　　　　　　　　　　　　　　病院・診療所

●精神科訪問看護療養費

精神科訪問看護基本療養費（Ⅰ）　1日につき
イ保健師，看護師又は作業療法士
　週3日まで
　　・30分以上 ──────── 5,550円
　　・30分未満 ──────── 4,250円
　週4日目以降
　　・30分以上 ──────── 6,550円
　　・30分未満 ──────── 5,100円
ロ准看護師
　週3日まで
　　・30分以上 ──────── 5,050円
　　・30分未満 ──────── 3,870円
　週4日目以降
　　・30分以上 ──────── 6,050円
　　・30分未満 ──────── 4,720円
精神科訪問看護基本療養費（Ⅱ）削除
精神科訪問看護基本療養費（Ⅲ）（同一建物居住者で同一日
3人以上の訪問）※2人までは基本療養費(Ⅰ)と同じ報酬
イ保健師，看護師又は作業療法士
　週3日まで
　　・30分以上 ──────── 2,780円
　　・30分未満 ──────── 2,130円
　週4日目以降
　　・30分以上 ──────── 3,280円
　　・30分未満 ──────── 2,550円
ロ准看護師
　週3日まで
　　・30分以上 ──────── 2,530円
　　・30分未満 ──────── 1,940円
　週4日目以降
　　・30分以上 ──────── 3,030円
　　・30分未満 ──────── 2,360円
精神科訪問看護基本療養費（Ⅳ） ──── 8,500円
　外泊中の訪問看護 1回（特別管理加算や厚生労働大臣が定め
る疾病等の場合は2回）
○特別地域訪問看護加算　　　　　所定額の50/100
○精神科緊急訪問看護加算　　　　　1日に2,650円
○長時間精神科訪問看護加算　　　　1日に5,200円
　特別管理・特別指示期間は週1日
　15歳未満の（準）超重症児及び別表八の対象は週3日算定可
○複数名精神科訪問看護加算　　　（30分未満を除く）
イ保健師・看護師と他の保健師・看護師・作業療法士
　（3回／週又は回数制限なし）
　（1）1日に1回：4,500円　（2）2回：9,000円
　（3）3回以上：14,500円
ロ同上と准看護師（3回／週又は回数制限なし）
　（1）1日に1回：3,800円　（2）2回：7,600円
　（3）3回以上：12,400円
ハ同上と看護補助者又は精神保健福祉士（週1日）3,000円
○夜間・早朝訪問看護加算 ──────── 2,100円
○深夜訪問看護加算 ──────── 4,200円
○精神科複数回訪問加算　　　2回/日　4,500円
　　　　　　　　　　　　　3回以上/日　8,000円
○看護・介護職員連携強化加算（特定業務）2,500円
　　　　　　　　　　　　＋
精神科重症患者支援管理連携加算　イ：　8,400円/月
同上　　　　　　　　　　　　　　ロ：　5,800円/月
訪問看護管理療養費とその加算が精神科以外と同様にある
　　　　　　　　　　　　＋
訪問看護情報提供療養費，訪問看護ターミナルケア療養費

●精神科訪問看護・指導料

精神科訪問看護・指導料（Ⅰ）　1日につき
イ保健師，看護師又は作業療法士，精神保健福祉士
　週3日まで
　　・30分以上 ──────── 580点
　　・30分未満 ──────── 445点
　週4日目以降
　　・30分以上 ──────── 680点
　　・30分未満 ──────── 530点
ロ准看護師
　週3日まで
　　・30分以上 ──────── 530点
　　・30分未満 ──────── 405点
　週4日目以降
　　・30分以上 ──────── 630点
　　・30分未満 ──────── 490点
精神科訪問看護・指導料（Ⅱ）削除
精神科訪問看護・指導料（Ⅲ）
　（同一建物居住者で同一日3人以上の訪問）
　※2人までは精神科訪問看護・指導料(Ⅰ)と同じ点数
イ保健師，看護師又は作業療法士，精神保健福祉士
　週3日まで
　　・30分以上 ──────── 293点
　　・30分未満 ──────── 225点
　週4日目以降
　　・30分以上 ──────── 343点
　　・30分未満 ──────── 268点
ロ准看護師
　週3日まで
　　・30分以上 ──────── 268点
　　・30分未満 ──────── 205点
　週4日目以降
　　・30分以上 ──────── 318点
　　・30分未満 ──────── 248点
　　　　　　　　　　　　＋
○特別地域訪問看護加算　　　　　所定額の50/100
○精神科緊急訪問看護加算　　　　1日につき　265点
○長時間精神科訪問看護・指導加算　1日につき　520点
　特別管理・特別指示期間は週1日
　15歳未満の（準）超重症児及び別表八の対象は週3日算定可
○複数名精神科訪問看護・指導加算　（30分未満を除く）
　（3回／週又は回数制限なし）
イ保健師・看護師と他の保健師・看護師・作業療法士
　（1）1日に1回：450点　（2）2回：900点
　（3）3回以上：1,450点
ロ同上と准看護師（3日／週又は回数制限なし）
　（1）1日に1回：380点　（2）2回：760点
　（3）3回以上：1,240点
ハ同上と看護補助者（1日／週） ──────── 300点
○夜間・早朝訪問看護加算 ──────── 210点
○深夜訪問看護加算 ──────── 420点
○精神科複数回訪問加算　　　2回/日　450点
　　　　　　　　　　　　　3回以上/日　800点
○看護・介護職員連携強化加算（特定業務） ── 250点
　　　　　　　　　　　　＋
ターミナルケア加算等
○精神科退院前訪問指導料（入院中の患者又は家族に対して訪
問指導を入院中3回，6か月以上の入院が見込まれる患者には入
院中に6回算定可，退院日に算定） ──────── 380点
　看護師，精神保健福祉士等が共同して訪問指導した場合（単
一の職種の複数名は対象としない）の加算 ──────── 320点

索引

A to Z

ACP …………………………… 195
CDC ガイドライン ………… 139
CSCATTT ……………………… 157
DMAT（disaster medical assistance team）…………………… 156
DPAT …………………………… 157
HBV …………………………… 142
HCV …………………………… 142
HIV …………………………… 142
ICF（International Classification of Functioning, Disability and Health）………………… 216
ICN（International Council of Nurses）…………………… 79
ICS …………………………… 157
ICT（information communication technology）………… 107, 243
incident command system …… 157
KYT …………………………… 131
MSW …………………………… 100
OJT …………………………… 77
Outcome ……………………… 70
PDCA サイクル ……………… 74
PPE …………………………… 140
Process ……………………… 70
SDCA サイクル ……………… 74
Structure …………………… 69
VAP …………………………… 152

あ

アクシデント …………… 125, 129
アセスメント …………… 214, 234
圧挫症候群 …………………… 156
アドバンス・ケア・プランニング
……………………………… 195

い

医師 ……………………… 99, 105
医薬品 ………………………… 239
依頼 …………………………… 224
医療安全 ……………………… 124
医療観察法 …………………… 62
医療機関 ……………………… 93
医療器具 ……………………… 239
医療計画 ……………………… 36
医療ソーシャルワーカー …… 100
医療と介護の継続 …………… 90
医療の質の評価 ……………… 69
医療廃棄物 …………………… 143
　──の処理 ………………… 239
医療法 …………………… 7, 36
インシデント …………… 125, 129
インシデント・コマンド・システム
……………………………… 157
インフォームドコンセント …… 79
インフルエンザ ……………… 147

う

植木鉢モデル ………………… 87
うがい ………………………… 143
運営規定 ……………………… 244
運営に関する基準 …………… 52
運動器症候群 ………………… 187

え

衛生材料 ………………… 143, 239
エンディングノート ………… 195
エンドオブライフケア ……… 189

か

介護医療院 ……………… 95, 97

介護支援専門員 …………… 101, 105
介護相談員 …………………… 102
介護福祉士 …………………… 101
介護報酬 ………………… 11, 53
　──の請求 ………………… 64
介護保険 ……………………… 7, 8
　──と医療保険の給付の調整
……………………………… 31
介護保険事業計画 …………… 36
介護保険施設 ………………… 96
介護保険制度の変遷 ………… 25
介護保険法 …………………… 4, 5
　──で定める特定疾病 …… 176
　──に基づく訪問看護制度 …… 25
介護予防・日常生活支援総合事業
……………………………… 35
介護予防訪問看護サービス …… 12
介護離職 ……………………… 194
介護療養型医療施設 ………… 96
介護老人福祉施設 …………… 96
介護老人保健施設 …………… 96
開設 …………………………… 46
開設資金 ……………………… 47
疥癬 …………………………… 150
外泊時の訪問看護 …………… 121
家族 …………………………… 17
　──と地域社会の関係 …… 198
　──のあり様の変遷 ……… 192
　──の定義 ………………… 192
　──の特徴 ………………… 193
　──の発達課題 …………… 196
　──への支援のあり方 …… 199
家族・介護環境的側面 ……… 215
家族機能 ……………………… 196
　──遂行上の役割 ………… 196
家族システム ………………… 198
家族成員間の情緒的関係 …… 198
家族内役割の習得 …………… 196
学校・職場での役割 ………… 179

271

過程……………………………70
家庭での役割……………… 178
環境整備……………… 144
看護記録……………… 240
看護師……………… 100
看護実践の場………………15
看護者の倫理綱領………79
看護小規模多機能型居宅介護……39
看護内容……………… 183
看護ニーズ……………… 160, 161
患者……………… 190
感染管理……………… 139
感染症の予防及び感染症の患者
　に対する医療に関する法律
　（感染症法）……………… 145
感染症流行の情報提供……… 145
感染性胃腸炎……………… 149
感染対策マニュアル………… 140
管理栄養士……………… 100

き

キーパーソン……………… 198
気管カニューレ……………… 141
危険予知トレーニング……… 131
基準告示第2の1に規定する疾病等
　の利用者………………55
機能強化型訪問看護ステーション
　……………… 9
給付サービスの種類………25
行政機関………………98
業務日誌……………… 244
居宅サービス………………11
居宅サービス計画書………… 241
記録……………… 240
　――の開示……………… 243
　――の目的……………… 240
　研修に関する――……… 244
記録用紙……………… 243

緊急時訪問……………… 237
緊急対応……………… 231, 236
勤務体制……………… 244
近隣者……………… 101

く

クラッシュシンドローム……… 156

け

ケアプラン……………… 231, 241
ケアマネジメント………… 25, 108
　――の機能……………… 109
　――の記録・情報管理……… 113
　――の実施機関……………… 113
　――の段階的分類………… 108
　――の定義……………… 108
　――の展開方法………… 112
　――のニーズ領域………… 111
　――の目的……………… 108
　看護職が行う――………… 114
ケアマネジャー……… 101, 105
　――の役割……………… 109
経管栄養法……………… 167
軽費老人ホーム………………97
契約の確認……………… 232
ケースカンファレンス……… 236
結果………………70
結核……………… 148
健康増進事業……………… 208
健康保険法等に基づく訪問看護制度
　……………… 12, 30
言語聴覚士……………… 100

こ

公害医療……………… 34, 63
厚生労働大臣が定める疾病等… 177

構造……………………69
公費負担医療制度……… 14, 31, 60
ゴールドプラン……………… 7
ゴールドプラン21　……… 7
高齢者の医療の確保に関する法律
　……………………43
高齢者保健福祉推進十カ年戦略… 7
国際看護師協会………79
国際生活機能分類………… 216
個人……………………17
個人情報の保護……………… 225
　――に関する法律………… 132
個人防護具……………… 140
個別看護……………………20
雇用保険……………………44

さ

サービス選択の自由………… 190
サービス付き高齢者向け住宅……97
サービス提供票……………… 241
サービスの申し込み………65
サービスの連結……………… 110
災害医療コーディネーター…… 157
災害応急対応従事者の安全確保
　……………… 159
災害看護の定義……………… 159
災害サイクル……………… 155
災害支援の体制……………… 166
災害時支援者マップ………… 169
災害時における医療体制……… 158
災害時の訪問看護のポイント… 163
災害対応……………… 154
災害対策基本法……………… 154
災害の定義……………… 154
災害派遣医療チーム………… 156
災害派遣精神医療チーム…… 156
災害発生時行動マニュアル…… 163
災害発生時のフローチャート… 164

在宅移行支援‥‥‥‥‥‥‥‥ 116
在宅医療・介護連携推進事業‥‥88
在宅看護‥‥‥‥‥‥‥‥‥‥‥13
在宅患者訪問点滴注射指示書
　‥‥‥‥‥‥‥‥‥‥‥226, 240
在宅感染管理‥‥‥‥‥‥‥‥ 140
在宅酸素療法‥‥‥‥‥‥‥‥ 167
在宅人工呼吸療法‥‥‥‥‥‥ 167
在宅リハビリテーション‥‥‥ 189
在宅療養者の特性‥‥‥‥‥‥ 178
作業療法士‥‥‥‥‥‥‥‥‥ 100
サルコペニア‥‥‥‥‥‥‥‥ 185

し

歯科医師‥‥‥‥‥‥‥‥‥‥‥99
歯科衛生士‥‥‥‥‥‥‥‥‥‥99
支給限度基準額‥‥‥‥‥‥25, 26
　――に含まれない加算‥‥‥‥55
　――に含まれる加算‥‥‥‥‥54
事業計画‥‥‥‥‥‥‥‥‥‥ 244
事業実施状況表‥‥‥‥‥‥‥ 244
事業所の設置‥‥‥‥‥‥‥‥‥47
自己決定権‥‥‥‥‥‥‥‥‥ 190
自己評価‥‥‥‥‥‥‥‥‥‥‥73
自主組織‥‥‥‥‥‥‥‥‥‥‥99
事前協議‥‥‥‥‥‥‥‥‥‥‥46
自然災害‥‥‥‥‥‥‥‥‥‥ 154
事前の安全対策‥‥‥‥‥‥‥ 159
事前連絡‥‥‥‥‥‥‥‥‥‥ 232
市町村‥‥‥‥‥‥‥‥‥‥‥‥98
市町村保健センター‥‥‥‥‥‥98
質の評価‥‥‥‥‥‥‥‥‥‥‥69
指定申請‥‥‥‥‥‥‥‥‥‥‥49
自動車損害賠償責任保険‥‥‥‥63
社会参加・環境的側面‥‥‥‥ 215
社会資源‥‥‥‥‥‥‥‥‥‥ 206
　インフォーマルな――‥‥‥ 206
　フォーマルな――‥‥‥‥‥ 206

社会福祉士‥‥‥‥‥‥‥‥‥ 100
社会福祉法‥‥‥‥‥‥‥‥‥‥41
社会保障制度改革‥‥‥‥‥‥‥ 2
重要事項説明書‥‥‥‥‥‥‥ 225
主治医‥‥‥‥‥‥‥‥‥‥‥ 105
　――への連絡・報告‥‥‥‥ 237
手指衛生‥‥‥‥‥‥‥‥‥‥ 139
主傷病‥‥‥‥‥‥‥‥‥‥‥ 180
障害高齢者の日常生活自立度
　（寝たきり度）判定基準‥‥ 182
障害者総合支援法‥‥32, 42, 60, 207
小児慢性特定疾病医療支援‥34, 62
情報共有‥‥‥‥‥‥‥‥‥‥ 211
情報収集‥‥‥‥‥‥ 66, 210, 231
情報収集・伝達方法の確認‥‥ 169
情報提供書‥‥‥‥‥‥‥‥‥ 242
情報の活用と発信‥‥‥‥‥‥ 208
初回訪問‥‥‥‥‥‥‥‥‥‥‥66
職員の確保‥‥‥‥‥‥‥‥‥‥47
職務満足度‥‥‥‥‥‥‥‥‥‥72
助産師‥‥‥‥‥‥‥‥‥‥‥ 100
自立支援‥‥‥‥‥‥‥‥‥‥‥91
人為災害‥‥‥‥‥‥‥‥‥‥ 154
人員に関する基準‥‥‥‥‥‥‥51
シングル介護‥‥‥‥‥‥‥‥ 194
人口構造‥‥‥‥‥‥‥‥‥‥‥ 2
人工呼吸器関連肺炎‥‥‥‥‥ 152
人口動態‥‥‥‥‥‥‥‥‥‥ 203
新ゴールドプラン‥‥‥‥‥‥‥ 7
心神喪失等の状態で重大な他害行為
　を行った者の医療及び観察等に関
　する法律‥‥‥‥‥‥‥‥‥‥14
人生の最終段階における医療・ケア
　の決定プロセスに関するガイドラ
　イン‥‥‥‥‥‥‥‥‥‥‥‥81
親族‥‥‥‥‥‥‥‥‥‥ 101, 198
身体障害者福祉法‥‥‥‥‥‥ 208
身体的側面‥‥‥‥‥‥‥‥‥ 215
心理的応急処置‥‥‥‥‥‥‥ 162

心理的側面‥‥‥‥‥‥‥‥‥ 215
診療所‥‥‥‥‥‥‥‥‥‥‥‥93
診療報酬‥‥‥‥‥‥‥‥‥ 11, 53
　――の請求‥‥‥‥‥‥‥‥‥64

す

スクリーニング‥‥‥‥‥‥‥ 118
スタンダードプリコーション‥ 139

せ

生活支援コーディネーター‥‥ 102
生活者‥‥‥‥‥‥‥‥‥‥ 15, 178
生活相談員‥‥‥‥‥‥‥‥‥ 101
生活不活発病‥‥‥‥‥‥‥‥ 188
生活保護‥‥‥‥‥‥‥‥‥‥‥34
生活保護法‥‥‥‥‥‥‥‥ 41, 60
清潔操作‥‥‥‥‥‥‥‥‥‥ 144
清潔の保持‥‥‥‥‥‥‥‥‥ 144
精神科訪問看護基本療養費‥‥‥57
精神科訪問看護指示書‥‥‥‥ 227
精神保健福祉士‥‥‥‥‥‥‥ 100
世代間伝承機会の減少‥‥‥‥ 195
世帯構造‥‥‥‥‥‥‥‥‥‥ 193
設備に関する基準‥‥‥‥‥‥‥52
セルフケア‥‥‥‥‥‥‥‥‥‥17
セルフケア能力の活用‥‥‥‥ 218
前回訪問時の記録確認‥‥‥‥ 231
全国訪問看護事業協会‥‥‥‥‥12
専門職‥‥‥‥‥‥‥‥‥‥‥‥99
専門性の高い看護師‥‥‥‥‥‥56

そ

総合事業‥‥‥‥‥‥‥‥‥‥‥35
創傷管理‥‥‥‥‥‥‥‥‥‥ 142
相談支援専門員‥‥‥‥‥‥‥ 101
ソーシャルサポート活用‥‥‥ 195

273

尊厳……………………………………18

た

退院後の住まい……………………90
退院後訪問指導…………………… 121
退院支援……………………………90
　――の3段階………………… 118
　――のアセスメント……… 119
　――の定義………………… 116
退院支援看護師………………… 117
　――の役割………………… 120
退院支援期間…………………… 117
退院支援計画…………………… 119
退院時共同指導………………… 121
退院調整の定義………………… 116
退院前カンファレンス………… 119
第三者評価……………………………73
対象者…………………………… 176
代替医療機器…………………… 167
多重介護………………………… 194
多職種連携………………… 16, 82, 93
ダブルケア……………………… 194
男性介護者……………………… 194

ち

地域……………………………… 202
　――での役割………………… 179
　――の機能や役割を把握するため
　　のアセスメント項目…… 204
　――の定義…………………… 202
　――の防災対策……………… 172
地域医療構想………………………… 3
地域看護学……………………… 202
地域ケア会議…………… 35, 37, 90
地域ケアの組織化……………… 111
地域支え合い推進員…………… 102
地域包括ケア研究会………………92

地域包括ケアシステム……… 3, 86
　――構築のプロセス……………88
　――における訪問看護の役割
　　………………………………90
　――に関連する市町村の位置づけ
　　………………………………89
　――に関連する都道府県の位置
　　づけ…………………………89
　――の定義……………………86
地域包括ケアシステム強化法案…29
地域包括支援センター……… 90, 97
地域保健法……………………………43
地域密着型サービス………………39
地域リハビリテーション活動支援
　事業…………………………… 35
地域連携クリニカルパス……… 117
チームアプローチ………… 19, 102
中心静脈栄養カテーテル……… 141
地理的環境……………………… 203

て

手洗い…………………………… 143
定期巡回・随時対応型訪問介護看護
　………………………………… 40
停電対策………………………… 168

と

同行訪問………………………… 121
特別訪問看護指示書……… 226, 240
特別養護老人ホーム………………96
独居者…………………………… 179
届け出事項……………………………50

な

難病の患者に対する医療等に関する
　法律（難病法）…………… 33, 61

に

日常生活圏域………………… 36, 87
日常生活自立度………………… 182
日本看護協会………………………12
日本訪問看護財団…………………12
入退院支援加算………………… 116
認知症高齢者の日常生活自立度判定
　基準…………………………… 183
認認介護………………………… 194

ね

ネットワークづくり…………… 111
年金保険……………………………43

の

ノロウイルス…………………… 149

は

賠償責任保険…………………………49
梅毒……………………………… 151
廃用症候群……………………… 188
ハインリッヒの法則…………… 125
ハザードマップ………………… 169
派出看護……………………………… 5
針刺し…………………………… 143
　――対策……………………… 142

ひ

非常用持ち出し品……………… 171
必要病床数の推計…………………… 4
必要物品の準備………………… 232
避難所…………………………… 157
備品・物品………………… 47, 48

病院……………………………93
　――との連携……………………20
評価……………………………67
評価指標………………………218
評価日の設定…………………219
病病介護………………………194

ふ

フェイスシート………………212
福祉関係施設……………………99
福祉事務所………………………98
福祉避難所……………………157
福祉用具専門相談員…………101
フレイル………………………187

ほ

膀胱留置カテーテル…………141
報告……………………………236
防災計画………………………163
防災対策………………………169
法人……………………………46
訪問介護員……………………101
訪問看護………………………11
　――実施の記録…………………66
　――提供の流れ…………………65
　――に関連する法律…………44
　――の開始……………………224
　――の機能………………………20
　――の実施……………… 66, 220
　――の質の評価…………………71
　――の終了……………………237
　――の対象者……………………15
　――の多機能化…………………9
　――の定義………………………11
　――の特性………………………14
　――の評価……………………221
　――をめぐる諸制度……………23

介護保険法に基づく―― ………12
健康保険法等に基づく――
　…………………………… 12, 36
災害時の――のポイント…… 163
専門性の高い看護師による――
　……………………………56
訪問看護過程………………… 210
訪問看護管理療養費……………57
訪問看護関連団体………………13
訪問看護基本療養費……………55
訪問看護記録………… 212, 241
　――の保管義務………………… 243
訪問看護計画………… 66, 217
訪問看護計画書
　………… 219, 234, 237, 238, 241
訪問看護契約書……… 225, 227, 228
訪問看護サービス…………………66
訪問看護指示書
　………… 65, 225, 226, 231, 240
訪問看護情報提供療養費… 59, 242
訪問看護ステーション……… 8, 37
　――数………………………… 8
　――に備えておく物品……… 172
　――の開設……………………46
　――の大規模化………………… 9
訪問看護制度………………… 6
　――のしくみ……………………24
介護保険法に基づく――…………25
健康保険法等に基づく――
　……………………………… 12, 30
訪問看護ターミナルケア療養費…60
訪問看護費………………………53
訪問看護報告書……… 237, 238, 241
訪問計画……………………… 232
訪問後の整理………………… 236
訪問の仕方…………………… 233
訪問前の準備……………… 231
保険医療機関……………………38
保健機関…………………………98

保険給付………………………25
保健師……………………………99
保健所……………………………98
母子保健法………………………42
ボランティア組織……………… 101

ま

満足度………………………… 221
マンパワーの不足……………… 194

み

民生委員……………………… 102

も

目標設定……………………… 217
モニタリング………… 67, 110, 119

や

夜間・休日対応………………… 236
薬剤師……………………………99
薬剤耐性菌…………………… 151
役割拡大…………………………22
ヤングケアラー……………… 194

ゆ

有料老人ホーム…………………97

よ

予測的看護…………………… 235
予防的看護………………………91

り

リーダーシップ……………… 161
理学療法士……………………… 100
リスクマネジメント………… 124
リソース………………… 160, 161
リフレクション…………………76
利用者…………………………… 190
　──との関係構築………………15
　──負担…………………………25
利用者満足度……………………71
療養者…………………………… 178
　──の権利擁護………… 110

療養者満足度……………………71
倫理綱領…………………………79
倫理的課題………………………80
倫理的配慮……………………… 214

れ

連携………………… 105, 145
　介護職員との──………… 130
　ケアマネジャーとの──…… 129
　主治医との──…………… 129
　病院との──…………………20
　理学療法士との──……… 129

連絡・調整……………………… 237

ろ

労災保険………………… 34, 63
老人福祉法………………………42
老人保健法……………………… 6
老老介護………………………… 194
ロコモティブシンドローム…… 187

執筆者一覧

監修
公益財団法人 日本訪問看護財団

編集
柏木　聖代	東京医科歯科大学大学院 保健衛生学研究科 教授
沼田　美幸	公益社団法人 日本看護協会 医療政策部長
清崎由美子	一般社団法人 全国訪問看護事業協会 事務局長
廣岡　幹子	一般社団法人 東京都訪問看護ステーション協会 事務局長
佐藤美穂子	公益財団法人 日本訪問看護財団 常務理事
安藤眞知子	前 公益財団法人 日本訪問看護財団立在宅ケアセンターひなたぼっこ 統括所長
平原　優美	公益財団法人 日本訪問看護財団立あすか山訪問看護ステーション 統括所長
小沼　絵理	公益財団法人 日本訪問看護財団 事業部

執筆 (執筆順)
齋藤　訓子	公益社団法人 日本看護協会 副会長	I-1
山田　雅子	聖路加国際大学大学院 看護学研究科 教授／地域看護専門看護師	I-2
沼田　美幸	公益社団法人 日本看護協会 医療政策部長	I-3
清崎由美子	一般社団法人 全国訪問看護事業協会 事務局長	I-4
柏木　聖代	東京医科歯科大学大学院 保健衛生学研究科 教授	I-5
吉川　洋子	島根県立大学 看護栄養学部 教授	I-6
佐藤美穂子	公益財団法人 日本訪問看護財団 常務理事	II-1・III-1
廣岡　幹子	一般社団法人 東京都訪問看護ステーション協会 事務局長	II-2
竹森　志穂	国立看護大学校 看護学部 助教／地域看護専門看護師	II-3
乙坂　佳代	横浜総合病院 地域医療総合支援センター 退院支援部門	II-4
串間真由美	医療法人慶明会 訪問看護ステーションかがやき／感染管理認定看護師	III-2-1)～6)
堤　　育子	認定特定非営利活動法人 訪問看護ステーションぱりおん	III-2-3)
坂本　郁代	リ・バース株式会社 こどもとおとなの訪問看護 ろけっと★ステーション	III-2-6)
石井美恵子	国際医療福祉大学大学院 保健医療学災害医療分野 教授	III-3-1)
小西かおる	大阪大学大学院 医学系研究科 教授	III-3-2)
菱田　一恵	順天堂大学 医療看護学部 助教	IV-1・2・4
関根　光枝	日本赤十字広尾訪問看護ステーション 看護師長／家族支援専門看護師	IV-3
上野　まり	前 湘南医療大学 保健医療学部看護学科 教授	V-1
村田　直子	前 公益財団法人 日本訪問看護財団立刀根山訪問看護ステーション／訪問看護認定看護師	V-2
安藤眞知子	前 公益財団法人 日本訪問看護財団立在宅ケアセンターひなたぼっこ 統括所長	V-3

訪問看護基本テキスト　総論編

2018 年 11 月 1 日　第 1 版第 1 刷発行　　　　　　　　　　　〈検印省略〉

監　　　修▪公益財団法人 日本訪問看護財団

編　　　集▪柏木聖代・沼田美幸・清崎由美子・廣岡幹子
　　　　　　佐藤美穂子・安藤眞知子・平原優美・小沼絵理

発　　　行▪株式会社 日本看護協会出版会
　　　　　　〒150-0001 東京都渋谷区神宮前 5-8-2　日本看護協会ビル 4 階
　　　　　　〈注文・問合せ／書店窓口〉TEL / 0436-23-3271　FAX / 0436-23-3272
　　　　　　〈編集〉TEL / 03-5319-7171
　　　　　　http://www.jnapc.co.jp

編 集 協 力▪有限会社 エイド出版

デザイン・印刷▪株式会社 教文堂

本書の一部または全部を許可なく複写・複製することは著作権・出版権の侵害になりますのでご注意ください。

ⓒ 2018 Printed in Japan　　　　　　　　　　　　　　ISBN 978-4-8180-2133-4